Anke Knopp

ALS DIE DEMENZ BEI UNS EINZOG
UND ICH MIR EINEN ROBOTER WÜNSCHTE

Innenansichten eines Demenzalltags

Für Jürgen und Kai.
Für Lilo und Ur-Omi.

Anke Knopp

ALS DIE DEMENZ BEI UNS EINZOG UND ICH MIR EINEN ROBOTER WÜNSCHTE

Innenansichten eines Demenzalltags

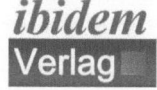

Bibliografische Information der Deutschen Nationalbibliothek

Die Deutsche Nationalbibliothek verzeichnet diese Publikation in der Deutschen Nationalbibliografie; detaillierte bibliografische Daten sind im Internet über http://dnb.d-nb.de abrufbar.

Bibliographic information published by the Deutsche Nationalbibliothek

Die Deutsche Nationalbibliothek lists this publication in the Deutsche Nationalbibliografie; detailed bibliographic data are available in the Internet at http://dnb.d-nb.de.

Coverabbildung: © ID 133835982 © Nborzova | Dreamstime.com.

ISBN-13: 978-3-8382-1436-8

© *ibidem*-Verlag, Stuttgart 2020

Alle Rechte vorbehalten

Printed in the EU

Danksagung

Ich bedanke mich sehr herzlich bei Valerie Lange für das feinfühlige Lektorat und den unerschütterlichen Mut, sich durch das digitale Dickicht zu wühlen.

Von Herzen bedanken möchte ich mich bei Jürgen. Ohne seine Weitsicht, Motivation und Geduld bei allen meinen Stunden in der Betreuung und im Heim wäre dieses Buch nicht entstanden.

Ich danke den vielen Helferinnen und Helfern für ihren Einsatz gegen das Vergessen, ein Lächeln und den einen oder anderen Tipp, allen voran Monika. Besonders zu Dank verpflichtet bin ich Birgit, ohne sie wäre so manche Stunde die letzte gewesen.

Ein herzlicher Dank geht an Ulrike und Heiko für die vielen Gespräche beim Chinesen übers Altwerden und das Leben an sich.

Ein herzlicher Dank geht an meine Mutter. Sie wird mein digitales Testfeld.

Inhaltsverzeichnis

Vorspann

Eigentlich hatte ich mir für mein Leben ab 50 etwas ganz anderes vorgenommen. Die Familienphase lag hinter mir. Jetzt sollte es heißen: Freiheit, Selbstbestimmung – ich komme. Aber dieser Traum zerplatzte, weil sich längst schädliche senile Plaques in den Hirnen meiner Angehörigen abgelagert hatten. Kleine Ursachen mit großer Wirkung: Demenz war das Ergebnis. Eine Diagnose, die mein Leben, unser Leben, von einem Tag auf den anderen auf den Kopf stellte. Die Demenz als Synonym für einen Alltag „ohne Geist" beherrschte uns. Vergessen, fortschreitende Alltagsuntauglichkeit und Absurdität wurden zum roten Faden unseres Daseins. Dabei war mir Demenz bis zur Diagnose nur aus Erzählungen anderer bekannt.

Gefühlt konnte mittlerweile jeder eine Geschichte von einem zu pflegenden Menschen mit Demenz beisteuern. Bisher war ich dabei staunende Zuhörerin. Das Gehörte ließ sich als Leiden der Anderen weg filtern. Dann aber stand ich von einem Augenblick auf den anderen selbst mittendrin im Geschehen. War ungefragt eine direkt Betroffene. Unvorbereitet. Man kann wütend werden über so viel Unverschämtheit einer Krankheit, die sich anschickte, Macht über einen zu erlangen.

Ich erlebte nun hautnah, wie es ist, einen Demenzkranken zu pflegen und zu betreuen – meine heute 86-jährige Tante Liselotte, genannt „Lilo". Von den Versuchen, ihr ein Verbleiben in der eigenen Wohnung zu ermöglichen, bis zum zwingenden Umzug ins Demenz-Wohnheim, alles ging nur mit mir als ihrem neuen Zwilling. Gemeinsam meisterten wir, wie ihr Geist verebbte, wie sie Pflegekräfte beleidigte und in die Flucht schlug und wie sie im Krankenhaus als „geistlos" gekreuzigt wurde. Wir entdeckten, dass sich unser Umfeld so gar nicht mit Demenz auskennt und das Ungewisse im Alltag keinen Platz hat in einer Gesellschaft, die sich täglich auf Perfektion trimmt. Außerdem ist da die „Ur-Omi" mit ihren heute 97 Jahren, die eigentlich meine Schwiegermutter ist, da wir in einer Patchworkfamilie leben: Uns trennen zweihundert Kilometer Autobahn. Bei ihr springe ich in Notfällen oder im Urlaub ein. Mir fielen also ungewollt neue Rollen zu: als Demenz-bezugsperson vor Ort und als Demenztouristin, weil die Familie in alle Himmelsrichtungen zerstreut wohnte.

In diesem jahrelangen Wirken sind mir viele Handlungsfelder begegnet, in denen künftig Digitales das Zepter übernehmen wird: angefangen bei digitaler Dokumentation von Pflegeleistungen anstatt handschriftlicher Mandalas der Pflegekräfte, das mitdenkende Zuhause mit Gesichtserkennung und Interaktivität der Kommunikation bis hin zum Einsatz von Robotern in der Pflege und automatischen Waschanlagen in Heimen.

Hat man sich als Gesellschaft einmal auf einen solchen Weg eingelassen, entstehen Pfade der Folgewirkungen, die kaum wieder verlassen werden können. Das gilt insbesondere für die Frage des „neuen Alterns": Demenz als eine neue Volkskrankheit ist Sand im Getriebe einer Gesellschaft, die sich Optimierung auf die Fahnen geschrieben hat. Der Mensch mit Demenz ist ein Fehler im System. Vergessen, verfallen, geistlos, kostenintensiv und zeitbindend – weg damit, niemand will das für sich. Alt werden wollen alle, alt sein will niemand. Es hindert den Menschen in seiner Selbstoptimierung hin zum Menschen 2.0. Einem Individuum, das bestmöglich funktioniert.

Neuere Entdeckungen und Innovationen aus der Bio-, Neuro- und Informationsentwicklung sind schon jetzt in der Lage, unsere Grundannahmen bezogen auf Pflege und Altern auf den Kopf zu stellen. Das Menschenbild wird neu geprägt.

Trends wie Selbstoptimierung durch Überwachung der Vitalwerte und auch Verbesserungen des Körpers durch Prothesen und Implantate, die sogar die Denkleistung des Menschen veredeln wollen, klopfen an die Tür. Sie warten fieberhaft, dass sie die Schwelle der Marktreife übertreten dürfen. Das nennt sich dann „Der neue Mensch" oder auch „Mensch 2.0". Dahinter verbergen sich Begriffe wie „Human Enhancement", „Cyborg", „Whole Brain Emulation", „Neuro-Enhancement" – künstliche Intelligenz und Roboter sind ihre Glaubensbekenntnisse. Wir wohnen staunend und schweigend einem epochalen Technologiesprung bei.

Obwohl Demenz so verteufelt wird, ist sie in vielen Fällen sogar der Ausgangspunkt für eine effektivere Forschung, auf dass nicht noch mehr dement werden mögen. Umschrieben werden diese Bestrebungen mit dem Wunsch nach möglichst langer autonomer Lebensführung in den eigenen vier Wänden. Zu teuer ist die Krankheit für die Sozialkassen – auch wenn ein Markt entstanden ist, durch den Wenige mit der Pflegenot anderer viel verdienen. Wohin mit Omi, wenn sie ständig wegläuft? Da bleibt am Ende nur ein Heim, ausgebeutete, osteuropäische Pflegekräfte – oder die Technik.

Diese disruptiven technologischen Veränderungen, also solche, die Traditionelles rigoros über Bord werfen und auf der Klaviatur des Kapitalismus spielen, die uns alle zu Marktteilnehmern gebunden an Angebot und Nachfrage koppeln, betreffen sowohl den direkt Erkrankten als auch Pflegekräfte, den pflegenden und betreuenden Angehörigen und auch die Art und Weise, wie Städte sich auf eine alternde Gesellschaft einstellen. Ach was, unsere gesamte Gesellschaft wird umgekrempelt. Technische Innovationen setzen sich immer durch, wenn sie das Leben angenehmer machen. Wenn sie Erleichterungen mit sich bringen. Es geht um die ethisch-moralische Vorstellung der „Meliorisierung", einer grundsätzlichen Verbesserung des Lebens. Und des Menschen insgesamt.

Während wir offenbar nicht mehr in der Lage sind, Sozialutopien für ein gutes und nachhaltiges Zusammenleben zu entwerfen, scheint es naheliegend, einfach den Menschen und damit Körperoptimierungsutopien in den Fokus zu nehmen. Fleisch und Blut gegen Metall und Bits. Was also kann Digitales, was kann Künstliche Intelligenz (KI) dazu beitragen? Oder muss man genau jetzt auf der Hut sein, diese Innovationen fest einzubauen ins künftige Altwerden? Werden die neuen technischen und bioneurologischen Highlights uns überwachen, unfrei machen, vielleicht diktieren, wo es langgeht? Wird Menschliches ganz in Frage gestellt? Ist unsere Würde in Gefahr? Wie behalten wir Kontrolle? Inwieweit werden wir zu einem Verhalten gedrängt, das von Programmierern festgelegt wurde? Wir, die wir jetzt Demente begleiten, sind der Prüfstein, an dem sich künftige Altenpolitik für Demente ausrichten wird. Schreien wir nach digitalen Hilfsmitteln, lassen zu, dass Roboter, Avatare und schlaue KI ihren festen Platz im Altenheim, im Demenzheim erhalten – dann werden wir selbst künftig dort sitzen und „Gegenstand" dieser Entwicklung sein. Wie genau wünschen wir uns unsere eigene Zukunft? Früher hieß es „Jeder Mensch braucht einen Menschen". Wird es bald heißen „Jeder Mensch braucht einen Roboter"?

Gleichzeitig erlebt das Schlagwort „Resilienz" einen riesigen Boom. Resilienz ist ein Begriff aus der Materialforschung. Ein Stoff, der verbogen wird, soll sich möglichst schnell wieder in die alte Form zurückbilden. Übertragen auf den Menschen heißt das, nach Scheitern, Niederlagen, Schicksalsschlägen schnell wieder aufzustehen, weiterzumachen, den Mut nicht zu verlieren. Selbstverständlich alles aus eigenem Antrieb. Man ist sich selbst der Nächste, ist für sich und sein Auf-die-Fresse-Fallen selbst verantwortlich. Gesucht werden daher Merkmale für Resilienz. Alles zum Wohle einer leistungsfähigen und intakten Gesellschaft, die gut funktionieren muss. Schon aus Kostengründen. Wettbewerbsfähig, marktkompatibel soll es sein. Solange Arbeit noch vorhanden ist. Menschen, die Alte pflegen und betreuen, Menschen, die an Demenz Erkrankte begleiten, stehen ganz oben auf der Liste der gefährdeten Personen für Depressionen und Burn-out. Schnell wird ihnen damit das Prädikat „wertvoll" für die Gesellschaft entzogen. Für sie ist Resilienz eine zunehmende Notwendigkeit.

Alle diese Faktoren begegnen denen, die die Diagnose „Demenz" zu Betroffenen macht: Ob als selbst Erkrankter oder als pflegender, betreuender Angehöriger. Alles ist mit allem vernetzt – Demenz, Künstliche Intelligenz, Roboter, Resilienz, Freiheit, Gesellschaft. Das Menschsein definiert sich neu.

Ich verbringe viel Zeit mit meiner Tante im Demenzwohnheim, besuche die Methusalem Ur-Omi im Altenheim, sitze in Arztpraxen, warte auf Fluren von Krankenhäusern, spreche mit anderen Angehörigen, lese und interessiere mich für Zukunftsthemen – und bin Digitalenthusiastin. Ich bin keine Technikerin, kenne mich mit den inneren Zusammenhängen der smarten neuen Erfindungen nicht aus, aber als Politikwissenschaftlerin mache ich mir meine Gedanken. All das war mir Anlass, dieses Buch zu schreiben: Ich bin nicht die erste, der Demenzbegleitung ungefragt zugefallen ist, und ich werde nicht die letzte sein. Aber in mir bündelte sich das, was dieses Buch ausmacht, ich war Zeitzeugin der Pflege heute und schaute gleichzeitig über den Tellerrand in die digitale Zukunft. Über meine Erfahrungen, meine persönliche Odyssee, über ganz intime Momente zwischen Geist und ohne Geist und meine Erkenntnisse über Künstliche Intelligenz, Roboter und Digitales, darüber schreibe ich. Ohne diese Aufzeichnungen wäre ich im Alltag des Demenzdaseins auch einfach nur verzweifelt – angefangen habe ich, als ich mich selbst fühlte wie ein emotionsloser Roboter.

Die Einblicke in den Alltag wechseln sich mit einem Ausblick auf unsere vernetzte und digitalisierte Zukunft ab. Jedes Kapitel beginnt mit einer asiatischen Glückskeks-Weisheit: Ich sammelte sie in der Zeit des Kümmerns nach jedem Besuch beim „Chinesen". Ur-Omi konnte nicht mehr kochen: So war der Mittagsimbiss im chinesischen Restaurant eine schöne Gewohnheit geworden. Die aufmunternden Inhalte der Glückskekse hielten mich jahrelang bei Laune. Die im Buch verwendeten Namen sind allesamt verändert, um den Schutz der Personen sicherzustellen.

Plötzlich ist da ein Gast, der nie wieder auszieht

Leben ohne Geist

Alles ist schwierig, bevor es einfach wird.

Es ist Mittag. Völlige Stille im Heim. Alle Bewohner der Demenzwohngruppe dösen vor sich hin, das Herz schläfrig. Die Herbstsonne scheint auf das spärliche goldgelbe Laub im Innenhof. Streifen an den Fenstern schimmern wie Berg und Tal. Spinnweben glänzen durch die letzten Tropfen Regen. Hier ist die Ewigkeit, das immer Seiende, das kein Werden mehr anstrebt. Die Welt ist entschleunigt, der Stress bleibt draußen. Wir sitzen in einer Glaskugel des Anderswo.

Gerade haben wir den Raum gewechselt, von der großen Wohnküche ins aprikosenfarbene Wohnzimmer. Wir sitzen verteilt auf den grasgrünen Sofas und braunen Kippsesseln, es mutet an wie eine Frühlingswiese, auf der welkendes Fallobst verteilt ist. Wir räumen Babypuppe Manfred und seine Puppenschwester Hilde zur Seite, verteilen die heißen Körnerkissen an die Frierenden. Unter dem Fensterbrett schweigt Roboterhund Aibo, sein Stecker ist seit Monaten gezogen. Die Stille bleibt, wird nur durchbrochen durch das ruhige Atmen der kleinen Schar Seniorinnen und eines Seniors. Die Toilettengänge sind nun alle durch. Die Blase friedlich, der Magen gefüllt. Satt und sauber ist als Pflegeziel erreicht. Die Mittagszeit beginnt wonnig, während nebenan die Kleckereien und Krümel des Mittagessens aufgewischt werden. „Klack, klack", durchbricht der Aufnehmer die Ruhe, wenn er an die Stuhlbeine anstößt. Hier im Wohnraum am Kamin mit den fünf alten Standuhren im antiken Hochglanzmessing, die in ihrer Einigkeit mit jedem Schlag die Lebenszeit verkürzen, darf weggedämmert werden.

Ich habe meine an Demenz erkrankte Tante schweigend im Arm, sie atmet tief, ich kann es mehr spüren als hören. Ihre Entrückung färbt auf mich ab. Ich halte inne, nehme den Rhythmus der gleichmäßig schweren Atmung an und bin todmüde. Steige willig aus, lasse mein Ich hinter mir, meinen Job, das beständige Kümmern um dies und das und das Rennen im Hamsterrad. Eine Odyssee liegt hinter mir. Erst hatte ich die Demenz ignoriert, dann kämpfte ich gegen sie, versuchte sie zu besiegen, lebte mit ihr, sie rang mich zu Boden, siegte, saugte mich aus. In diesen Sekunden sehne ich mich in ihre Arme, sie möge auch mich vertilgen und zu ihrem Eigen machen. Wie konnte ich gegen etwas kämpfen, das stärker war als ich? Ich wünsche mich auf die Seite derer, deren Hirn dahin schwand. Sie hatten es hinter sich. Das Altsein ohne Geist erscheint als erstrebenswerter Zustand, keine Sorgen mehr, wohlig in den Arm genommen, keine Gedanken ans Überleben nagen, alles ist ohne Anfang, ohne Ende. Die Wärme der Restsonne erfasst mich, meine Arme und Beine hängen lahm an meinem Körper. Es ist das willenlose Eintauchen in ein Refugium, in dem die Zeit auf Vorgestern geeicht ist, kurze Momente des Heute streift, aber kaum noch ein Morgen kennt. Ein Niemandsland von Raum, Zeit und Sprache. Der Lebensabend der Bewohner wird auf dem Sofa zu meiner Bestimmung.

Meine Tante hebt ihre runzelige Hand, streicht über die wenigen weißen Haare ihrer gleichnamigen Nachbarin Liselotte, die matt an deren Schädel kleben, und beruhigt diese so. Die Gestreichelte hatte tagelang geschrien, lebte in ihrer Welt aus den Fugen. Rastlos sendete sie Signale aus dem Damals, war unerreichbar für alles, was um sie herum passierte. Jetzt leckt sie sich nur noch ununterbrochen die Lippen, einziges Zeichen der inneren Unruhe. Es mutet an wie die bewegte Schwanzspitze einer Katze, die anzeigte, dass da noch ein klein wenig Leben war im Körper. Der Tod klopft an, sitzt wie ein Schattenumriss auf ihrem roten Pullover. Greifbar. Er ist ein lieber Gesell unter dieser Schar und macht keine Angst, denn er ist willkommen und erwartet. In dieser traurigen Nachbarschaft nicke ich einen Augenblick weg. Mein Kinn fällt vornüber, ich erwache wieder, empfinde alles um mich herum als irreal und bin in wohliger Gesellschaft der Dementen, denen es ähnlich ergeht, nicht wissend, in welcher Welt sie irrtümlich gelandet sind. Mein Erwachen in diesem Zustand ist wie eine vorweggenommene Erfüllung der Prophezeiung, einmal selbst hier zu landen. Einen Flügelschlag eines Schmetterlings lang fühlt es sich richtig an, hier zu sein, in diesen heiligen Sekunden zwischen Wachen und Schlummern auf der Rückseite der Dinge. Wie aber bin ich überhaupt hierher gekommen?

Ein langer Weg lag hinter mir, hinter uns, meiner Tante Lilo und mir.

Lebenspläne

Sie werden ein unerwartetes Geschenk erhalten.

Angefangen hatte dieser Weg mit einem Vorsatz: Gerade war mein Sohn selbstständig, er ging aus dem Haus und zog für sein Studium in eine Stadt am anderen Ende der Republik. Ich hatte meine Erziehungsarbeit hinter mir. Jetzt musste er mit allem selbst klar kommen. Sicher, ich bin immer noch da als Mutter und Lebensberaterin auf Abruf, aber wir waren beide stolz, jetzt einen eigenen, neuen Lebensabschnitt anzugehen. In zwei Jahren würde ich fünfzig sein. Lebenslust pulsierte durch meine Adern. „Das Bisherige kann noch nicht alles gewesen sein. Fünfzig ist für mich das neue Dreißig", redete ich mir gut zu. In meiner Arbeit als Politikwissenschaftlerin stockte ich meine Stundenzahl auf und freute mich auf viele neue Projekte. Der Lebensalltag öffnete Tor und Tür für Freiheit und Selbstbestimmtheit – mein Blick durch die rosarote Brille war ungetrübt. Das, was dann passierte, lässt sich mit einem Ausspruch des Schriftstellers Henry Miller beschreiben, der heute in meiner Küche hängt: „Leben ist das, was uns zustößt, während wir uns etwas ganz anderes vorgenommen haben."

Als sichtbares Zeichen für das ungebundene, entfesselte Leben hatte ich unsere alte Familienkutsche mit integrierten Kindersitzen verkauft. Die Karre hatte ihren Dienst erfüllt. Mein neues Gefährt ist ein englischer Oldtimer, rechts gesteuert, der gerade mal zwei Sitze bietet, auf denen man nur Platz nehmen kann, wenn man gelenkig ist und sich hinein- oder auch hinausfaltet. Das jahrelange Yogatraining sollte sich auszahlen. Urlaub planten wir jetzt außerhalb der Schulferien – und steuerten ganz neue Ziele an, die nach Abenteuer rochen. Der Midlife-Krise sah ich überlegen entgegen, die war etwas für andere, für Zaudernde. Ich wusste, was ich wollte.

Einige Monate gelang dieses entfesselte Lebensmodell. Dann klopfte ganz plötzlich die Demenz an die Tür. Gleich zwei Damen in meiner Familie waren betroffen, Lilo und meine „Schwiegermutter", genannt Omi. Die eine gerade 78 Jahre alt geworden, die andere ganze zehn Jahre älter, also 88 Lenze. Statistisch gesehen blickten beide noch einigen Lebensjahren entgegen. Und wie sich die beiden auch unterscheiden, sie haben mindestens eine Gemeinsamkeit: Auf einen Schlag konnten sie nicht mehr eigenverantwortlich in ihren vier Wänden leben. Jedenfalls nicht, ohne Schaden zu verursachen, an sich, an der

Wohnung, an ihrer Umwelt. Hilfe im Alltag war jetzt lebensnotwendig. Ich war gefragt, wir waren gefragt.

Es kündigte sich langsam an, schleichend. Störungen des Kurzzeitgedächtnisses: „Wie geht es dir heute?", Lilos pausenlos gleiche Frage verfing sich in einer Endlosschleife. Orientierungslosigkeit – „Wo schlafe ich denn?", ein vergessener Weg ins Schlafzimmer, den man jahrzehntelang gelaufen war. Die richtigen Worte fielen nicht mehr so schnell ein: Sie stand mit Messer und Gabel in der Hand da und musste auf die Bitte, die Gabel zu reichen, lange überlegen, welches der beiden Gegenstände in ihrer Hand gemeint war. Begriffe verwischten. Der Alltag wurde absurd, wenn die dreckige Wäsche hinter dem Bücherregal versteckt war oder ein naher Bekannter unerkannt blieb: „Ich weiß nicht mehr genau, wo ich dich hinstecken soll." Sie ging nicht mehr aus dem Haus. Später erst erkannten wir, dass sich der soziale Rückzug lange abgezeichnet hatte. Die Unruhe wohnte zuhause, genau wie Beschuldigungen: „Du hast mir meine Tasche weggenommen." Mal herrschte Fröhlichkeit, die aber schnell umschlug in eine Abwehrhaltung, manchmal in Zorn. Einfachste Alltagssituationen entfachten emotionale Ausbrüche und ihre Gedächtnisausfälle wurden häufiger und hielten länger an. Und immer wieder hörten wir ihre Selbstbeobachtungen, die erst im Nachhinein Sinn machten: „Mein Kopf, mein Kopf funktioniert nicht mehr so." Das sagten beide Damen, ohne genauer beschreiben zu können, was mit ihnen geschah, gepaart mit Weinen und lange bevor wir verstanden, was los war. Wir schoben diese Äußerungen beiseite, taten sie als Kokettieren mit dem Alter ab und dachten, die beiden warteten nur auf eine Antwort wie „Dein Kopf ist in Ordnung, du bist doch noch ganz fit für dein Alter, das bisschen Vergesslichkeit ist normal." Dabei übersahen wir, auf welche Nöte sie uns aufmerksam machen wollten. Wir aber lasen die Zeichen nicht, weil wir keine Ahnung von der schleichenden Krankheit hatten. So nahm die Demenz in beiden Fällen langsam an Fahrt auf und überrollte uns in dem Moment, als alle Stricke rissen, unvorbereitet. „Mutter hat den Herd angelassen, wir haben gerade den Brand gelöscht." Das war der Weckruf, der Klassiker der Katastrophen bei der Älteren der beiden, unserer Omi.

Auf der langen Reise mit Demenz im Koffer blieb auch ich nicht die Alte. Ich lebte zunehmend in mehreren Welten, die der Erkrankten und in meiner, die sich auch noch spaltete in Empathie fürs rein Menschliche einerseits und Digitalenthusiasmus andererseits. Wäre

Digitales, Künstliche Intelligenz, wären Roboter und Avatare hilfreich im Umgang mit Demenz? Ich begann, die Untiefen dieser gesellschaftlichen Fragestellung ganz privat auszuloten. Meine allerliebsten menschlichen Testfelder dazu wurden Lilo und Omi.

Wie alles begann – auf einem Bein ab in die Demenz

Sie werden für eine Beförderung ausgewählt.

Wann es anfing, werde ich oft gefragt. Woran erkennt man Demenz? Diese Frage ist nicht ganz einfach zu beantworten, schon gar nicht von einem medizinischen Laien. Die Diagnose erfolgt durch Fachärzte. Außerdem zeigt sich die Krankheit bei jedem Menschen anders. Demenz ist individuell und einzigartig. So wie der Mensch einmalig ist.

Uns wurde an einem Samstag bewusst, dass sich etwas verändert hatte. Es war ein schöner, warmer Tag. Der obligatorische Gang zum Friseur stand auf dem Plan. Lilo, die 78-Jährige, ist meine kinderlose Tante, mit der mich seit jeher eine enge Bindung verband. Sie ging jeden Samstag zu ihrem Friseur. Das war ein Naturgesetz, das wollte sie auch nicht ändern, nur weil sie jetzt bald auf die achtzig zusteuerte. Ihre nun schon grauen Haare brauchten die wöchentliche Auffrischung der dunkelblonden Tönung.

Es war heiß, nach dem Frisieren unter der Trockenhaube war ihr schon schwindelig gewesen. Sie stand auf und schwankte einen Moment, fing sich aber wieder.

„Ist Ihnen nicht gut? Möchten Sie ein Glas Wasser trinken?", fragte die Friseurin Heike.

„Nein, danke. Mir geht es gut. Ist nur die Hitze", antwortete Lilo.

Wie jeden Samstag bezahlte sie, ließ Heike in ihr Portemonnaie greifen. Weil sie die Münzen nicht mehr so gut sehen konnte, sagte Lilo. Dann schob sie mit dem Rollator in Richtung ihres Zuhauses. „Soll ich Ihnen lieber ein Taxi rufen?", rief Heike ihr noch hinterher. „Nein, nein, bitte keine Umstände, das schaffe ich doch spielend."

Gleich auf dem Eck, da, wo die vierspurige Straße ein echtes Hindernis für jeden Fußgänger darstellt, kippte sie um. Einfach so sank sie zu Boden und blieb für eine ganze Minute regungslos auf dem Fußgängerweg liegen. Wie aus weiter Ferne nahm sie Stimmen wahr.

„Hallo? Ist Ihnen nicht gut?"

„Doch, doch." Mehr brachte Lilo nicht heraus. Sie fühlte einen dumpfen Schmerz, ihr Fuß prickelte, an Bewegung oder gar Aufstehen war nicht zu denken. Schon seit ihren Hüftoperationen zwei Jahre zuvor war sie eingeschränkt. Wie ein gestrandeter Wal blieb sie liegen, während sich immer mehr Menschen um sie herum sammelten und zuschauten, bis jemand den Rettungswagen rief.

Die Sanitäter waren nett. Sprachen mit ihr, fragten nach ihrem Namen und ihren Schmerzen. Sie fuhren ohne Blaulicht ins Krankenhaus und waren sich sicher, dass sie eine alte Dame mit gebrochenem Fuß transportierten. Hätte es damals bereits eine elektronische Krankenakte gegeben, hätte der Arzt Zugriff auf ihre Gesundheitsdaten gehabt, wäre informiert gewesen über Vorerkrankungen. Aber so fuhr man ahnungslos mit einer Unbekannten durch die Welt der analogen Rettung. In der Klinik lief das übliche Programm ab: Notaufnahme, Röntgen, Diagnose Fuß gebrochen, Gips aber nicht geschlossen, sondern als Schiene. Dann kurze Wundversorgung. „Nein, Sie brauchen niemanden zu verständigen, ich lebe allein und kann mich noch gut selbst versorgen", wehrte sie jede Hilfe ab. Damit wurde sie entlassen, fuhr mit einem Taxi nach Hause. Den Rollator hatte ein Nachbar vor ihre Gartentür gefahren. Ihre Familie, uns, unterrichtete sie nicht über ihren Unfall, hielt das Geschehen geheim. Oder anders: Sie konnte sich schnell gar nicht mehr daran erinnern.

Die nächsten Tage verbrachte sie wie immer. Sie versorgte sich selbst und erledigt auch die täglichen Einkäufe. Ihrer Familie hatte der gleiche Nachbar, der auch ihren Rollator nach Hause gefahren hatte, zwar mitgeteilt, dass sie gefallen war, aber über Einzelheiten wusste er natürlich nicht Bescheid. Ihre Verletzung sei nicht so schlimm, erzählte sie allen, die es zeitlebens gewohnt waren, dass sie sich um sich, ihre Belange, ihr Haus und ihren Garten selbst kümmerte. Da sie nur eine Schiene und keinen Gips erhalten hatte, gingen alle davon aus, dass ihr Fuß nur leicht verstaucht sei. Niemand kam auf die Idee, dass es eine Geschichte hinter der Geschichte gab.

So wusste auch niemand, dass sie täglich zweimal zum Supermarkt schob und einkaufte – obwohl die Ärzte im Krankenhaus Auftreten, geschweige denn Laufen strikt verboten hatten. Ihr war Ruhe verordnet worden, und sie hatte die Vorgabe erhalten, sich helfen zu lassen. Im Krankenhaus hatte sie erzählt, ihre Versorgung sei sichergestellt.

Niemand hatte daran gezweifelt, denn sie wirkte ganz beisammen. Das war die Fassade nach außen, die sie bislang aufrechterhalten konnte. Morgens und abends schlurfte sie nun bei sengender Spätsommersonne durch die Straßen zum Einkaufen. Sie musste enorme Schmerzen erleiden, die sie aber nicht daran hinderten, loszulaufen. Und warum waren überhaupt zwei Einkaufstouren pro Tag notwendig? Weil sie morgens, wie sie meinte, die Hälfte des Notwendigen einzukaufen vergessen hatte. Am Nachmittag erinnerte sie sich dann aber auch nicht, was noch einzukaufen war. Und so ging es jeden Tag wieder von Neuem los. Sie rannte an gegen ihren Kopf, kämpfte verzweifelt um ihre Eigenständigkeit.

Der Fuß, das Bein, sie schwollen täglich mehr an, was aber unter der Hose nicht zu sehen war. Erst als sie bei meinem Besuch am vierten Tag leichenblass in den Sessel fiel und völlig wirres Zeug von sich gab, fiel es mir wie Schuppen von den Augen. Zwar hatte ich sie täglich besucht, mir war aber nicht aufgefallen, in welchem Zustand sie war. Mir fehlte die Übung, mir fehlte das Hintergrundwissen. Ja, ich hatte mich über ihre zusammenhanglosen Erzählungen gewundert. Aber ich dachte, Schuld sei der Schock der letzten Tage gewesen, die Spätsommerhitze. Außerdem hatte sie mir erzählt, dass eine Nachbarin, Leni, für sie eingekauft habe. Jetzt hing Lilo im Sessel und war der Ohnmacht nahe. Als ich ihre Beine hochlegen wollte, sah ich sofort, dass etwas nicht stimmte: Das Bein war geschwollen und sah aus wie eine überdimensionierte Presswurst kurz vorm Platzen, von der unappetitlichen Färbung mal ganz abgesehen. Ich verfrachtete sie sofort in den geliehenen Wagen der Nachbarin, und als ich ihre Handtasche griff, fiel ein Brief heraus – ein Blick, und ich erkannte, dass es der Bericht des Arztes über den Sturz war. Da stand schwarz auf weiß: Der Fuß war durch den Sturz gebrochen. Ich fiel aus allen Wolken. Eine halbe Stunde später saßen wir zusammen in der Notaufnahme des städtischen Krankenhauses und das Drama nahm seinen Lauf. Willkommen im Reich der Demenz. Dies war die Ouvertüre zu einem Stück mit bisher ungezählten Akten.

„Demenz" leitet sich aus dem Lateinischen ab und bedeutet „ohne Geist sein" im Sinne von nachlassender Verstandeskraft und Intelligenz, obwohl vorher keine Einschränkung vorhanden war. Begleitet wird der Verlust häufig von Veränderungen im Sozialverhalten, der emotionalen Kontrolle und einer schwindenden Motivation. Demenz ist damit eine der Erkrankungen, vor der ein Mensch am meisten

Angst hat, weil sie sein Persönlichstes in den Abgrund zu reißen vermag. Rund achtzig Prozent aller Demenzen werden durch Krankheiten des Gehirns hervorgerufen, bei denen Nervenzellen allmählich verloren gehen. Man bezeichnet diese als neurodegenerative Krankheiten, die Nervenzellen zerstören und zum Funktionsverlust in Hirnregionen führen, ihre Ursachen sind erst teilweise bekannt. Bekannt sind neben der Demenz die Alzheimer-Demenz, vaskuläre Demenz, gemischte Demenz und Lewy-Körperchen-Demenz. Demenz beginnt mit einer Gedächtnisstörung, das Kurzzeitgedächtnis und die Merkfähigkeit sind gestört, im späteren Verlauf gefolgt von Orientierungsunfähigkeit. Auch das Langzeitgedächtnis verliert sich, sodass immer mehr Fähigkeiten, Kenntnisse und Zusammenhänge verloren gehen.

Gedächtnisleistungen, Denken, Rechnen, Lernen, Sprachverständnis, Sprechen fallen zunehmend schwer oder können gar nicht mehr erbracht werden. Das Urteilsvermögen, die Fähigkeit, Entscheidungen zu treffen, sind gestört. Das Bewusstsein ist jedoch nicht getrübt, auch funktionieren Sinne und Wahrnehmung. Für die Diagnose einer Demenz nach dem Kriterienkatalog der ICD 10 als international anerkanntes Klassifikationssystem für medizinische Diagnosen müssen die Symptome über mindestens sechs Monate bestanden haben. Begleiterscheinungen sind Auffälligkeiten der emotionalen Kontrolle und der Gemütslage, des Sozialverhaltens oder der Motivation. Veränderungen in diesen Bereichen treten oftmals früher auf als kognitive Leistungsmängel.[1] Der jeweilige Grad der Zerstörung und die Lage der betroffenen Hirnregionen bestimmen den Grad und das Erscheinungsbild der Demenz beim Patienten.[2]

Es tritt nicht gleich alles auf einmal ein, Demenz entsteht nicht von jetzt auf gleich. Sie windet sich schleichend in den Alltag.

Heute sind es 1,7 Millionen Menschen, die an Demenz erkrankt sind. Jährlich kommen rund 300.000 Neuerkrankungen hinzu. Frauen stellen einen Anteil von 68 Prozent, während Männer 32 Prozent der Erkrankten ausmachen. Hochrechnungen gehen davon aus, dass es 2050 schon rund drei Millionen Menschen sind, die an Demenz erkrankt sein werden. Die Zahlen dazu variieren leicht, je nach Quelle, die Tendenz aber bleibt gleich.[3]

Der Blick auf die Fallzahlen jedoch ist meiner Ansicht nach zu kurzsichtig. Jeder Betroffene hat eine Familie oder ein Umfeld, dessen Leben ebenfalls von der Krankheit verändert wird. Die Zahlen derer, die mit Demenz umgehen, besser gesagt, umgehen müssen, steigt aus dieser Perspektive deutlich an.

Bei Lilo fing es mit ganz kleinen Dingen an. Es waren nicht nur Namen und Umstände, die verschwanden. Es waren längst auch Schlüssel und Unsicherheiten im Umgang mit unerwarteten Situationen. Bei diesen ersten Anzeichen dachte ich mir nichts. Es fielen scherzhafte Bemerkungen wie „Muss ich mir Sorgen machen, dass du das schon zum dritten Mal fragst?". Sie antwortete entrüstet „Nein!" Und ich weiß heute: „Ja!" Sorgen waren angebracht. Aber damals stolperte ich noch darüber hinweg. Der Alltag und die tausend Kleinigkeiten ließen ein Nachhaken nicht zu, als sich die krankhafte Veränderung in ihren Hirnwindungen abzeichnete. Sie hatte ihre Fassade hervorragend aufrechterhalten, erfolgreich erweckte sie den Eindruck, sie bekomme ihr Leben alleine und selbstständig in den Griff.

Vielleicht lag es am immer gleichen Alltag und an den vielen Redewendungen oder Höflichkeitsformen, die sie perfekt beherrschte. Sie eröffnete die Alltagskonversation mit gekonnten Worten, die sie tausendfach ausgesprochen hatte und die ganz tiefe Rillen im Hirn hinterlassen hatten. „Wie geht es dir?" „Danke, mir geht es gut." „Das Wetter ist heute doch ganz passabel." Dann sprachen meistens die anderen und es fiel nicht auf, wie rar ihre Antworten ausfielen. Und das Wetter ist im Ostwestfälischen eben immer „passabel".

Gleich hinter den Eröffnungssätzen jedoch begann das Chaos, wenn man genau hinhörte. Ihr Leben reduzierte sich auf ein kleines Gehege, in dem sie sich sicher fühlte – und das Außen, in und mit dem sie zunehmend nicht mehr zurechtkam, bemerkte erstmal: nichts.

Das war vor jetzt acht Jahren. Damals war ich Novizin, hatte keinen blassen Schimmer von demenziellen Verläufen und was das bedeutete. Am Anfang stand ich nur daneben und schaute von außen auf den Prozess des Vergessens. Lilo selbst bemerkte immer mal wieder: „Mein Kopf will nicht mehr so wie ich will." Darüber gingen wir alle eher achtlos hinweg. Die hochbetagte Omi umschrieb diesen Prozess des Selbsterkennens mit „Alt werden ist nicht schön" – heute würde ich sagen, beide Damen haben selbst bemerkt, dass etwas mit ihnen passierte. Demente sind Wandler der Zeiten, etwas in ihnen zieht die Gardinen des Gestern vor das Heute, ein Morgen gibt es nicht, weil nur noch der Körper regelmäßig darin lebt, im Hirn eine solche Zeit aber längst nicht mehr stattfindet. Ganz sachte aber zog die Demenz auch mich in diese andere Welt, in der eigentlich nur die Kranken ihren Platz im Paradies des Vergessens einnehmen sollten. Doch sie gehen dorthin nicht alleine. Betreuende oder pflegende Menschen in den Familien sind Halbwesen, nicht nur in der realen Welt zuhause, sondern sie sind auch Chimären, Mischwesen, in der Welt des Vergessens, der schattigen Erinnerungen anderer. Sie sind wie Bibliothekare, die nicht nur das Wissen der anderen verwalten. Sie helfen den Vergesslichen mit Handreichungen und vermitteln Quellen in den Bibliotheken ihres Lebens, wenn sie sich in den Regalen ihrer Erinnerungen verlaufen. Sie helfen im bröckelnden Bibliotheksgrundriss der anderen, aus deren Fächer ganze Jahrgänge des Lebens, des Denkens und Könnens gestohlen zu sein scheinen. Im Laufe der Jahre habe ich mir selbst ein zweites „Ich" zugelegt, nämlich eines, das sich in der Welt der Dementen auskennt und dort spontan und kreativ zurechtkommt: die heimlichen Codes kennt und nach ihnen handelt.

Noch werden viele Menschen zuhause betreut, in der Regel von Frauen. Wenn diese für die Gesamtgesellschaft eher kostengünstige Unterstützung zuhause aber bei einer selbst alternden Sandwich-Generation versiegt oder ausgelaugt ist, weil die Frauen künftig länger arbeiten müssen, um selbst im Alter versorgt zu sein, geht es als letzte Station schneller als heute ins Pflegeheim oder ins betreute Wohnen. Und auch hier leisten Frauen zum weitaus größten Teil die pflegende Arbeit. Demenz ist weiblich, so würde ich es heute auf den Punkt bringen. Und das bedeutet schon heute: Eine höhere Wahrscheinlichkeit für Altersarmut und damit mangelnde Finanzierbarkeit von Unterbringung und Pflege.

Licht aus!

Wer sanft auftritt, kommt weit.

Die Notaufnahme hatte offenbar einen geheimen Code ausgegeben: Erst alle Menschen unter siebzig versorgen, dann die, die eh nahe am Grab stehen. So erklärte ich mir unsere schier unendliche Wartezeit von sage und schreibe fünf Stunden. Weiße Kacheln, weiße Flure, immerhin waren wir schon bis in ein richtiges Behandlungszimmer vorgedrungen und Lilo lag auf einer Pritsche mit Rollen. Über uns die Neonbeleuchtung. Sie zu überzeugen, auf der Trage liegen zu bleiben, war eine erste Hürde, denn sie wollte alle fünf Minuten das „Schlachthaus" verlassen.

„Wo sind wir denn hier?", fragte sie ohne Unterlass.

„Im Krankenhaus, wir müssen deinen Fuß untersuchen lassen, dein Bein ist ganz dick."

„Aber das ist doch der Schlachthof in Bielefeld! Die weißen Kacheln!"

Wie sie darauf kam, dass wir in einem Schlachthof waren, fragte ich gar nicht erst. „Nein, also wirklich, ich bringe dich doch nicht in ein Schlachthaus. Wir sind im Krankenhaus!"

„Du kannst mir viel erzählen", fuhr sie irritiert fort. „Und mir geht es doch gut. Los, fahr mich nach Hause."

„Nein, wir müssen noch auf die Ärzte warten", gab ich zum hundertsten Mal zur Antwort. Die Ärzte kamen aber nicht. Ein Notfall, hieß es, sei dazwischen gekommen. „Das Licht ist so grell, es tut mir in den Augen weh", sagte sie. Ich schaltete es aus, damit die Schlachthausumgebung etwas von ihrer Bedrohlichkeit verlor. Eine Schwester kam rein, jung, dynamisch, auf leise quietschenden Turnschuhsohlen und ermahnte streng: „Das geht aber nicht! Das Licht muss grundsätzlich an bleiben!" Sie knipste die flackernde Neonröhre an und rauschte mit wehendem Pferdeschwanz raus – um uns eine weitere halbe Stunde warten zu lassen, in der ich das Licht wieder ausmachte. Während wir für sie eine Fallnummer waren, wollte ich ein Mensch bleiben, der eigenverantwortlich für sein Wohlbefinden sorgen konnte.

Draußen war es längst dunkel. Ich konnte kaum mehr auf meinem harten Hocker sitzen und hielt Lilos Hand, die ununterbrochen darauf drängte, diese Pritsche zu verlassen. Unsere Gespräche endeten in Losesatzsammlungen. „Das müsste auch mal wieder erledigt werden ...", fing sie an.

„Was meinst du denn?", hakte ich nach.

„Ich meine, da geht es doch um was."

„Ich kann dir nicht ganz folgen", legte ich nach.

„Vielleicht war es die Sache aber auch nicht wert."

Ich schwieg.

Dann endlich marschierte eine Frau im weißen Kittel energischen Schrittes herein, dunkle kurze Haare, die Brille auf die Nasenspitze gerutscht. Sie vermittelte einen hektischen Eindruck, sah sich ohne Umschweife Lilos Fuß an und stellte ihr Fragen. Mich ignorierte sie. Und ich machte einen typischen Anfängerfehler: Ich deutete an, dass meine Tante etwas verwirrt wäre, ob das vielleicht der Beginn einer Demenz sein könnte?

Die Ärztin schaute mich an: „Wie kommen Sie darauf?"

„Weil sie so komische Sachen erzählt. Und weil sie nicht weiß, wo sie hier ist," antwortete ich irritiert, weil mir die Medizinerin augenblicklich zu verstehen gab, dass sie eher mich für verwirrt hielt. Wie könnte ich nur eine solche Diagnose ins Blaue hinein stellen und welche Kompetenz hätte ich denn schon? Wer hatte hier lange Jahre Medizin studiert – sie oder ich?

Lilo

In der Ruhe liegt die Kraft.

Lilo und ich kennen uns mein ganzes Leben lang. Sie ist die Schwester meiner Mutter, war knapp dreißig, als ich zur Welt kam. Sie sah mich in den Armen meiner Mutter und schloss mich von der ersten Sekunde an ins Herz. Und nicht nur das. Meine Mutter war berufstätig, in unserem Bestattungsunternehmen. Für mich blieb wenig Zeit bei einem morbiden Metier, das keine festen Arbeitszeiten kennt, kein Job von „nine to five" ist. Der Tod kennt keinen Feierabend. So war es üblich, dass die kinderliebe Lilo einsprang, wenn sich keiner um mich kümmern konnte. Sie prägte mich. Ich war ein Stadtkind. Sie aber lebte in einem großen Haus am Stadtrand mit Garten und einem Park zum Spielen, ein Ort, an dem auch der elterliche Bauernhof gelegen war, bis der Acker in den späten 50er Jahren zu Baugrund wurde und eine kleine Nachbarschaft mit typischer zweigeschossiger Eigenheimbebauung entstand. Ihre Wohnsituation war geradezu typisch für die Entwicklung einer idyllischen Kleinstadtsiedlung nach dem Zweiten Weltkrieg und dem Wirtschaftswunder eines befreiten Nazi-Deutschlands: „Ich will um mein Haus herumlaufen können, vorne das Automobil geparkt, bis die Garage angebaut werden kann, hinten ein Garten mit Gemüseanbau, Markise und Hollywood-Schaukel."

Lilo hatte mit ihrem Mann, der Schneider war, selbst keine Kinder bekommen. Sie kümmerte sich aber um sämtliche Nichten und Neffen, an denen es mit ihren drei jüngeren Geschwistern und deren elf Nachkommen nicht mangelte. Liselotte heißt sie eigentlich, aber ihr Spitzname ist Lilo. Den hatte ihr eines der Kinder verpasst, weil Liselotte ihm nicht über die Lippen ging. Lilo ist Jahrgang 1933 und die älteste von vier Geschwistern. Für die Erstgeborene Liselotte gehörte es auf dem elterlichen Hof dazu, Verantwortung für zwei Schwestern und den Bruder zu übernehmen, von Anfang an mitzuhelfen im Haushalt, im Stall mit dem Viehzeug, auf dem Acker, wenn die Kartoffeln ausgebracht wurden, bei der Ernte. Ihr Vater, mein Großvater Wilhelm, verstarb früh, sie war gerade zwölf. Eben noch drückte er ihr zwei Taler aus der Haushaltskasse mit den Worten „Hol die Schuhe vom Schuster ab, die sind heute fertig" in die Hand. Als sie singend zurückkam, seine neu genieteten Arbeitsstiefel an den Senkeln über die Schulter geworfen, war er tot. Die Lunge. Asthma. Ein Andenken an den Ersten Weltkrieg.

Fortan musste sie gemeinsam mit unserer Großmutter das Regiment führen und den kleineren Geschwistern Autorität sein. Ihre langen Zöpfe, die sie noch kindlich erscheinen ließen, verbargen, dass sie innerlich längst zur Erwachsenen gereift war. Der frühe Tod ihres Vaters und die Verantwortung, die sie so jung hatte übernehmen müssen, ließen die Kinderseele ein paar Jahre des unbeschwerten Daseins überspringen. Ihr starker Wille, der in dieser Zeit zwangsweise erblühte, stand ihr später manchmal im Weg. Es war ein Durchbrechen von Schutzwällen notwendig, bis man ihre Herzlichkeit als wahren Kern freilegen konnte.

Sie war stets von rundlicher, kleiner Statur gewesen, anders als ihre Geschwister. Ein scharfer Verstand war ihr eigen, ebenso wie ein ländlich-westfälischer Sprachwitz und ein wallender Busen, der sich hob und senkte, wenn sie lachte. In der Schule hatte sie noch Sütterlin lesen und schreiben gelernt, auf Schiefertafeln. Sie konnte Plattdeutsch sprechen, und natürlich Hochdeutsch. Mit trockenem Humor nannte sie alles beim Namen, redete nicht lange um den heißen Brei herum. Gerne wäre sie Kinderkrankenschwester geworden. Dieser Wunsch blieb ihr in den Nachkriegsjahren verwehrt. Denn es galt, möglichst schnell Geld zu verdienen, um die Familie über Wasser zu halten. Der kleine Bauernhof mit Kuh und Schwein warf so viel nicht ab. So lernte sie schon Ende der 40er Jahre in einem Feinkostladen als Verkäuferin und an den Wochenenden half sie im Pfarramt bei der Familienbetreuung aus. Mit Kindern konnte sie zeitlebens gut umgehen. Kinder fühlten sich wohl in ihrer Umgebung, beachtet und aufgehoben. Sie erkannte das Wesen der Kleinen, was Lilo zum Magneten für Kinder machte, denen sie mit Strenge, aber auch voll von Anregungen, Kreativität, Begeisterung und Bestärkung begegnete.

Lilo hatte mein ganzes Leben begleitet, von der Windel bis heute. Als ich selbst mit dreiunddreißig Jahren Witwe wurde, weil mein Mann mit achtunddreißig Jahren an Krebs starb, und ich mit unserem vierjährigen Sohn plötzlich vor dem Nichts stand, zog ich zu ihr. Nun bildeten wir eine Art Lebensnotgemeinschaft. Sie Witwe, ich Witwe. Arbeit, Lebensbewältigung und Kinderbetreuung standen an. Damit wiederholte sich eine Erfahrung aus ihrem Leben, nur diesmal mit anderen Vorzeichen. Sie half mir, mit einem Leben als Alleinerziehende und der frühen Witwenschaft klar zu kommen. Ich verhalf ihr über diesen Familienanschluss zu neuem Lebensinhalt. In meinem Leben war sie eine wichtige Konstante, die mit Rat und Tat und einfach liebevoller Fürsorge zur Seite stand. Unsere Rollen waren stets klar abgegrenzt, ich respektierte ihre Führung als Ältere. Ein Umstand, der sich bis zu dem besagten gebrochenen Fuß und dem ersten gemeinsamen Besuch in der Notaufnahme fortgesetzt hatte. Mit ihrer nun einsetzenden geistigen Verabschiedung änderte sich das in der Stunde null „Demenz". Unsere Rollen würden sich umkehren, was ein langer und schmerzvoller Prozess war, der aber hier seinen Ursprung nahm. Jetzt war ich an der Reihe, mir Sorgen um sie zu machen. Wir sortierten uns langsam im Land „ohne Geist".

Nachts in der Notaufnahme

Verwandle große Schwierigkeiten in kleine und kleine in gar keine.

Ich mischte mich nicht noch einmal in das ärztliche Handeln in der Notaufnahme ein. Ich war aber erstaunt über den Fortgang der Untersuchung: Eigentlich konnte die Notärztin anhand der Aufzeichnung im Computer lesen, dass ihre Patientin bereits einige Tage zuvor zur ersten Notversorgung mit Fußfraktur im Krankenhaus eingeliefert worden war. Ob sie das allerdings zur Kenntnis genommen hatte, erschloss sich mir nicht. Es fiel darüber kein einziges Wort.

„Sind Sie schon einmal operiert worden?" fragte die Ärztin Lilo.

Mit dem Brustton der Überzeugung kam ihre Antwort: „Nein, noch nie!"

Ihre beiden Hüftoperationen waren für sie nicht passiert. Ich griff nun doch ein, korrigierte sie vor der Frau Doktor. Lilo protestierte heftigst: „Mein Kopf ist doch vollkommen in Ordnung", donnerte sie los, „ich habe keine neuen Hüftgelenke!" Die Ärztin blickte mich zum zweiten Mal unwillig an und ignorierte meine Anmerkung. Sie schickte uns zum Röntgen.

Eine Schwester schob Lilos Pritsche durch ein menschenleeres Krankenhaus. Es ging auf Mitternacht zu. Und wieder mussten wir warten, dieses Mal auf dem Flur. Wenigstens war es hier bereits dunkel. Ganz alleine waren wir nicht. Eine weißhaarige, hochbetagte Dame lag in einem Krankenbett, das mutterseelenallein auf dem Flur geparkt war. Sie schien verwirrt und orientierungslos, aber auch nicht in der Lage, aufzustehen, sondern rutschte nur unruhig in ihren weißen Laken hin und her. Gespenstisch geräuschlos öffnete sich plötzlich eine Rolltür. Eine Schwester erschien grußlos und das Bett nebst Inneliegender verschwand in der Röntgenabteilung als hätte es diese weitere Wartende nie gegeben. Dann passierte lange nichts, außer, dass wir wirre Gespräche führten und ich meine liebe Verletzte bei Laune halten musste, denn sie lag immer noch auf der harten Pritsche – und musste jetzt zur Toilette. Wie das gehen sollte, war mir ein Rätsel: Wo war die nächste Toilette, wo war fachkundige Hilfe, denn ich allein war nicht in der Lage, die Kranke ohne Schaden von dem Rollbrett zu bekommen. Und überhaupt, wie fasst man jemanden an, der Schmerzen hat? Ich klopfte an die nächste Tür, in der Hoffnung auf Hilfe. Niemand öffnete. Auch die Röntgenassistentin öffnete nicht. Allein war ich hilflos und traute mich nicht, sie von der sicheren Trage zu heben. Und wo hätte ich mit ihr hingehen können? Also riet ich ihr völlig naiv: „Zähne zusammenbeißen – hier ist kein Klo. Zur Not mach in die Hose, das wischen wir auf." „Aber ich muss dringend!", wimmerte sie, und ich konnte ihre Not geradezu körperlich fühlen. Seit Jahren war ich darauf trainiert, hochkomplexe Sachverhalte in Gesellschaft, Politik und Digitalem zu durchdenken und Lösungen zu entwickeln – und jetzt versagte ich an der Aufgabe, banale Grundbedürfnisse zu organisieren. Darauf war ich nicht vorbereitet.

Als die Röntgenbeauftragte in der Tür erschien, endlich, schilderte ich ihr die Situation. Die Antwort war so verblüffend wie einfach: „Da müssen sie noch warten, jetzt röntgen wir erstmal."

Erst in der Notaufnahme gab es dann Hilfe beim Wasserlassen. Die Hilfe kam in Form einer Bettpfanne, denn auch die Schwestern sahen offenbar keinen Weg, die Verletzte von der Trage zu wuchten. Und dann ging alles ziemlich schnell. Die Blutwerte waren nicht in Ordnung, der Fuß natürlich immer noch gebrochen, von Blitzheilung keine Spur. Sie sollte zur Beobachtung im Krankenhaus bleiben.

„Bitte besorgen Sie das Nötigste für die Nacht!", wurde ich beauftragt. Die Nacht war fast schon um, das interessierte hier aber niemanden. Ich ließ meine Tante zurück, die mich weinend an der Hand festhalten wollte. „Lass mich nicht allein." Schiere Angst blickte aus ihren Augen.

Doch das war jetzt notwendig. So fuhr ich steif vom Sitzen und emotional aufgewühlt durch die Nacht zu ihr nach Hause. Eine skurrile Situation ist das, nachts im Schlafzimmer eines Angehörigen nach Nachthemd und Bademantel, Zahnbürste und Utensilien für die Körperpflege zu suchen. Es war gespenstisch und gab mir einen weiteren Vorgeschmack auf das, was in Zukunft kommen würde. In aller Eile stopfte ich alles in einen Einkaufsbeutel, weil ich keinen Koffer fand, und kehrte zurück ins Krankenhaus. Die Schwester nahm mir die persönlichen Gegenstände ab. Zu Lilo ins Zimmer sollte ich nicht mehr gehen, denn Lilo protestierte lauthals und durch die Tür vernehmbar, sie wolle nicht in dem Krankenbett bleiben, sondern nach Hause.

„Wenn Sie da jetzt hineingehen, kriegen wir sie gar nicht mehr ruhig", sagte mir die Nachtschwester, die sich nicht nur um den gebrochenen Fuß meiner Tante kümmern musste, sondern um rund dreißig weitere Patienten. Sie war allein. Ich fuhr nach Hause, voller Sorge. Mein Hirn war ganz dumpf, ich konnte mir nicht vorstellen, wie das jetzt weitergehen konnte.

Am folgenden Morgen telefonierte ich zuallererst mit ihrem Hausarzt. Er kannte die Familie seit langem, alterte mit den Generationen unserer Familie mit. Lilo hatte ihn als jungen Mediziner kennengelernt, jetzt war er selbst schon leicht grau an den Schläfen. Der Arzt fragte mich recht unvermittelt, warum ich ihn erst jetzt anrief. Erste Anzeichen für ihre Hilfebedürftigkeit und eine unübersehbare Vergesslichkeit hätten sich schon etwas länger abgezeichnet, und er hätte angenommen, dass ich mich bald deshalb bei ihm melden würde. Bisher war meine Tante selbstverständlich allein zu ihren Arztterminen gegangen, wie sollte ich da etwas über ihren Zustand erfahren haben? Ein Arzt hält sich an seine Schweigepflicht.

Vollmachten und Folgen

Das Leise hat eine starke Stimme.

Die Diagnose „Demenz" trifft nicht nur den Menschen, der die senilen Plaques und die Tau-Proteine im Kopf hat, sondern auch den, der als naher Angehöriger den Kopf für die Hilfe frei haben muss. Ich wurde sozusagen Lilos gesunder Zwilling. Vom Augenblick der Vermutung, dass es Demenz war, lebte und gestaltete ich ein zweites Leben mit. Im Laufe der bisher acht Jahre, die ich diese Betreuung leiste, habe ich meine Einstellung von Grund auf verändert. Gestartet bin ich naiv und völlig blauäugig, an einem herbstlichen Abend, als Lilo und ich beisammen saßen und über Altersvorsorge sprachen und wie beiläufig ihr Satz fiel: „Du wirst dich ja später um mich kümmern", und ich arglos antwortete: „Ja, selbstverständlich, das ist keine Frage". Wir machten uns schlau, wie so ein Versprechen für ihr Alter umgesetzt werden konnte: Patientenverfügung, Vorsorgevollmacht für Entscheidungen in persönlichen Angelegenheiten, Vollmacht für Rechtsgeschäfte aller Art – gewissenhaft füllten wir die dazu notwendigen Formulare aus, ließen auch den Hausarzt als Zeugen unterschreiben. Solche umsichtigen Vorsorgevollmachten sind heute bei zahlreichen Stellen zu erhalten, wenn man sie denn anfordert. Immer mehr Menschen schauen vorsorgend auf ihr Ende, wissen, was sie sich fürs Altwerden wünschen. Die Wenigsten aber reden darüber mit ihren Kindern und Angehörigen oder noch besser: Treffen konkrete Entscheidungen. Ungesagtes über die eigenen Vorstellungen vom Altwerden und Sterben wartet wie Sprengstoff mit Zeitzünder, deren Zündmittel Minuten des Lebens sind. Einmal abgelaufen, geht die Bombe hoch.

Einen Punkt aus diesem umfassenden Vorsorgematerial ließ auch Lilo unausgefüllt: Ihre Gedanken zum Sterben. Um das dafür vorgesehene Formblatt rankte sich pietätvoll gleich ein schwarzer Rand. Ob sie in einer Erdbestattung beigesetzt werden wollte oder verbrannt in einer Urne – mit spitzen Fingern zerriss sie das Papier und umging die Vorstellung an den eigenen Tod ohne Worte. Als Bestatterkind waren mir solche Verbrämungsstrategien gegen den Sensenmann nicht unbekannt. Ich nahm es mit einem Schmunzeln zur Kenntnis.

Wir fühlten uns sicher mit diesem Papierkram im Rücken. Waren überzeugt, jetzt könnte nichts mehr schief gehen. Es gab ja keinen Anlass zur Sorge. Wir hatten das Ungewisse ein Stück weit eingehegt mit dieser juristischen Verschriftlichung und dem Versprechen, für den anderen da zu sein, wenn es notwendig würde. Solche Verträge sind eine Wette mit dem Tod – auf jeden Fall aber auf die eigene Zukunft, jedenfalls für den, der einmal wird pflegen müssen. Das war ich.

Heute würde ich diese Zusage nicht noch einmal so bedingungslos geben. Heute, nach acht Jahren einer langen Wegstrecke, habe ich meinen Job aufgegeben, bin erschöpft, müde und ausgelaugt. Je mehr Teilhabe an einem selbstbestimmten und würdevollen Leben ich für meinen Schützling ermöglichte, desto weniger Teilhabe kam für mich dabei heraus. Eigene Sozialkontakte sind rarer geworden, weil mir für deren Pflege keine Kraft mehr bleibt. Die eigene Lebensperspektive verengt sich: Jeden Tag, an dem ich im Heim als Angehörige mithelfe, wird mir vor Augen geführt, wo ich selbst einmal landen werde, vielleicht in gar nicht so ferner Zukunft. Wer wäre dann für mich da? Ein Roboter oder ein Mensch aus Fleisch und Blut? Als realistischer Ausblick auf das eigene Lebensende sind diese Bilder völlig desillusionierend – und bereichernd zugleich. Sie sind ein Wink mit dem Zaunpfahl, sein Leben im Hier und Jetzt zu genießen, jeden Tag als ein Geschenk zu betrachten und nichts aber auch gar nichts auf später zu verschieben. Dieses „später" findet vielleicht nur noch mit körperlichen Einschränkungen statt, einem Rollator als ständigem Partner. Oder im Fall von Demenz lediglich im gedanklichen Aufblühen in der Vergangenheit. Oder auch gar nicht – weil man einfach früh stirbt. Der Tod hält sich nicht an eine Altersreihenfolge.

Pflege baut auf verschiedene Fundamente: christliche Nächstenliebe, Liebe, Fürsorge, Pflicht – aber sie ist auch ein Deal der Generationen. Vor allem Frauen tappen in diese bürgerlich konventionelle Pflegefalle: „Meine Mutter, mein Vater waren für mich da, jetzt will ich ihnen im Alter die Zeit und Aufmerksamkeit zurückgeben." In frühen Jahren gehen sie ahnungslos eine Hypothek mit solchen Pflegeversprechen ein, um im Sprachbild des Marktes zu bleiben, weil es ja ein Geschäft mit Lebensentwürfen ist. Die Omas und Opas helfen bei der Kindererziehung, sind emotionale Stützen in der Lebensbewältigung oder helfen vielleicht sogar finanziell – viele von den Alten sind irgendwann einmal potente Erblasser. Es ist noch die Generation, die etwas zu vererben hat, Geld, Vermögenswerte – und vor allem Häuser und Grundstücke mit Gemüsegarten und Markisen an der Rückseite der Fassade. Die Habenseite der Nachkriegsgeneration ist bis jetzt noch in weiten Teilen reichlich bestückt. Sichere Vermögen sind vorhanden. Im Umkehrschluss werden aus den helfenden Vorleistungen der Alten und Vermögenswerten der Eltern unausgesprochene Versprechen und stille Erwartungshaltungen: Die Jungen werden sich dann später als Gegenleistung um die Alten kümmern – dafür werden sie erben. Demnach ist die Familie offenbar immer noch die beste Pflegeversicherung. Wie lange noch?

So ein Modell funktioniert zudem nur solange, bis das potentielle Erbe von den Eigentümern durch eigene Pflege verbraucht ist. Dann geht es weiter mit dem Eingemachten der Kinder, wenn auch neuerdings zu moderaten Konditionen. Ist der Erbteil für die Pflege verbraucht, war es ein schlechter Handel. Es trifft meistens die Frauen der Familien, die bis dahin durch diese traditionellen Rollenmuster von den Alten profitiert haben. Sie lösen im Pflegefall ihre Schuld ein, zahlen in der Regel aber drauf, immer öfter gehen sie sogar leer aus, weil alle Geldmittel bei einer immer teurer werdenden Pflege und einer steigenden Lebenserwartung schneller verbraucht sind. Auch ich war ahnungslose Gefangene in einem Generationenpakt, dem eine Denkweise der frühen 50er zugrunde liegt. Gleichzeitig sind Frauen in Deutschland heute von der OECD-weit größten Geschlechter-Rentenlücke betroffen, mit ganzen 46 Prozent Unterschied zu den Renten der Männer. Das geschlechtsspezifische Lohngefälle liegt über dem OECD-Durchschnitt, und weil viele Frauen in Deutschland in Teilzeit arbeiten, dürften zukünftige Rentenansprüche von Frauen im Vergleich zu Männern niedrig bleiben.[4] Pflege ist also für Frauen neben Teilzeit ein weiterer Weg in die eigene Altersarmut.

Wie bei allem im Leben, ist das Schicksal nicht gleich verteilt. Viele Angehörige kümmern sich immer länger und intensiver um die Alternden und Pflegebedürftigen in der Familie. Andere haben damit gar nichts zu tun, der Tod tritt in ihren Familien rasch ein und am Ende bleibt für sie vielleicht noch die Grabpflege, die heute in der Regel in einem anonymen Urnenbeet endet. Die Last ist ungleich verteilt. Und trotzdem ist Demenz darüber hinaus eine gesamtgesellschaftliche Aufgabe, die das Solidarprinzip und damit alle braucht, weil Demenz mitten im Leben von uns allen stattfindet.

Diagnose Demenz – wenn sie da ist, was dann?

Der höchste Turm fängt unten an.

Die „Diagnose Demenz" ist ein heikles Thema. Bis es zur Diagnose kommt, vergeht oft eine längere Zeit. Niemand ist damit schnell bei der Hand, weder Ärzte noch Familien – und schon gar nicht die Betroffenen selbst. Die Diagnose braucht erfahrene Ärzte, die Anamnese psychologische Befunde, neuropsychologische Screeningverfahren, etwa den Uhrentest, Tests zur Früherkennung, bildgebende Verfahren wie cCT oder cMRT, Labordiagnostik und auch Tests in ambulanten Gedächtnissprechstunden.[5] Die Deutsche Alzheimer-Gesellschaft bietet dazu vielfältige Informationen – digital zugänglich auf der Website. Zudem gibt es die S3-Leitlinie Demenzen, in der Symptome, Diagnostik, Verlauf und Prognosen genau beschrieben werden.

Aus meinen Erfahrungen mit den Erkrankten, in Krankenhäusern sowie Besuchen von Kursen und Informationsabenden für Angehörige weiß ich, dass es offenbar vielen Familien schwer fällt, zu sagen: „Mein Angehöriger ist dement", und damit anzuerkennen, dass eine gravierende Veränderung im Leben stattfindet, die nicht wieder weggeht. Die Erkrankten selbst sind dabei noch einmal eine eigene Kategorie für sich, die Reaktionen sind so facettenreich wie jeder Mensch einzigartig ist. Demenz bedeutet den Verlust an Lebensplanung, die Vorausschau auf das eigene Ende und die Gewissheit, dass sich alles ändern wird – positive Aspekte schwingen anfangs überhaupt nicht durch.

Vor allem weiß man nie genau zu sagen, wann es eigentlich anfing. Demenz schleicht sich ein, Hilfe findet bereits weit vor der amtlichen Anerkennung oder attestierter Pflegebedürftigkeit statt, mit Hilfen im Haushalt, mit Begleitungen zum Einkaufen, zum Arzt oder bei anderen Alltagsdingen. Die Reaktionen der Angehörigen wie Betroffenen schwanken von der Vogel-Strauß-Taktik – Kopf-in-den-Sand-stecken – bis hin zum aktiven Gang in eine Klinik, der eine vage Vermutung, es könnte eine Demenz vorliegen, bestätigt. Demenz ist ein Verlauf. Sie ist etwas Flexibles, nicht mit Händen greifbar, es hilft kein Pflaster oder Verband, gegen Demenz gibt es keine Pille, die heilt. Demenz erfasst den Menschen von innen und ganzheitlich und das ganz individuell mit eigenen Symptomen, je nach Krankheitsbild. Und ob man die schwindende Geisteskraft nun schwarz auf weiß bestätigt haben möchte, ist Ermessenssache. Jeder geht mit der eingeschränkten Alltagskompetenz anders um.

In den Seminaren zeigte sich ein ganzes Potpourri an solchen Strategien: Ehepartner, so habe ich erfahren, verstecken die Demenz ihrer Partner so lange es geht vor der Familie, weil sie eine Trennung fürchten oder auch den Verlust der Entscheidungsfreiheit – womit sie meistens ja richtig liegen. Schwiegertöchter und Schwiegermütter befeuern offenbar auch in diesem Punkt ein Klischee. Ihr Verhältnis wird zum Problem, wenn die Beschuldigungsphase einsetzt: „Ich kann alles noch selbst, du machst mich nur schlecht vor meinem Sohn." Diese Erfahrung teilten manche. Ein Klassiker ist, wenn sich Geschwister darüber streiten, ob ihre dementen Eltern zuhause bleiben oder in betreutes Wohnen umsiedeln. Und wer ist dann zuständig? Ehefrauen ringen mit ihren Männern, die ihren Führerschein nicht abgeben wollen – auch wenn das Auto längst mit Beule oder Blechschaden in der Garage steht. Versteckt vor den Kindern. Und zuletzt schrecken Familien vor einer neuropsychologischen Diagnostik zurück. Wer will schon auf dem Papier stehen haben, dass erhöhte Störanfälligkeit bei einem geliebten Menschen vorliegt. Mit dem Einsatz von Künstlicher Intelligenz und der Nutzung von „Big Data" in der medizinischen Diagnostik wird sich die Zeit des Ungewissen bis zur Diagnose sehr verkürzen. Neue Verfahren erkennen die Muster der Krankheit früher, lesen verändertes Verhalten schneller, helfen, sich rechtzeitiger einzustellen. Merkmale wie Störungen des Gedächtnisses, der Verlust von früh erlernten Inhalten, das Unvermögen, neue Informationen zu behalten, rationale Urteile zu fällen, Störungen des Sozialverhaltens – sie können sich vielleicht künftig nicht mehr unbemerkt ins Leben schleichen. Gleiches gilt für die Kriterien von DSM 4 (diagnostischer und statistischer Leitfaden psychischer Störungen). Zu diesen festgehaltenen Erkennungsmerkmalen für Demenz gehören Sprachstörungen, die Unfähigkeit, motorische Handlungen auszuführen, die falsche Zuordnung von Gegenständen, die Unfähigkeit, das Alltägliche zu bewerkstelligen. Demenz wird immer früher enttarnt.

Mein nächster Schritt mit Lilo war es, das Kind „Demenz" beim Namen zu nennen und Klarheit zu erlangen. So schnell wie möglich. Vielleicht lag das aber auch an meiner Neigung, gern ein definiertes Feld vor mir haben zu wollen. Gab es erstmal eine Diagnose, würden verliefen viele Entscheidungen pfadabhängig verlaufen, von der Inanspruchnahme

von Hilfe über die Beantragung des Pflegegrades bei der Krankenkasse – bis hin zur Erklärung dafür, warum alles aus dem Ruder lief.
Wenn ich eine Diagnose vorliegen hätte, wäre ich nicht mehr hilflos
und allein – so dachte ich. Aber von diesem Tag in der Notaufnahme
bis zur Diagnose sollte es noch ein holpriger Weg werden, und noch
länger sollte es dauern, bis wir ein Konzept erarbeitet hatten, mit dem
wir beide (!) leben konnten.

Ich will nach Hause

Es ist besser, schön zu reisen, als anzukommen.

Am folgenden Tag fuhr ich wieder ins Krankenhaus. Lilo lag in einem
Einzelzimmer, was ungewöhnlich war, war sie doch Kassenpatientin
ohne Zusatzversicherung. Ich fragte auf der Station nach, wie es dazu
gekommen war. „Wir können ihre Tante nicht mit einer anderen Patientin zusammenlegen, weil sie so unruhig ist und die anderen beschimpft." Eine Kostprobe ihrer Aggressivität erhielt ich kurze Zeit
später selbst. Anfangs war unser Gespräch harmonisch, wir plauderten über das Wetter und ob sie noch Schmerzen habe. Kurze Fragen,
kurze Sätze, ich vermied komplexe Gedankengänge und hüpfte über
die sprachlichen Klippen hinweg wie über Pfützen auf dem Gehweg.

„Danke, mir geht es gut. Aber was ist denn überhaupt passiert?"

„Du hast dir den Fuß gebrochen. Du bist gestürzt. Du bist hier im Krankenhaus."

„Das ist doch nicht möglich", wiegelte sie ab, der Blick auf die Schiene
aber erzählte ihr etwas anderes.

„Wann ist das denn passiert? Das kann ich nicht glauben", gab sie wiederholt zur Antwort.

Gebetsmühlenartig wiederholte ich alles und wurde spürbar gereiz-
ter. Wollte sie mir nicht zuhören, mich nicht verstehen? Dabei agierten
wir noch in unserem alten Rollenmuster. Ich war immer noch das
Kind, sie die Erwachsene, diejenige, die stets das Sagen und in gewis-
sem Maß auch die Deutungshoheit gehabt hatte. Man kann nicht einfach aus einer solchen über Jahrzehnte etablierten Hierarchie ausbre-
chen, die Rollen von Leittier und Herdenmitglied ändern, das Kom-
mando übernehmen. So etwas war Meuterei und wurde zumindest

mit Unmut bestraft. Den spürte ich jetzt. Bewusst war mir das zu diesem Zeitpunkt natürlich nicht, auch nicht, wie sich das Verhältnis würde umkehren müssen, wenn der eine pflegt und betreut, der andere die Selbstbestimmung Stück für Stück verliert und dagegen ankämpft.

Ganz schlimm wurde es, als ich ihr offenbarte, dass sie noch mindestens eine Woche im Krankenhaus würde bleiben müssen. Sie protestierte heftigst: „Das ist völlig überzogen! Ich will nach Hause, Mensch. Nimm mich jetzt mit, ich bleibe nicht hier!" Ihre Angst und Panik waren mir fremd. Es muss für sie eine zusätzliche Qual gewesen sein, zu merken, dass ihr die Kontrolle über sich selbst aus den Fingern glitt. Jedes Mal, wenn jemand ins Zimmer kam, musste sie sich neu vergewissern, wo sie war und was passiert war. Da offenbar alle anderen mehr zu wissen glaubten als sie selbst und ihre eigene Wahrnehmung nicht mehr funktionierte, konnte das nur Angst und Unsicherheit auslösen. Dieses Gefühl des Verlustes an Handlungshoheit und Beurteilungsfähigkeit konnte ich ihr nicht nehmen. Ich versuchte ganz starrsinnig, sie zu überzeugen, dass alles stimmte, was ich sagte.

So übersah ich, dass sie mir misstraute – sich selbst aber noch mehr – und dass ihre Unsicherheit überhandnahm und sich in unkalkulierbaren Wutausbrüchen Bahn brach. Sie fühlte, dass hier etwas passierte, sie konnte es aber nicht fassen oder verbalisieren. Sie verlor die Kontrolle über sich. Unser Gespräch eskalierte, als ich mich verabschiedete, sie aber davon überzeugt war, dass ich sie mit nach Hause nehmen würde. Ich erklärte: „Das geht nicht, der Fuß muss erst verheilt sein."

„Was ist mit meinem Fuß?! Nichts! Ich bleibe nicht hier! Was soll das denn!" Sie versuchte aufzustehen, was misslang, sie war immer noch schlapp. Die Situation ließ sich nicht auflösen. Ich griff auf einen Trick zurück und erklärte, ich müsse mal eben zur Toilette, käme gleich wieder – was ich natürlich nicht tat. Auf dem Flur suchte ich eine Schwester und erklärte ihr die Situation. „Wir kennen das. Machen Sie sich keine Sorgen, sie hat gleich vergessen, dass Sie da waren. Wir kümmern uns drum." Ich starrte sie an: „Und wie wollen Sie sicherstellen, dass sie nicht aufsteht und einfach abhaut?" Ich deutete auf den Ausgang zum Treppenhaus, der direkt gegenüber ihrem Zimmer gelegen war. „Das können wir nicht garantieren. Dafür sind wir hier nicht ausgerüstet und haben zu wenig Pflegepersonal." Sie ließ mich ratlos auf dem Flur zurück und eilte ins nächste Zimmer. Mit einem Kloß im Hals verließ ich das Krankenhaus. Ich rechnete stündlich mit einem Anruf, dass meine Tante unauffindbar wäre und sich vom Acker gemacht hätte.

Menschenbild 1.0

Ein Mensch wird in hundert Jahren nicht vollkommen,
aber verdorben wird er in weniger als einem Tag.

Alle Welt redet immerzu davon, dass der Mensch im Mittelpunkt stehe, es komme nur auf ihn an. Er bildet das Ziel aller Bestrebungen, in der Wirtschaft, in der Gesellschaft, in der Medizin und so weiter. Immer ist die Rede vom „Menschen im Mittelpunkt". Vielleicht fühlt sich dadurch ein jeder von uns angesprochen, gesehen, wertgeschätzt – obwohl dem längst nicht mehr so ist. In den Fokus gerückt sind vielmehr Effizienz, der Umgang mit Kosten und Nutzen. Der Mensch wird genauso vermarktet wie alles andere auch – und er schaut sich dabei sogar noch zu.

Nun ist die intelligente Technik angetreten, den Verfall des Menschen zu kompensieren. Ein Indiz ist, wie sehr sich derzeit smarte Technik und intelligente Assistenzsysteme besonders erfolgreich im Bereich der Pflege und Demenz als ein Sinnbild für menschliche Ineffizienz etablieren.

Demenz zwingt dazu, das eigene Menschenbild zu hinterfragen. Ist Demenz ein einziger, riesengroßer Fehler? Untergräbt sie die menschliche Würde und macht das Individuelle damit antastbar? Werden die Erkrankten entwertet, sind sie nur Ballast? Ganz ehrlich, so kam es mir anfangs vor: wie eine niederschmetternde Bürde. Es ist ein ohnmächtiges Erleben von Verfall, ein ständiges Vorbeirauschen an der Normerfüllung. Alles, was in Lilos Leben demenziell schief ging, verlief diametral zu meiner eigenen Konditionierung, die dem gesellschaftlichen Konsens zu entsprechen schien, nämlich zu funktionieren, ein Leben zum Gelingen zu bringen. Ich tickte wie Millionen andere auch, gab jeden Tag mein Bestes im „Hamsterrad". Plötzlich laufen die Flüsse aber rückwärts, man ist gezwungen, sich mit dem menschlichen Defizit und auch mit dem Unvorhergesehen, Ungewissen zu beschäftigen. Erst wenn etwas nicht mehr funktioniert, bemerken wir es. Beim Hochleistungsorgan Hirn ist das nicht anders. Kommt es aus dem Takt, übernimmt das Abnorme. In vielen meiner

Schilderungen über den Demenzalltag singe ich das Lied vom Missglück-ten – schreibe über die skurrilen Dinge des Demenzdaseins, die teilweise komisch sind und den Erkrankten zur Schau zu stellen scheinen. Wie ein Jahrmarkt der Kuriositäten. Ein solches defizitäres Bild vom Altern als ne-gativ, teuer und belastend allein ist nur eine Seite der Medaille. Im Laufe der Jahre habe ich verstanden, dass genau dieses Unkalkulierbare, die un-gefilterte Empathie, ein unermesslich kostbares Destillat des Menschli-chen ist. Eine Ursuppe von dem, was überlebt und wertvoll ist.

Auf meiner langen Entdeckungsreise über „Demenz" stieß ich auf einen Vortrag von Prof. Dr. Reimer Gronemeyer. Er ist Theologe und Soziologe aus Gießen. Was er beschreibt, irritierte mich anfangs: „Demenzkranke sind die Flüchtlinge aus unserer Gesellschaft und die Pflegeheime sind die Flüchtlingslager für die Menschen, die in dieser Gesellschaft keinen Platz haben", so wurde er auf dem St. Galler Demenz-Kongress 2015 zitiert. Nur durch die Krankheit könnten sich die Menschen dem gesellschaftli-chen Leistungsdruck entziehen. „Menschen mit Demenz haben es ge-schafft, sich von einem verordneten Selbstmanagement zu befreien."[6]

Lange dachte ich darüber nach. Prof. Gronemeyer rückt in den Mittel-punkt, was in unserer Gesellschaft erst langsam ins Bewusstsein sickert: Wir sollen unseres eigenen Glückes Schmied sein, unsere vermeintliche Freiheit führt zur hohen Erwartung, daraus etwas Erfolgreiches zu ma-chen. Das anerkannte Credo war doch lange, glücklich zu sein, erfolgreich, zielbewusst, fit, schön und leistungsbewusst. Das strengt an. So ein Spiel der ewigen Optimierung produziert zwar einige leuchtende Gewinner. Aber auch viele Verlierer, die krachend scheitern an dieser Glücksverhei-ßung – und sich fragen, was sie falsch machen, dass es bei ihnen nicht gelingt. Ein Umstand, der aber nicht auf den großen Bühnen aufgeführt wird. Sieger zelebrieren sich öffentlich, die Gescheiterten verstecken sich. Erst langsam lassen die hohen Fallzahlen an Depressionen und Burn-outs Fragen nach unserem gesellschaftlichen Seelenzustand zu.

In solch einem Klima hat eine Debatte über Kosten, darüber, ob körper-lich-seelische Verfallserscheinungen und menschliche Defizite in einer Hochleistungsgesellschaft erlaubt, gewollt und finanzierbar sind, leichtes Spiel. Müssen wir nicht alles daran setzen, um uns zu optimieren? Ist es überhaupt noch erlaubt, in Würde alt zu werden? Ist das Vergessen er-laubt? Ist ein defizitäres Altersbild wie unseres nicht wie geschaffen für den Einsatz von Technik, die das Problem lösen kann?

Das menschliche Dasein führt am Ende in den Tod. Davor wird man im besten Fall „alt" ohne alt zu sein. Der unausgesprochene Auftrag lautet „fit in die Kiste". Dass das Hirn derartig moderne Aufträge für ein erfolgreiches Leben nicht mehr zu speichern in der Lage ist, ist nicht vorgesehen. Demenz ist eine Erscheinung des Alters, ein normaler Vorgang, der heute nur deutlicher in Aktion tritt, weil die Menschen immer älter werden, aber die stützenden Systeme wie Familie und intakte Nachbarschaften oder Gemeinschaften nicht mehr da sind, die die Versehrtheit des Einzelnen verlangsamen oder auffangen konnten. Bei einer zunehmenden Vereinzelung im Alter gibt es keinen Schutz mehr, so Gronemeyer.

Die Sache mit dem Kreuz

Ein Mensch, der seine Kraft kennt, geht nicht zu Grunde.

Das Leben mit Lilo wurde nicht weniger aufregend: Weil sie mit der Gipsschiene mehrmals am Tage zum Einkaufen gelaufen war, ohne dass jemand das mitbekommen hätte, war ihr Bein derartig geschwollen, dass jede Bewegung schmerzhaft sein musste. Das stellte jedoch für den Drang nach Wanderschaft kein Hindernis dar. Sie blieb nicht liegen.

Sobald Lilo unbeobachtet war, stand sie auf. Natürlich ohne Krücken, die gab es für sie schlichtweg nicht. Sie hangelte sich vom Krankenbett zur Tür und von dort aus weiter am Geländer im Flur entlang. So legte sie Meter für Meter zurück. Ihr Ziel war unbekannt. Dann kam wohl der Wunsch, sich auszuruhen. Mangels Sitzplätzen auf dem Flur öffnete sie einfach die nächstbeste Tür, verschwand im Innern des Krankenzimmers und steuerte ein Bett oder einen Stuhl an – je nachdem, was gerade frei war. Was zu leichten Irritationen derjenigen führte, die eigentlich Patienten in diesem Zimmer waren. Es dauerte meistens einen Augenblick, bis diese dann verstanden, dass da vor ihnen ein Mensch saß, der orientierungslos war und zusammenhanglos erzählte. So drückten die erstaunten Mit-Kranken den Knopf für die Schwester, die Lilo schließlich zurückbrachte in ihr eigenes Zimmer. Alle Ermahnungen, doch bitte im Bett zu bleiben, verpufften nach Minuten, waren vielleicht nicht mal mehr so viel wie ein Echo.

Weil sie einfach nicht hören wollte, ihr Aufenthalt im Krankenhaus aber medizinisch notwendig war, griffen die Schwestern in die Trickkiste: Sie klebten ihr morgens ein Kreuz auf die Kleidung. Natürlich auf den Rücken, sodass Lilo es nicht sah. So dekoriert und als problematisch geoutet war allen Schwestern in jeder Schicht klar, um wen es sich hier handelte.

„Gott sei Dank haben wir nur ab und zu Patienten mit Demenz hier, das können wir gar nicht leisten." Auch die Mitpatienten wussten nach ein paar Tagen Bescheid. Kam das Kreuz hereingeschneit, griff man wortlos zum Drücker und rief die Schwestern. Manchmal verlief der fremde Besuch jedoch nicht so glimpflich, teilweise kommandierte Lilo sogar einen Patienten buchstäblich aus dem Bett: „Was machen Sie da in meinem Bett? Raus da! Das ist meins!", schrie sie. Manche gehorchten.

Die in einem staatlichen Haus Gekreuzigte brachte den gesamten Krankenhausablauf durcheinander. Die Schwestern hatten mit ihr nun eine weitere Aufgabe zu bewältigen. Diese hieß „Such das Kreuz und bringe es in das richtige Zimmer zurück!"

Auch für mich war die Kreuzigung ein Spießrutenlauf. Anfangs klingelte alle Nase lang mein Telefon: „Bitte kommen Sie vorbei, ihre Tante läuft weg und wir können sie nicht immer einfangen." Nach einer Woche war der Umstand Gewohnheit, niemand rief mich mehr an, weil Lilo liebenswerter Weise auf dem Stationsflur verblieb und nicht in die freie Wildbahn verschwand. Ich erntete jedoch bei jedem Besuch vernichtende, genervte Blicke auf der Station, weil dieser Aufwand ein Aufwand zu viel war für die ohnehin schon überanstrengten Schwestern. Ihre stillen Vorwürfe konnte ich lesen, ohne dass ein Wort darüber fiel. Vor allem die Nachtschwestern mussten leiden. „Wir haben hier eine ganze Station an Patienten zu versorgen und nur eine Nachtschwester – für die ist das der blanke Horror." Was aber konnte ich dem entgegnen, außer ein um Verzeihung heischendes Schulterzucken? Sollte ich jetzt mein Nachtlager in ihrem Zimmer aufschlagen? Dafür gab es nicht mal ein Bett. „Wir sind hier nicht auf der Kinderstation!"

Künstliche Intelligenz und Co.

Der entwischte Fisch ist immer der größte.

Roboter und smarte Assistenzen als künstliche Gefährten mit einem schlauen Algorithmus könnten künftig Abhilfe schaffen. Die Rede ist von

Künstlicher Intelligenz (KI). Eine allgemein gültige Definition von Künstlicher Intelligenz gibt es bislang nicht. Nach Definition der Datenethikkommission ist Künstliche Intelligenz ein „Sammelbegriff für diejenigen Technologien und ihre Anwendungen, die durch digitale Methoden auf der Grundlage potenziell sehr großer und heterogener Datensätze in einem komplexen und die menschliche Intelligenz gleichsam nachahmenden maschinellen Verarbeitungsprozess ein Ergebnis ermitteln, das ggf. automatisiert zur Anwendung gebracht wird"[7]. Im Grunde ist KI ein Teil der Informatik, Ziel ist es, menschliche Intelligenz zu kopieren - oder besser zu sein als der Mensch.

Die KI-Forschung unterscheidet abstrakt zwischen „schwacher" und „starker" KI. Als starke KI werden Systeme bezeichnet, die die gleichen intellektuellen Fertigkeiten haben wie der Mensch oder den Menschen darin übertreffen könnten. „Schwache" KI findet ihren Einsatz in konkreten Anwendungsproblemen, basiert auf Methoden der Mathematik und Informatik, sie reicht in ihrer Wirksamkeit zumindest bereits bis zur Selbstoptimierung. So werden auch Aspekte menschlicher Intelligenz nachgebildet und formal beschrieben oder sogar Systeme zur Simulation und Unterstützung menschlichen Denkens konstruiert. In der KI-Strategie der Bundesregierung[8] findet sich eine Einordnung, die leicht verständlich ist. Die Bundesregierung orientiert sich bei ihrer Strategie an der Nutzung der KI für die Lösung von Anwendungsproblemen und damit an den Positionen der „schwachen" KI.

Hierunter fallen die Deduktionssysteme, also die Ableitung formaler Aussagen aus logischen Ausdrücken, und Systeme zum Beweis der Korrektheit von Hardware und Software, ebenso wie wissensbasierte Systeme, etwa Methoden zur Modellierung und Erhebung von Wissen sowie Software zur Simulation menschlichen Expertenwissens. Zum Teil sind sie verbunden mit Kenntnissen der Psychologie und Kognitionswissenschaften. Auch die Musteranalyse und Mustererkennung stehen bereit, induktive Analyseverfahren kommen zur Anwendung, wie besonders maschinelles Lernen. Schließlich ist auch die Robotik angesprochen, also die autonome Steuerung von Robotik-Systemen. Und als fünften Punkt wird die intelligente multimodale Mensch-Maschine-Interaktion aufgeführt, also die Analyse und das Verstehen von Sprache, Bildern, Gestik und weiteren Formen menschlicher Interaktion.[9]

Künstliche Intelligenz ist über die technischen Fachbegriffe hinaus für viele Menschen ein Wesen mit mindestens drei Geschmacksrichtungen: Hoffnung, Begeisterung, Entsetzen. Ihr Einsatz und künftiger Einfluss auf alle Lebensbereiche ist auf jeden Fall eine Frage der Ethik. Diskutiert wird bereits breit darüber, ob wir mit ihr vor einem neuen Schöpfungsakt stehen, in dem das Menschliche übertroffen wird, sozusagen in die nächst höhere Dimension transformiert.

Ist der Moment gekommen, in dem die Evolution mithilfe von Nullen und Einsen einen folgenschweren Schritt vollzieht – und wir stecken mittendrin, ohne uns dessen epischen Ausmaßen bewusst zu sein? Auf jeden Fall lässt uns auch schwache KI oft schon heute alt aussehen: Nicht nur, dass sie Spiele wie GO gewinnen und dazu nicht mal mehr von Menschen lernen müssen – künstliche selbstlernende neuronale Netzwerke stellen sich selbst Aufgaben, lösen diese natürlich in Rekordzeit und fehlerfreier als der Mensch das mit seinem vergleichsweise kleinen Hirn könnte.

Etwa bei der Mustererkennung. Da ist KI Meister, weil sie erkennen kann, was der Mensch nicht erkennt, weil er so große Datenmengen und Komplexität nicht verarbeiten kann. Das gute alte Bild: Wir sehen den Wald vor lauter Bäumen nicht, die KI aber schon, umschreibt es am besten. Derart intelligente Algorithmen entwickeln sich sogar selbst weiter. Sie lernen und werden stetig besser, lösen nicht nur Spezialprobleme, sondern immer komplexere Aufgaben. Der Mensch steht im Wettbewerb mit Fähigkeiten, die nun eine andere Gattungswerdung als simple Algorithmen zu sein anstrebt.

Die Bandbreite der KI reicht also von dummer Intelligenz bis hin zu Superlativen. Schon längst ist die Rede von einer „Superintelligenz". Man kennt das aus Science-Fiction-Filmen: Ein Ding, das einen eigenen Willen entwickelt, eigene Ziele verfolgt, entscheidet, sich über den Menschen durchsetzt, seine eigene Abschaltung unmöglich macht. Ein eigenes Bewusstsein erlangt. Am Ende hilft alles menschliche Verbesserungsgetue nichts und neben uns erwächst so eine „Spezies", die einfach schlauer und dann auch „beseelter" ist als wir. Wir bleiben dann als die Gorillas der Evolution auf dem Baum sitzen, während die Superintelligenz den Weltraum beherrscht, per Lichtgeschwindigkeit in eine Sphäre reist, weiter als die Enge der menschlichen Biosphäre, wie es Jürgen Schmidhuber, Leiter des Schweizer Forschungsinstituts für Künstliche Intelligenz (IDSIA), zugespitzt vorhersagt.

Schon länger wird unser Zeitalter als Anthropozän aufgefasst: Nie war der menschliche Fußabdruck auf der Erdkugel so dominant wie derzeit. Der Mensch selbst ist zu einer Naturgewalt emporgeschwungen, nimmt bahnbrechenden Einfluss auf geologische, biologische und atmosphärische Prozesse auf der Erde: Wir erhitzen den Globus, beuten Ressourcen aus, machen den Planeten unbewohnbar. Irritierenderweise ermöglichten diese Diagnose vor allem die besseren Messmethoden und granularen Datenanalysen. Digitales war also schon mal Hilfsmittel dafür, die zerstörerische Kraft des Menschen zu diagnostizieren. Jetzt tritt die gleiche Intelligenz an, ihn zu überflügeln. Im „digitalen Anthropozän" entfesselt sich der Mensch seiner biologischen Begrenztheit. In der Mensch-Maschine-Kooperation mit technischer Hilfe, mit Künstlicher Intelligenz als Treibmittel entwickelt sich der Mensch zu seinem eigenen Optimum oder darüber hinaus. Erst schafft er sich künstliche und intelligente Gefährten in Form von Robotern und Assistenzsystemen, dann optimiert er sich selbst. „Human Enhancement" als Ergebnis dieser technischen Optimierung steht wahlweise als Utopie für eine Gesellschaft, die sich gern und immer mehr selbstoptimiert – oder als Dystopie für jede Art Menschliches, Empathisches, Selbstbestimmtes, welches nach und nach Künstlichem untergeordnet wird. Je nach Geschmack.

Aber so weit ist es noch nicht, die Diskussion darüber, wie lange es dauert, bis eine solche entfesselte Entwicklung greift, variiert und bleibt vage. Die einen sagen, der Turbo schaltet in den nächsten 20 Jahren, andere meinen, dass es länger dauern wird. Niemand kann es genau voraussagen. Einen Schritt zurück müsste man sich vielmehr fragen: Können all diese technischen Errungenschaften unsere aktuellen Probleme lösen? Was wäre, wenn alles aus den Laboren der Biotechnologie, der Neurowissenschaft, der Technik- und Informationswissenschaft zur Anwendung käme, in einem Land mit der nach Japan zweitältesten Bevölkerung der Welt. In einem Land, welches dem demografischen Wandel unterworfen ist, in dem die Menschen immer älter und damit auch potenziell anfälliger für Alterserkrankungen wie eben Demenz werden. In einem Land, das als Altersbeschreibung nach „alt" auch „hochbetagt" im sprachlichen Repertoire führt, also immer mehr Menschen, die achtzig Jahre und älter sind. Eine Spezies Mensch, von der zunehmend viele nicht nur hochbetagt sind, sondern dann auch noch Jahre des Dahindämmerns zwischen dem eigentlichen Lebensende und dem echten Tod verbringen.

Demenz ist nicht zwingend auf das Alter beschränkt. Demenz tritt aber umso häufiger auf, je älter eine Gesellschaft wird. Und dass wir rasch altern und viele Menschen das Schicksal „Demenz" trifft, erlebe ich schon deshalb ganz subjektiv und hautnah, weil ich immer mehr meiner Alterskohorten um die 50 auf den Fluren von Krankenhäusern, Gerontoabteilungen und im Pflegeheim meiner Stadt antreffe. Es muss viele Schicksale wie meines geben: Im Juni 2018 lebten rund 1,7 Millionen Menschen mit Demenz in Deutschland. Die Deutsche Alzheimer Gesellschaft spricht von einem Anstieg der Zahl der Erkrankten um mehr als 100 pro Tag. Alle 100 Sekunden erkrankt ein Mensch an Demenz.[10]

Begreift man smarte und intelligente Vernetzung inklusive Künstlicher Intelligenz als willkommene Hilfe im Umgang mit Menschen, die an Demenz leiden oder grundsätzlich pflegebedürftig sind, ist es erstaunlich, wie analog Deutschland tickt. Digitales als ein Ausdruck von smart, intelligent und vernetzt könnte unnütze Bürokratie ersetzen, Digitales könnte räumliche Distanzen überbrücken, Digitales könnte Zeit ersparen, die genutzt werden könnte für das wirklich Wichtige, für Zwischenmenschliches. Digitales könnte das Hirn runderneuern. Experimentiert wird bereits fleißig, aber in die Anwendung kommt eher wenig. Und das, obwohl im Dezember 2017 rund 3,4 Millionen Menschen in Deutschland im Sinne des Pflegeversicherungsgesetzes pflegebedürftig waren; die Mehrheit (63%) waren Frauen. 81% der Pflegebedürftigen waren 65 Jahre und älter; 85 Jahre und älter waren 35%.[11] Gut drei Viertel (2,59 Millionen) der Pflegebedürftigen wurden zu Hause versorgt. Davon erhielten 1,76 Millionen Pflegebedürftige ausschließlich Pflegegeld, sie wurden in der Regel zu Hause allein durch Angehörige gepflegt. Weitere 830 000 Pflegebedürftige lebten in Privathaushalten. Bei ihnen erfolgte die Pflege jedoch zusammen mit oder vollständig durch ambulante Pflegedienste. 818 000 Pflegebedürftige wurden in Pflegeheimen vollstationär betreut.[12]

Wenn wir, die jetzt aktiv pflegen und begleiten, selbst zu Hilfebedürftigen werden, werden wahrscheinlich nicht mehr ausreichend Menschen zur Verfügung stehen, diesen Job für uns zu übernehmen. Fachkräfte fehlen bereits heute. Wir reden von Pflegenotstand. Angehörige mit der Bereitschaft zur Pflege werden weniger. Es werden sich nicht genügend Frauen (oder auch Männer) im familiären Rahmen finden, die Zeit haben, ihre Angehörigen zu pflegen. Entweder es gibt sie nicht, oder sie wohnen zu weit weg oder sie haben gar keine Kapazität, weil ihr eigenes Leben schon ausgefüllt genug ist mit zunehmend schwierigeren Lebensumständen zur eigenen Daseinsvorsorge.

Die Kosten für die Pflege durch Menschenhand werden weiter ansteigen und nicht mehr für alle erschwinglich sein. Eine Heimunterbringung ist schon jetzt keine Option mehr für alle, weil sich das viele Betroffene gar nicht leisten können. Zudem wird immer mehr Erspartes oder auch Wohneigentum verkauft, um die Pflege der jetzt Erkrankten zu bezahlen. Vermögenswerte der Nachkriegsgeneration schmelzen dahin, die nächste Generation kann auf das, was die Eltern- und Großelterngeneration aufgebaut haben, nicht mehr setzen – was soziale Unsicherheit und das Gefühl von Ungerechtigkeit, Ungleichheit noch anheizen dürfte. Das gesamtgesellschaftliche Barometer zeigt anschwellende Schuldgefühle, weil vielen klar wird, dass sie eigentlich in der Pflicht der Pflege ständen, diese aber gar nicht leisten können.

Wer also sollte diese Lücke schließen? Mitdenkende smarte Assistenzsysteme aus künstlicher Intelligenz und Roboter als materielle Form bieten sich geradezu an. Die aktuellen Fortschritte in den Feldern Informations- und Biotechnologie sowie in der Neurowissenschaft machen es zudem möglich. Zum einen ist dieser Ansatz ein Faktor, der Kosten senken kann und effizientere Leistungen erbringt. Künstliche Intelligenz braucht keine Ferien, keine Tarifbindung. Lernen, Analysieren, Kommunizieren und vermehrt auch das Verstehen von menschlichen Emotionen sind bereits möglich. Kenntnisse biochemischer Abläufe im menschlichen Körper sind profunder bekannt und menschliche Wünsche, Emotionen und Entscheidungen werden immer umfassender auch durch künstliche Intelligenz verstanden. Wie also sind digitale Hilfsmittel oder künstliche Intelligenz einzubinden in diese anstrengende Aufgabe der Betreuung und Pflege? Wäre das eine echte Lösung und Hilfe – oder begeben wir uns damit freiwillig auf den Weg in die Unfreiheit? Fluch oder Segen, was ist es? Utopie oder Dystopie? Wann werden solche Entwicklungen irreversibel, wann gibt es kein Zurück mehr? Noch stehen sich Demente „ohne Geist" und Roboter „ohne Bewusstsein" gegenüber.

Die Uhr tickt. Wir haben jetzt noch einen Spalt breit Zeit, Digitales als Hilfsmittel fürs Alter(n) zu erproben und eine gesellschaftliche Rahmung dafür aufzustellen. Es braucht Szenarien für die Pflege mithilfe von Künstlicher Intelligenz, es braucht Regeln und neue Codes. Da, wo der Mensch seine Verantwortung für die Zukunft und die neuen Erfindungen nicht wahrnimmt, entsteht ein Vakuum, welches von anderer Seite gefüllt wird. Meistens von denen, die damit Geld verdienen werden. Welcher Qualität und Geisteshaltung ist dann diese Füllmenge, welches Menschenbild liegt dem zugrunde? Vielleicht ist es ein runderneuerter Humanismus, der sich entwickelt, getragen von Empathie, Aufklärung, Freiheit und Kooperation. Vielleicht braucht die Entwicklung aber zunächst einfach nur einen Zaun, um einen Missbrauch von Mensch-Maschine-Interaktion oder das Befeuern der künstlichen Evolution zu bremsen, bis das menschliche Hirn deutlicher begriffen hat, was für ein neues Muster hinter seinem Selbst auftaucht. (Und das nicht nur bezogen aufs neue Altern.) Vielleicht braucht es smarterfahrene Menschen, um schlaue Maschinen einschätzen zu können. Die Rufe nach einem Moment des Innehalten werden lauter, während es den Begeisterten nicht schnell genug gehen kann.

Ärztemangel

Was schnell heiß wird, kühlt schnell ab.

Während Lilos Krankenhausaufenthaltes bat ich wiederholt um einen Gesprächstermin mit der behandelnden Ärztin, um zu erfahren, wann mit einer Entlassung zu rechnen sei. Zum verabredeten Termin war jedoch keine Diensthabende zu sprechen. Die Krankenschwestern aus der nächsten Schicht wussten um keinen Termin. Man ließ mich wieder auf dem Flur stehen und warten. Bis ich keine Lust mehr hatte, mir der Kragen platzte und ich ohne Anklopfen ins Ärztezimmer marschierte, eine tippende Medizinerin im mittleren Alter in einem mit Papierakten vollgestopften Büroraum vorfand und unverblümt um Verlegung in ein anderes Krankenhaus bat. Das brachte Bewegung in die Sache, zumindest nachdem die Dame im weißen Kittel ihre Schnappatmung wieder normalisiert hatte. Es entbrannte ein Streit, aber ich ließ nicht locker.

„Ich hab mehrmals um ein Gespräch gebeten, es hieß, ich sollte mich heute bei Ihnen einfinden."

„Davon weiß ich nichts. Kommen Sie morgen nach der Visite wieder, so gegen halb zwölf."

„Das höre ich jetzt zum fünften Mal. Aber wenn ich dann da bin, ist von Ihnen nichts zu sehen. Vielleicht nehmen Sie zur Kenntnis, dass auch ich berufstätig bin und nicht ständig hier warten kann."

Eine Schwester griff ein und ermahnte uns zur Ruhe. Und endlich weihte man mich in den geplanten Behandlungsverlauf ein: Der Bruch benötigte noch mindestens sechs Wochen zur Heilung. Sechs Wochen, jeder weiß, dass es braucht, bis Knochenbrüche abheilen, aber mir wurde trotzdem schlecht. Blanke Theorie wurde auf einmal Wirklichkeit. Lilos Tage im Krankenhaus waren gezählt. Wie aber sollte ich sie zuhause versorgen, wenn das hier schon ein Problem war? Möglicherweise könnte sie verlegt werden, offenbarte die Medizinerin mit einem Blick in ihre Unterlagen. Man habe bereits die Kollegen der Gerontopsychiatrie um ein Konsil gebeten, dieses werden in den nächsten Tagen erfolgen. Ich verstand nur Bahnhof. Zu Lilos demenziellen Schüben wollte die Ärztin nichts sagen, das sei nicht ihr Fachgebiet. Sie riet mir, mich mit der Sozialarbeiterin des Krankenhauses in Verbindung zu setzen. Die wiederum riet mir, häusliche Hilfe in Anspruch zu nehmen. Mit guten Ratschlägen versorgt, machte ich mich auf den Weg durch den Demenzbürokratiedschungel.

Einige Tage später stand nun auch fest, wie es weitergehen sollte. Lilo wurde in die Gerontopsychiatrische Abteilung des Nachbarkrankenhauses verlegt, um dort den Bruch auszukurieren. Dieses Haus war auf Menschen mit demenziellem Verlauf eingestellt. So bekam ich einige Wochen Aufschub für die Beauftragung eines Pflegedienstes.

Bei Lilos Entlassung las ich den Arztbericht. Neben der Diagnose „gebrochener Fuß" als Weber-B-Fraktur des Sprunggelenkes standen da eine ganze Reihe von Konjunktiven, wie „die Nichte gibt an, ihre Tante wäre dement". Sie „könnte", sie „würde", sie „sei" – alle meine Angaben waren demnach „möglich". Ich hatte angenommen, dass auch die Ärzte die Diagnose „dement" teilten, da meine Tante kaum klare Gespräche hatte führen können und ihre selbst vorgebrachte Anamnese einem Märchen glich. Denn sie wusste weder etwas über ihre Hüftoperationen noch darüber, dass sie niemals Kinder gehabt hatte. Diese Einschätzung über eine bestehende Demenz aber mochten die Ärzte nicht aufschreiben – und baten die Kollegen in der Geriatrie um eine Diagnose. Im Papier fand sich derweil nur ein Hinweis auf eine „demenzielle Entwicklung" in der Möglichkeitsform. Ich lernte: Nicht jeder darf die Diagnose Demenz stellen, die Kollegen halten die für uns

Laien unsichtbaren Grenzen der medizinischen Fachgebiete ein. Ein durchaus guter Grundsatz, nur verzögert sich dadurch die konkrete Inanspruchnahme von Hilfe. Ich schwor mir, bei einer eventuell nächsten Situation mit einem Weißkitteleinsatz meine Laiendiagnosen für mich zu behalten und abzuwarten, bis jemand von selbst darauf kam, wie der Zustand der Verwirrung nun zu benennen sei.

Heute weiß ich: Diese Episoden waren unser Einstieg in die Demenz. Damit war ein Scheitelpunkt im Leben überschritten, ein Zurück gab es nicht. Es würde auf lange Jahre so bleiben, kleinteilig, nervenaufreibend, unplanbar, immerwährend präsent, 24/7: Demenz ist wie eine plötzliche, unaufhaltbare Erdkrustenverschiebung, Kontinente verschwinden, neue entstehen, auf denen man sich jedoch erst langsam zurechtfindet und von denen man weiß, dass sie das neue Zuhause sind. Die Neuvermessung des Planeten „Demenz" brauchte Zeit.

Auf dem Weg zum Cyborg

Der Frosch im Brunnen ahnt nichts von der Weite des Meeres.

Meine ersten Lektionen hatte ich gelernt. Der Gedanke an Lilos Kreuzigung bringt mich aber noch heute auf die Palme. Ein Kreuz auf dem Rücken als (un)sichtbares Zeichen für einen „Defekt", bei manchen anderen ist es ein Zettel mit Namen und Adresse. Heute müsste es ein solches Stigma doch nicht mehr geben. Ein Sensorarmband um das Handgelenk der Patienten wäre viel würdevoller. Der Sensor im Armband könnte ein Notsignal auslösen, wenn eine Person einen bestimmten Bereich verlässt. Zudem wäre sie elektronisch zu orten. So könnte nicht nur weiterer Schaden von den erkrankten Menschen abgewendet, sondern auch die ramponierten Nerven der Angehörigen geschont werden, die jede Kraftreserve für die tägliche Betreuung brauchen. Aber das ist nur ein kleiner Ausschnitt aus dem großen Bild: Unser Leben ist durchökonomisiert. Alles in unserem Dasein ist bepreisbar. Wir unterwerfen uns der Effektivität, der Optimierung – bis hin zur Selbstoptimierung. Alles ist ein Deal, insbesondere Gesundheit ist ein Geschäft. Unsere Fitnessarmbänder vermessen, bewerten, empfehlen uns, wie wir uns besser machen können. Heute noch keine zehntausend Schritte geleistet? Oh je, das Herabstufen in der

Gesundheitskasse winkt warnend am Ende des Szenarios. Noch schlimmer: Solche Warnungen sind nicht einmal der wirkliche Antrieb. Wir *wollen* es selbst. Wir erfüllen gerne alles: Wir sollen gut ausgebildet sein, Wirtschaftswachstum voranbringen, Wettbewerbsfähigkeit sichern, Ziele erreichen, Wohlstand verbessern, lebenslang lernen, topfit sein, schlank und gesund. Wir selbst sind auf dem Markt – in jeder Facette unseres Lebens. Da passt es nicht ins Bild, dass immer mehr Menschen mit demenziellen Erkrankungen aus dem Leistungsdasein heraustreten und sich in den Zustand der Verwirrung „ohne Geist" verabschieden. Die Baby-Boomer werden alles in Bewegung setzen, damit ihnen das nicht passieren wird. Die Forschung möge sich bitte beeilen.

Demenz ist nicht nur ein zu vermeidender körperlicher Zustand, sie ist auch ein Geschäftsmodell geworden, für die Betroffen mit enormen Kosten verbunden. Die zahlreichen Anbieter von Hilfe verbuchen aber längst Gewinne: Ein tragfähiger Markt ist entstanden – an Demenz verdienen Anbieter irre viel Geld. Gronemeyer provoziert sogar, in dem er von einem regelrechten Wachstumsmarkt spricht, wenn man bedenkt, wie viele Menschen Prognosen zufolge noch an Demenz erkranken werden. Die Rede ist von rund 3 Millionen Erkrankungen bis 2050, wenn keine bahnbrechenden Therapien oder Prävention greifen.[13] Solche Steigerungsquoten lassen keinen Geschäftsmann kalt. Senile Plaques und Tau-Proteine, die das Absterben von Nervenzellen befördern, sind volkswirtschaftlich relevant. Sie schaffen Bedarfe, die finanziell gedeckt werden müssen. In erster Linie brauchen wir eine Infrastruktur, die mit diesem Manko leben lässt, also pflegende Angehörige, Heime, Pflegepersonal, das ganze Drumherum, inklusive Versorgung mit Medikamenten und Hilfsmitteln wie Inkontinenzmaterial, Rollatoren, natürlich sehr bald auch Roboter und Avatare bis hin zum eingenähten Namensschildchen in jeder Socke und jeder Unterhose, gerne digital. Senile Plaques und Konsorten versprechen Renditen, die in der Null-Zinsen-Ära für volle Kassen sorgen. Privat-Equity-Fonds lieben den splendiden Gesundheitsmarkt, der auch noch durch die Solidargemeinschaft finanziert wird. Sie gehen auf Einkaufstour und sacken Heime und Wohngemeinschaften ein. Zahlreichen Studien zufolge gewinnen sogar die Care-Berufe an Wert. Sie bleiben angesehen, weil Emotionen bisher technisch nicht ersetzt werden können, und verteuern sich, weil menschliche Zuwendung durch den Fachkräftemangel zum Luxus gereicht.

Während auf der einen Seite noch Roboter designt werden, die sich der Demenz als Helfer andienen, wächst schon ein nächstes relevantes Geschäftsfeld heran, das zurzeit noch von vielen Konjunktiven begleitet wird: die Neurowissenschaften. Es sind die naturwissenschaftlichen Forschungsbereiche, die den Menschen an sich in den Fokus nehmen, in denen Aufbau und Funktion von Nervensystemen untersucht werden. Viele verschiedene Disziplinen widmen sich dieser Forschung: Psychologie, Medizin, Biologie, Informatik und Mathematik, sie vernetzt sich gerne, um voran zu kommen. Neurowissenschaften beschäftigen sich mit der Rolle von Nervensystemen jeder Art beim gesamten Vollzug der Lebensvorgänge von biologischen Organismen. Unser Gehirn ist darin König. Der Ausgang dieser neuen Forschung ist zwar vielfach der beklagte Zustand der Unvollkommenheit, des Gebrechens – aber nicht nur, auch Gesunde sind Nutzer. Das Ziel ist in der Regel die Optimierung, das Human Enhancement. Es geht um die Erweiterung der menschlichen Möglichkeiten, um die Steigerung menschlicher Leistungsfähigkeit, der Verbesserung und Optimierung des Menschen. Kranke und Gesunde werden mit Arzneimitteln, Hilfsmitteln und Körperteilen versorgt, die jederzeit und in Echtzeit mit schlauen Technologien verbunden sind. Der „neue Mensch" erscheint in greifbarer Nähe, Mensch 2.0., ein technisches, utopisches Upgrade.

Und die Forschung ist ziemlich forsch, in dem, was sie tut. Auf dem Weg zum neuen Menschen fand ich einen Beitrag von Sascha Dickel mit einer Zusammenfassung dieser Trends. Er zeichnet drei Pfade, die im Zusammenhang mit Human Enhancement verbunden sind: Zunächst ist da die genetische Veränderung, also das *genom editing*, wie es etwa bei Designerbabies zur Anwendung käme, die durch Entfernen, Einfügen und Verändern der DNA und des Erbguts zu vorab gewünschten Ergebnissen gelangen, deren Folgewirkung auf die nächsten Generationen aber gar nicht absehbar sind. He Jiankui, ein chinesischer Wissenschaftler, der erstmals direkt in die Evolution des Menschen eingegriffen haben will, veränderte menschliche Embryonen mittels der Genschere Crispr-Cas9, sodass sie künftig gegen HIV immun sein mögen. Ein Verstoß gegen internationale Richtlinien.

Zudem tritt der implantierte *Neue Mensch* in Erscheinung, also der Cyborg. Prothesen und Implantate ermöglichen den Umbau: Konvergenzen von Bio-, Nano- und Informationstechnologie helfen zu optimieren. Neuroimplantate helfen zur Steigerung der menschlichen Informationsverarbeitung, wie etwa ein künstliches Auge, das den Menschen in die Lage versetzt, noch besser zu sehen. Künstliche Sinnesorgane ermöglichen es, Menschen mit diesen erweiterten Wahrnehmungen miteinander zu vernetzen, sie können ihre Erfahrungen und Daten miteinander tauschen und teilen und daraus gegenseitig lernen oder Vorteile erzielen. Ihr Wissen wäre zudem ständig aktualisierbar. Bioelektronik verleiht zusätzlich Kraft, die zu mehr Leistung in Laufgeschwindigkeit oder in der Tragkraft führt. Noch besser: Nanoroboter zirkulieren im Körper und machen ihn von innen leistungsfähiger und langlebiger. Bestimmte Körperteile sind bei einem Cyborg schon gar nicht mehr organisch, sondern smart nachgebaut. Mensch und Maschine verschmelzen.

Ein dritter Aspekt nach Dickels Auflistung ist der des mentalen Uploads. Hier wird gleich der Sprung zum Menschen 2.0 gewagt, nämlich die vollständige Digitalisierung des menschlichen Bewusstseins. Das nennt man dann „Uploading" oder auch „Whole-Brain-Emulation". Das Gehirn als austauschbare Hardware für die Software des Bewusstseins. Dickel schreibt, der Mensch migriere auf ein überlegenes Trägermedium. Eine digitale Unsterblichkeit wäre damit in Sicht. Der Mensch könnte beliebig viele Backups von sich anfertigen. Nicht allein die Verlängerung des Lebens ist gewollt, sondern eine Entgrenzung. Wir befreien uns von den Fesseln der Biologie. Der neue Mensch soll seine eigenen geistigen Fähigkeiten exponentiell verbessern und sich selbst gestalten können – so wird er zu einer sich selbst formenden künstlichen Intelligenz. Das Grundthema ist berührt, wann ist der Mensch ein Mensch – und wann nicht mehr.

Diese Literatur lese ich übrigens, wenn ich nicht im Demenzheim sitze und einen dementen Menschen besuche. Für mich ist das Eintauchen in die nahe Zukunft des Menschen ein Wechselbad wie eine Kneippkur: Gerade noch habe ich im Heim jemandem aus der Zeitung vorgelesen, weil dessen Augen längst nicht mehr wollen. Manche erkennen gerade eben, dass die Sonne scheint. Eben noch sah ich die Pflegerinnen mit zugekoteten Windeln zur Mülltonne hetzen, weil Darm und Blase im fortgeschrittenen Demenzstadium ihren Dienst verweigern. Nicht bei nur einer Patientin, sondern bei fast allen. Die Fesseln der Biologie bestehen vor Ort aus sehr praktischen Dingen. Im Raum schwebt bedingungslose Liebe anstatt entfesselte Technologie, man muss Menschen lieben, um das hier zu machen. Auf der anderen Seite meines Daseins flimmert die pure Science-

Fiction-Show, ich streife virtuell durch die Labore der Welt mit hochgetunten Menschen, die vielleicht keinen Stoffwechsel mehr brauchen, sondern über eine Intelligenz verfügen könnten, die die Probleme der Erde in den Griff bekommen könnte.

Bahnbrechende technische Erfindungen erzeugten immer schon ihre Sogkraft auf den menschlichen Geist und ermutigten Wenige, diese neuen Möglichkeiten auch auszuprobieren, ungeachtet der Folgen. Vielleicht war Technik stets schneller als der Mensch reif dafür war. Technische Innovationen setzen sich immer schnell durch, wenn sie das Leben angenehmer machen. Wenn sie Erleichterungen mit sich bringen. Im Mittelpunkt steht die ethisch-moralische Vorstellung der „Meliorisierung", einer grundsätzlichen Verbesserung des Lebens. Und des Menschen insgesamt. An sie wird in der Regel geglaubt.

Menschliche Körperoptimierungsphantasien unter Zuhilfenahme von Technik und Innovation sind ein altes Thema. Sie blicken auf eine lange Geschichte zurück. Denken wir an die Fußverformungen in Asien, bei denen die Füße von Frauen künstlich klein gehalten werden, weil diese sogenannten Lotusfüße dem Schönheitsideal entsprachen. Denken wir an die absichtlich herbeigeführten Schädelverformungen für eine steile und damit adelige Stirn in Mexiko, welche die Inkas vornahmen. Denken wir an die messinggeprägten Giraffenringe, die die Frauen aus Birma tragen, um einen möglichst langen Hals zu erhalten, der als schön gilt. Denken wir an das Bleichen von Haut, weil helle Haut dem Ideal der westlichen Vorherrschenden eher entspricht.

Heute erschaudern wir schon gar nicht mehr, wenn wir über Brustimplantate aus Silikon oder Silikonpolster in Po oder Waden, das Spritzen von Botox, einem Nervengift, Fettabsaugen, Naserichten oder Schönheitsoperationen an Geschlechtsorganen sprechen. Höchstleistungen im Sport durch Doping werden geahndet und bleiben doch Praxis, weil es um Millisekunden geht, die zum Sieg führen – und zum Geld. Der Weg zu neuen Kontinenten der Körperoptimierung wird also immer kürzer: Derzeit stehen wir bei Brain-Computer-Interfaces, mit dem sich Computer, Roboter und Prothesen in naher Zukunft durch Gedankenkraft steuern lassen. Wie passend, dass das Hirn zum neuen Kultstar avanciert ist. Körper, Geist, Seele – über allem thront jetzt das Hirn. Es schreit nach Verbesserung. Demenz als Erkrankung des Gehirns steht da deutlich im Weg und will als Gebrechen überwunden werden. Sagen die einen.

Niemand kann bisher vorhersehen, wohin uns diese Entwicklung tragen wird. Aber wir bewegen uns mit hohem Tempo ins digitale Altern, in die Verschmelzung von Mensch und Technik. Heute fragen wir noch ganz harmlos danach, wie wir das Leben von dementen Menschen verbessern könnten. Wir tüfteln daran, was dazu beitragen könnte, dass Menschen mit Demenz möglichst lange autonom in den eigenen vier Wänden leben können. Kümmern und Umsorgen nach dem bisherigen Modell erreichen aber schon jetzt das nächste Level, werden intelligent umschifft oder einfach auf einen späteren Zeitpunkt verschoben. Nicht das Bein wird mechanisch verlängert, sondern das Hirn digital vom Verfall entfristet. Wir verlängern unser Dasein selbst, verschaffen uns einen Zeitvorsprung, hecheln der erhöhten Lebenserwartung mit digitalen Ideen hinterher. Der individuelle Todeszeitpunkt lässt sich bisher nicht berechnen, aber mittlerweile eingrenzen, glauben Forscher um Eline Slagboom von der Universität Leiden in den Niederlanden. Sie ermitteln Biomarker im Blut, die Aufschluss geben über das Sterberisiko eines Menschen in den nächsten fünf bis zehn Jahren.[14] Berechnet wird dies durch einen Algorithmus. Ein weiterer Schritt hin zu personalisierter Medizin, die in Kopplung mit weiteren Datensätzen zu immer treffenderen Voraussagen gelangen kann – rechtliche und ethische Fragen bleiben derweil unbeantwortet: Wer ist künftig noch „wertvoll" für welche Therapie und wie geht ein Mensch mit diesen Informationen um?

Wir testen also nicht nur, wie geistige (und körperliche) Versehrtheit und das ungewollte Vergessen künftig überbrückt werden können, sondern weit mehr menschliche Grundannahmen über das Altern, bis wir als nächste Generation 50 plus bald Gegenstand unserer Erfindungen werden. Werden wir im vernetzten und intelligenten Eigenheim sitzen, im Altenheim oder in der Demenzwohngemeinschaft? Von wem werden wir jedoch versorgt, smart und mental optimiert? Ersetzt Roboter Emma mit ihren Kulleraugen das Pflegepersonal, streicheln wir die Roboter-Robbe Paro als Ersatz für menschliche Zuwendung – oder mussten wir unseren Charakter, unser Wesen bis zum Demenzbeginn längst auf ein anderes Trägermedium übertragen?

Ab jetzt ist es eine Frage unserer Freiheit und Würde, wie viel von der neuen digitalen und künstlich intelligenten Welt wir zugelassen haben, in der Hoffnung, durch technisch vernetzten Ersatz möglichst lange frei und selbstbestimmt zu leben. Wenn die Erfindungen aus der Bio-, Neuro-,

Nano- und Informationswissenschaft uns dann überhaupt noch frei sein lassen. Wir stehen heute in der Annahme, dass wir, wenn es soweit ist, noch über unser Dasein selbst entscheiden können – dass wir eine Wahl haben. Wenn diese Entscheidung aber ansteht, werden wir vielleicht nicht mehr autonom entscheiden können, weil wir dement sein könnten – oder weil es einen Regelkanon, einen vorgestanzten Pfad gibt, ein digitales Assessment der Beurteilung und Einstufung von Kognitionsfähigkeit, wir nicht mehr befragt werden, sondern ein Automatismus in Gang gesetzt wird, den kein Individuum mehr stoppen kann. Wir entscheiden nicht mehr selbst, sondern Daten und Algorithmen fällen „unsere" Entscheidung.

Demente sind eine willkommene Teststrecke für Körperutopien in einer menschlich selbstoptimierten Zukunft. Insbesondere die Sprache der Neurowissenschaft beschwört Großes, das da kommen werde, um Demente, Parkinsonerkrankte und weitere zu retten. Nichts ist so verlockend wie Handlungsfähigkeit gegen bodenlose Ohnmacht angesichts unheilbarer Krankheiten. Wie beruhigend, dass wir bald sämtliche Regionen im Hirn entdeckt, entschlüsselt und ansteuerungsfähig gestaltet haben werden, denn das Hirn scheint der Schlüssel.

Investiert wird in die Technik etwa der Hirn-Computer-Schnittstellen bereits weltweit. Geschätzt fließen über 100 Millionen Dollar in die Forschung und Umsetzung. Nach Angaben des Sharp-Brain-Index ist die Zahl der Patente und Patentanmeldungen in den vergangenen zehn Jahren um 500 Prozent gestiegen. Tech-Firmen machen mit Gehirn ihr Geld. Microsoft, Facebook, Accenture, IBM und auch Neuralink, ein Unternehmen von Elon Musk – sie sind schon dabei und fleißig im Geschäft. Auch China ist im Rennen ganz vorn. In epochalen Zeitenwandlungen ist noch nicht entschieden, wer Freund und wer Feind ist, wir sind dabei, das auszuloten.

Demenztourismus

Geduld ist die Kunst, nur langsam wütend zu werden.

Während in meiner Heimatstadt also das erste Kapitel Demenz mit meiner Tante begann, war die Demenzgeschichte mit Omi im Bergischen Land schon einen Schritt weiter. Die Familie dort berichtete über ähnliche Vergesslichkeitsschübe, nur mit dem Unterschied, dass die Omi aus dem Jahrgang 1922 in einem noch sehr mobilen Körper steckte. Mit ihren damals 88 Jahren beschrieb sie sich selbst als ein Phänomen „Es ist ein Wunder, ich nehme keine einzige Tablette ein." Was wirklich ein Wunder war – einen Arzt hatte sie in den letzten Jahrzehnten nicht gesehen. Sie war klein, zart und doch zäh, bestens durchtrainiert. Zeitlebens war sie gewandert. Bewegung war ihr Lebenselixier. Die Hügel in der Heimat meisterte sie spielend zu Fuß. Die Hügel im Kopf aber wurden immer unüberwindlicher. Sie stellte ewig die gleiche Frage, verlor sich wie in einer Endlosschleife: „Wie geht es dir denn?" Oder sie war in unbremsbarer Erzähllaune. In einer Dauerwiederholung gab sie uns zum Besten, wie ihr Leben verlaufen war: Von der Ausbildung als Fräulein im Büro sprach sie, das Schreibmaschine beherrschte und Steno, nie Bäuerin werden wollte, obwohl sie von einem großen Hof stammte. Sie war damit als eine der ersten ihrer Familientradition entkommen. Ihren Mann lernte sie in Kriegszeiten kennen. Er war auf Heimaturlaub, beide hatten ein Theaterstück einer Laienspielgruppe im Dorf gesehen. Dann wurde zum Tanz geladen und Gustav sprach sie an: „Darf ich bitten?" Bei dem Schlager „Wie ein Wunder kam die Liebe über Nacht" verliebten sie sich ineinander. Nach den Kriegswirrnissen, denen beide entkommen waren, gaben sie einander das Ja-Wort.

Wie in einem Drehbuch stimmte sie nach ihrer Lebensgeschichte Melodie und Text ihres Tanzliedes an. Noch heute kann ich es summen, weil ich es unzählig oft gehört habe. In ihrer Vergangenheit lebte sie schillernd bunt und präsent. Was gerade eben erlebt war, verschwand wie Regenwasser im Gully. Als wäre es nie passiert.

Zwei Kinder hatte Omi geboren, beide waren Lehrer geworden. Das machte sie stolz. Ihr Sohn Johannes war mein Lebenspartner. Er war schon in jungen Jahren aus der Heimatstadt gezogen – zu klein, zu bürgerlich. Omi aber blieb. Sie wohnte seit jeher mit ihrer Tochter und deren Familie in einem Haus, die auch die Pflege übernahm. „Omi" nannten sie alle. Weil mittlerweile auch schon die Urenkel um sie herumturnten, ernannte die Familie sie flugs generationenübergreifend zur „Ur".

Obwohl sie noch in ihrer Wohnung lebte, hatte Ur panische Angst, alleine zu bleiben. War ihre Familie mal kurz nicht zuhause, saß sie angsterfüllt auf der Treppe oder stand am Küchenfenster und wartete auf deren Wiederkehr. Wovor sie sich konkret fürchtete, konnte sie nicht sagen. Aber sie war ein Kind, das den Zweiten Weltkrieg erlebt hatte, war in einer großen Familie aufgewachsen, immer integriert im familiären Dasein ihrer Tochter und umgeben von ständiger Fürsorge. Gleichzeitig hatte sie ihre Enkel mit großgezogen, nahm Teil an allem. Die Ur war ein Mittelpunkt gewesen. Jetzt musste die Familie auf sie aufpassen, war ungewünscht in die Rolle eines Babysitters gerutscht, nur, dass das Baby Runzeln im Gesicht trug und ergraut war. Bis ins hohe Alter versorgte sie sich autonom, das war nun anders: Der Elektroherd in ihrer Wohnung war bereits seit längerem abgestellt, nachdem es einen kleinen Küchenbrand gegeben hatte. Die Brötchen auf der Herdplatte, die sie aufbacken wollte, weil man altes Brot vom Vortag nicht einfach wegschmeißen konnte, hatte sie vergessen, bis sich dunkler Rauch in der Küche zum Fenster heraus schlängelte und der Nachbar die Feuerwehr rief. Auf der Herdplatte fanden sich zwei verkohlte Brötchen, die unschuldig vor sich hin dampften. Dieses Intermezzo änderte Omis Leben schlagartig. Jetzt musste sie versorgt werden, ihre Küche blieb auf immer kalt. Der Klassiker.

Das führte dazu, dass unsere Besuche bei ihr stets mit einem gemeinsamen Mittagessen beim örtlichen Chinesen begannen. Es war für uns drei Routine geworden. Für sie hieß das auch bekanntes Terrain: Die Ur aß gerne Frühlingsrolle süß-sauer. Daran konnte sie sich erinnern, ohne die Speisekarte lesen zu müssen, die mit oder ohne Brille vor ihren Augen verschwamm. Sie erkannte sogar die freundliche Bedienung wieder und freute sich wie ein Kind, wenn die zierliche junge Frau mit ihrem gebrochenen Deutsch sie begrüßte und umarmte. Solche Orte der Geborgenheit und menschlichen Zuneigung zauberten Ur ein Glücksgefühl in die Magengegend – so viele Freunde und Bekannte hatte sie nicht mehr. Viele Weggefährten lagen längst auf dem Friedhof. Zu diesen immer gleichen Besuchen im Chinarestaurant gehörte mein Ritual, einen Glückskeks aus der bauchigen Schale zu angeln, die unter einem goldenen Buddha stand. In großer Erwartung lasen wir die fernöstlichen Zukunftsdeutungen auf den länglichen Zettelchen. Die Weisheiten auf dem Papier sammelte ich und verwahre sie bis heute in einer Schachtel auf meinem Schreibtisch. Es sind viele. Das ist auch der Grund, warum jedes Kapitel im Buch mit einer dieser Sprüche beginnt. Sie sind für mich zum Sinnbild des Kümmerns geworden.

Unser dem Restaurantbesuch folgender Spaziergang war geprägt von Hinweisen wie „Vorsicht, eine Gehwegplatte", „Vorsicht, eine Stufe", weil wir es tunlichst vermeiden wollten, dass sie hinfiel. Denn obwohl sie gut zu Fuß war, sah sie immer schlechter. Wir hakten sie unter, einer links, einer rechts, hielten sie wie eine zerbrechliche Porzellanvase in der Mitte. Wie schnell man sich solche Hinweise angewöhnte! Später ermahnten wir uns sogar schon selbst, auf die vermeintlichen Hindernisse zu achten. Dabei ertappt, fühlte ich mich steinalt, in gewisser Weise Urs Wiederholungen sehr nah.

Urs „Geist" kam im Sinne der Krankheit zunehmend „ohne Geist" aus: Kaum mehr erträglich für uns waren ihre ständig wiederholten Gedichte, die sie aufsagte, in einer Unendlichkeitsschleife, teilweise Wort für Wort in gleichem Ton wiedergegeben, so wie man ein Gedicht aus Jugendtagen vor der Klasse aufsagte. Sie gab all ihr Wissen an Reim und Rhythmus preis. Die Glocke von Schiller hörten wir an den Besuchstagen zehnmal, die Lyrik aus ihrem Poesiealbum aus Backfischtagen ähnlich oft. Aphorismen und Sprüche gab es obendrauf. Anfangs hatte das etwas Poetisches, Überraschendes, weil es so krass aus unserem schnörkellos glatten Alltagsleben herausfiel. Auch deshalb, weil sie ansonsten alles an Wirklichkeit und Wochentagen vergaß, nur nicht metrische Formatierungen und Lieder. Das war schon bemerkenswert und machte Demenz so unbegreiflich.

Wir staunten über ihr Gedächtnis für Erlerntes aus frühester Schulzeit. Dann glitten wir über in das Stadium der nachsichtigen Toleranz, wenn sie zum dreizehnten Mal erklärte: „Weißt du noch, was mir meine Mutter ins Poesiealbum geschrieben hat?" Sie nahm Haltung an, die Hände aneinander gelegt wie zum Gebet, ihre vornehme Alte-Damen-Bekleidung mit Seidenbluse und goldenen Knöpfen verlieh ihr etwas Rührendes, ihre Augen blitzten vor Freude: „Sei wie das Veilchen im Moose, sittsam und rein, nicht wie die stolze Rose, die stets bewundert will sein." Nach ein paar mit ihr verbrachten Wochenenden ging die Wiederholerei arg an unsere Nerven. Nicht, weil die Liebe zu Ur weniger wurde oder die Achtung vor ihr schwand, sondern weil diese Symptome so unerbittlich waren und den eigenen Geist malträtierten.

Wir begriffen, dass das Problem nicht mehr weggehen würde, sondern gekommen war, um zu bleiben. Der demente Mensch würde nicht weggehen, im Gegenteil, er rückte immer näher an das eigene Leben heran, wurde schleichend ein Teil von einem selbst. Das ständige Wiederholen verfestigte sich zu einem Ohrwurm, den man nicht los wurde, kreiste im eigenen Kopf und war damit wie eine Art Zahnschmelzsensibilität, die einem das Leben zusätzlich schwer machte. In einer Zeit, die so schnell war, das eigene Leben so komplex, unzählige Alltagssituationen reihten sich pausenlos aneinander, sodass am Ende wenig Sinn dafür blieb, wenn jemand jeden Satz und jede Frage wiederholte wie ein Papagei. Dabei nahm Ur zu Beginn sehr wohl Notiz davon, wenn ihr jemand nicht aufmerksam zuhörte. Nahm sie wahr, dass die Aufmerksamkeit von ihr abschweifte, erhob sie Protest: „Du hörst mir nicht zu." Was ja stimmte, aber eben einen Grund hatte, den der erkrankte Mensch nicht mehr nachvollziehen konnte. Niemals schloss sich eine Diskussion über ihre Krankheit an, es blieb einsam und verlassen ihr Gefühl, nicht richtig zu sein und bei uns die Schuld, versagt zu haben. Ich reagierte zunehmend ungerecht und ungehalten. Instinktiv bekämpfte ich ihre Defekte an Körper und Geist und versuchte angestrengt, Distanz zu wahren, um mich zu retten.

Unsere Besuche bei ihr fanden zwar nur ein- bis zweimal im Monat statt, aber sie verloren den freiwilligen Charakter und wurden zur moralischen Verpflichtung. Jeden Monat hatte nun mindestens einmal diese lange Fahrt zu ihr im Kalender zu stehen. Morgens zwei Stunden hin, abends zwei Stunden zurück – und wochenweise die Anrufe bei ihr, gerne mittwochs, damit man ein Fixum hatte. Auf der Rückreise aus dem Land der Reime herrschte mindestens eine halbe Stunde Stille zwischen Johannes und mir. Wir sortierten uns, so wie man das früher nach einem anstrengenden Kindergeburtstag gemacht hatte. Wenn alle Kinder im Bett lagen und man völlig ermattet auf das Sofa fiel. Für mich waren das anstrengende Tage ohne Erholung: Ich kam aus der Pflegesituation und fand die gleiche Herausforderung auch an den Besuchswochenenden als Demenztouristin vor. Das eigene Dasein erschien eingeklemmt wie eine Sandwichgurke zwischen zwei Graubrotscheiben. Fragte jemand beim Wochenstart im Büro „Und? Schönes Wochenende gehabt?" blieb ich zunehmend schmallippig.

Neue Galaxie: Die Gerontopsychiatrische Abteilung

Jeder nimmt die Farbe seiner Umwelt an.

Dem ersten Aufenthalt der gekreuzigten Lilo im städtischen Krankenhaus folgte nahtlos einer in der Gerontopsychiatrischen Abteilung. Sie stieg von einem Bett auf eine Trage ins nächste Bett. Die Anzahl der Kranken war hier geringer, die Betreuungsquote höher, die fachärztliche Kompetenz um Alterskunde und multimorbide Erkrankungen älterer Menschen reicher. Station drei war ein Kosmos ohne Ordnungsprinzip. Nichts kreiste mehr um den intakten Geist, die kognitive Gravitation war aufgehoben. Die Anordnung der Zimmer glich einer Satellitenumlaufbahn um einen winzigen Kern an Realität. Lange Linoleumflure umrundeten einen offenen Innenhof, ein gähnendes schwarzes Loch ohne Boden mit der Ahnung, dass da oben der Himmel sein könnte. So blieben alle Zimmertüren im Blick, ein Vorteil für Patienten mit Hinlauftendenzen – solche, die sich auf kontrollierte Raumspaziergänge begaben. Die Tür zum Treppenhaus blieb jedoch unverschlossen, ein Wurmloch für Ausbrüche. Die Rezeption direkt am Gang verschaffte dem Pflegepersonal zwar einen permanenten Blick auf den Eingang. Die perfekte Überwachung schien gesichert, wären da nicht diese menschlich unbeobachteten Augenblicke.

Meine noch stark humpelnde Lilo bezog das hintere Eckzimmer, es war groß, ein rollstuhlgerechtes Bad schloss sich an. Ihr Bett stand an der Wand. Am Fenster wollte sie nicht liegen, da kämen Einbrecher durch. Mittlerweile trug sie normale Kleidung, was helfen sollte, schneller gesund zu werden.

Ihre Krücken übersah sie standhaft. Sie humpelte mit ihrem geschienten Bein von Wand zu Wand. Sie war ja nicht krank. Das Zimmer teilte sie sich mit einer Dame, die niemals sprach, geistlos aus dem Fenster starrte, während ihr ein Speichelfaden aus dem Mund lief. Meine freundlichen Begrüßungen und Verabschiedungen gingen an ihr vorbei. Am Ende ließ ich es. An diese Art von Attrappenpersonen gewöhnte ich mich. Sie waren kein Einzelfall, sondern genau deshalb als Patienten in diesem Orbit.

Wenn ich kam, war sie immer die Erste, auf die ich traf: Eine spindeldürre Dame mit grauen Haaren und wasserblauen Augen, die durch mich hindurchsahen. Die Dürre lief auf mich zu, steckte mir die Hände entgegen wie ein verblasster Geist und gab unübersetzbare Laute von sich. Einmal meinte ich polnisch in ihrem Gebrabbel zu verstehen, worauf ich mit „Gin dobre" grüßte, das Einzige, was ich konnte, was ihr ein Lächeln auf die Lippen zauberte und dazu führte, dass sie mir folgte. Kurz vor dem Zimmer von Lilo aber legte sich die Dame auf den Stationsflur und ruderte mit den Armen als versänke sie schwimmend im Meer. Völlig erschrocken rief ich eine Schwester, weil ich einen Notfall vor mir sah. Die Pflegerin beruhigte mich: „Machen Sie sich keine Sorgen, wir haben das im Griff." Die polnische Trockenschwimmerin begleitete mich von da an regelmäßig. Ich lernte mit den Absonderlichkeiten der menschlichen Spezies umzugehen, fühlte mich wie ein Raumfahrer, der neue Galaxien und ihre geheimnisvollen Bewohner erkundete.

Jeden Nachmittag nach meiner Arbeit besuchte ich Lilo auf ihrem neuen Planeten. Mal traf ich sie auf der kleinen Bank in der Nische vor ihrem Zimmer, die sie mit anderen Patienten still teilte. Keiner von ihnen nahm Notiz vom Nachbarn. Im Zeitalter der immerwährenden Kommunikation war diese Stille gewöhnungsbedürftig. Auf mich reagierte meine Tante, freute sich, rief „Anna, da bist du ja!". Nach ihrem gesundheitlichen Zustand befragt, kam die Antwort täglich wortwörtlich gleich: „Danke der Nachfrage, es geht mir gut." Wir führten ritualisierte Gespräche. „Warum bin ich eigentlich hier?" „Was ist denn passiert?" Meine Antworten regten sie auf. So bog ich ab auf sicheres Terrain. Wir sprachen über Gärten und Blumen, bekanntes grünes Feld, auf dem sie noch zuhause war.

Die Gespräche mit dem Personal verliefen ähnlich eindimensional, aber eigensinnig: Sie weigerte sich, den ärztlichen Ratschlägen zu folgen. Sie entfernte täglich die angebrachte Gipsschiene und wanderte ohne Schutz durch den Raum und über die Flure. „Frau Himmerich, die Schiene muss unbedingt am Fuß bleiben, sonst heilt der nicht." „Ach was, nehmen Sie das Ding mit, ich brauche das nicht. Diese jungen Gören, was die mir immer erzählen wollen." Wenn es ihr zu viel wurde, legte sie einen Zahn an Deutlichkeit zu: „Hau ab, du blöde Gans, was rennst du mir ständig hinterher mit diesem Ding? Ich will das nicht und du verschwinde hier aus meiner Küche – dahinten hat der Zimmermann das Loch gelassen!" Sie erwarb sich den Ruf eines Generals. Zumindest der Knochenbruch zeigte sich ob ihrer Ausflüge unbeirrt und verheilte langsam vor sich hin. Die Tatsache, dass sie trotz täglicher Aufklärungsgespräche über die Notwendigkeit der Ruhigstellung diese nicht einhielt, verhärteten den Verdacht auf eine Demenzerkrankung.

Ein CCT, eine craniale Computertomografie, sollte Antworten geben. Radiologische Strahlung scheidet das Gehirn im Innern des Schädels in Scheibchen, lässt pathologische Veränderungen der Struktur erkennen, die in blau-schwarzen Bildern auf dem Bildschirm das Innere des Hirns nach außen kehren. Ihre so visualisierten Bücherregale des Lebens wiesen kleine Lücken auf. Zur Nahaufnahme des beginnenden Desasters gesellte sich eine neuropsychologische Testung. Der Bericht zu Lilos neurologischer Diagnostik liest sich wie ein fehlerhaftes Computerprogramm eines veralteten Rechners: Die verbale Gedächtnisleistung erhielt als Note ein „eingeschränkt", die Wortliste nach CE-RAD war „erschreckend", die Lernleistung sei zeitverzögert und inhaltlich stark schwankend, die Altgedächtnisleistung zeigte sich im biografischen und auch Faktenwissen als „unsicher". Figurale Gedächtnisleistungen seien auffällig, visuokonstruktive Leistungen unterdurchschnittlich, das kognitive Informationsverarbeitungstempo grenzwertig, die kognitive Flexibilität und Umstellfähigkeit erschwert – im logischen Denken aber war sie fehlerfrei. Als Hardware wäre sie nun verschrottet worden.

Ab und zu versuchte ich, ihr schonend nahezulegen, dass sie künftig mehr Hilfe zuhause brauchte, dass es keinen normalen Alltag mehr für sie geben würde. Sie winkte ab. „Wenn ich mal alt bin vielleicht." Das waren die milden Tage. Es gab viele Momente, in denen wir relativ sinnhafte Gespräche führten, selten kamen Impulse von ihr. An ihnen haftete jedoch der stete Zweifel, was von ihrer Wahrnehmung echt war und was nicht. Jede Äußerung scannte ich in Sekundenschnelle auf ihren Realgehalt. Ich sagte: „Du hast ja gestern Besuch von deiner Freundin Leni gehabt", und sie antwortete erstaunt aber mit erkennbarer Unsicherheit und Selbstzweifeln: „Nein, die habe ich schon lange nicht gesehen." Was nicht stimmte. Sie beobachtete meine Mimik, suchte nach Anhaltspunkten, ob sie richtig lag oder nicht. Merkte sie meine Ungläubigkeit, schob sie hinterher: „Ich war da bestimmt grad nicht zuhause." Zeitlebens war sie resolut gewesen, völlig selbstbestimmt, ein Kind des Lichts, mit Freude im Herzen. Fühlte sich vom Herrgott geliebt und getragen. „Ich lebe gern", betonte sie und niemand zweifelte daran. Ihren Schwung und Lebensmut vermochte sie ihrer Umwelt überschwänglich mitzuteilen, verteilte gern von ihrem seltenen Gut, glücklich zu sein. Niemals hätte ich angenommen, dass ausgerechnet sie ihre Selbstständigkeit verlieren könnte, abhängig wäre von einem zweifelnden Menschen wie mir, der das Leben ungleich schwerer nahm.

Manchmal saß sie im Speisesaal, in dem die Angehörigen nicht erwünscht waren, weil das zu Irritationen der Raumschiffbewohner beim Essen führte. Fremde Gesichter um den Tisch störten den gewohnten Ablauf und die Teller blieben unberührt. Manchmal aber musste eine Ausnahme her. Beim Füttern war familiäre Hilfe willkommen. Zu wenig Personal. Alles war altengerecht eingerichtet, irgendwie größer und grober, Feinmotorik wohnte hier nicht, Kleingedrucktes war verbannt. Eine Uhr in großen Lettern hing an der Wand, obwohl Zeit hier Nebensache war. Plastikgrüne Zierpflanzen verschönten den Raum und erinnerten verstaubt an die freie Wildbahn da draußen, lebendige Vegetation und echte Alltagsmenschen spukten ab und zu noch in der Erinnerung oder wehten als Geräuschkulisse von draußen herein, wenn das Fenster offen stand.

Auf diesen Fluren traf ich viele Bekannte meines eigenen Jahrgangs, allesamt Anfang fünfzig. Auch sie saßen wegen ihrer alternden und „defekten" Familienmitglieder hier. Mutter, Vater, Oma oder Opa – einer von ihnen war ähnlich wie bei mir zu einem „Fall" geworden: Die Kriegskindergeneration und Wirtschaftswunderleister standen zum Ausrangieren bereit. Ihre Familien suchten Rat und Hilfe für Menschen, die es zeitlebens gewohnt waren, anzupacken. Hilfe gab es, doch die Schwestern und Ärzte blieben strikt distanziert, fast unnahbar. War es Selbstschutz, weil das Arbeiten hier mit all den Untiefen des Menschlichen anstrengend und aufreibend genug war? Weil sie Nähe zu Angehörigen und Patienten mit eigenem emotionalen Ausbrennen bezahlten? Ich gewöhnte mich daran, akzeptierte diese Kälte und verhielt mich selbst unnahbar. Auch ärztliche Gespräche fanden kaum statt. Einen Doktor in Aktion sah ich nie, am Ende bekam ich nur einen Arztbrief in die Hand, und zweimal telefonierte ich mit einem, der meine Tante behandelte. Gleichermaßen schien die Gerontopsychiatrische Fachabteilung eine Wegscheide zu sein für weitere Exkursionen auf die Planeten Demenz, Alzheimer und Parkinson. Wie es weiterging in der Milchstraße der Alterserkrankungen, entschied sich hier, wer auch immer an der Entscheidung beteiligt war: Pflege zuhause, Pflegegrade, vollstationäre Unterbringung, Demenzwohnheim. Unzählige Pflegesatelliten kreisen im Orbit des Alterns.

Da war etwa der seit zehn Jahren an Parkinson und Alzheimer erkrankte Buchhändler. Seit Wochen lag er im Sterben, seinen Sohn Michael kannte ich seit meiner Jugend. Jeder Besuch war ein Abschied auf Raten. Man konnte nur spekulieren, wie lange es dauern würde, bis der letzte Atemzug getan war. Es erzeugte eine eigenartige Spannung, denn auch ich fragte mich jeden Tag, wenn ich an seiner Tür vorbei ging, ob der Mann der Bücher wohl noch lebte. Wie lange überlebte man eigentlich mit diesen Erkrankungen, stand als nie offen gestellte Frage im Raum. Wie hoch war die durchschnittliche Lebensdauer mit Demenz? Heute könnte das ein schlauer Algorithmus vielleicht berechnen. Michael und ich trafen uns gelegentlich auf dem Flur, wenn er mal aus der Einsamkeit am Bett seines Vaters floh. Auch er hatte einige harte Jahre der Pflege hinter sich und eine wohl bald zu planende Beerdigung vor sich. Wir senkten unsere Stimmen, wenn wir uns unterhielten. Vorauseilend nahmen wir eine pietätvolle Haltung ein, obwohl das Herz seines Vater noch schlug. Eines Tages stand die Tür weit auf und jemand positionierte ein frisch bezogenes Bett unter dem geöffneten Fenster. Des verstorbenen Buchhändlers Seele war vom Fensterbrett gerade in die letzte Freiheit hinausgeflogen.

Ein anderes Mal traf ich auf eine alte Schulfreundin, die mit rotverheultem Gesicht aus dem Speisesaal gerannt kam und mir direkt in die Arme lief. Ihr Vater hatte einen Schlaganfall erlitten, war nun gelähmt, fast unbeweglich. Gerade hatte sie ihn gefüttert. Er schluckte nur noch mit Anstrengung. So lief ihm alles aus dem Mundwinkel wieder heraus und er sabberte auf den Kleiderschutz, wie das Lätzchen achtungsvoll genannt wurde. Für eine Frau wie Sabine, hochgebildet, die beim WDR arbeitete und in der Welt herumgekommen war, war der Anblick ihres alten Herren, wie sie ihn nannte, vernichtend. Sie musste raus aus dem Esssaal und frische Luft schnappen. Ein Schlag im Gehirn und die damit verbundene Unterversorgung mit Sauerstoff hatte sie in den Mittelpunkt des Sonnensystems ihres Vaters katapultiert, weil ihre Mutter nicht mehr alleine für ihn sorgen konnte. Für die künftige Pflege würde Sabine nun umziehen müssen – zurück in ihre Heimatstadt. Wir fanden es einen makabren Aspekt, der uns hier zusammenbrachte: Damals waren wir aus der engen Kleinstadt aufgebrochen, um unser Hirn mit Wissen und Weisheit zu füllen, wir studierten in fernen Unistädten, die Welt rief. Jetzt warfen uns die Leistungsverweigerungen der Hirne unserer Familienmitglieder in die abgezirkelte Galaxie der Geriatrie unserer Geburtsstadt zurück. Unser Leben in Freiheit wurde nun von einem Löffel diktiert, der seinen Weg in den Mund unserer Angehörigen suchte. Von da an sahen wir uns täglich, bis unsere Angehörigen nahezu zeitgleich entlassen wurden in ein morbides Weiterleben, das nun auch uns bestimmte.

Lilo wollte nach Hause. Auf der Stelle! Unsere Zeit hier bemaß sich am Tempo, in dem der Knochen wieder zusammenwuchs. Jeden Tag aufs Neue war es eine Herausforderung, sie bei Laune zu halten. Ab und zu machten wir eine kleine Runde an den Krücken ums Carré, damit sie in Bewegung blieb. Ich betätigte mich als Physiotherapeutin. So lernten wir die Raumstation noch besser kennen. In einer Ecke parkten unzählige Rollatoren, die auf ihren Einsatz warteten, wie die Raumshuttle auf der Discovery. Im Sanitätsraum stapelte sich Toilettenpapier in gigantischem Ausmaß, unter dem Heizkörper warteten Holzweihnachtsmänner mit ihren roten Mützen und knubbeligen Nasen 345 Tage im Jahr auf ihren Einsatz. Im Stillen betete ich, dass ich zu ihrer Dienstzeit nicht mehr hier sein müsste. Draußen färbten sich die Blätter und fielen bereits vom Baum.

Eines späten Nachmittags schreckten Lilo und ich in unserer Sitzecke auf. Ein Bett wurde heran gerollt. Ziel war offenbar Lilos Zimmer. Ihre Nachbarin war tags zuvor entlassen worden. Im Rollbett lag eine alte Dame. Die weißen Haare standen in alle Himmelsrichtungen, als hätte sie in eine Steckdose gegriffen. Sie stöhnte laut, ihr Leiden hallte ihr über den Flur voraus. Mir schwante nichts Gutes. Eine Pflegekraft schob das Bett, eine blonde elegante Dame in meinem Alter nebst einer ganz jungen Frau, die der Stöhnenden die Hand hielt, im Schlepptau. Tochter und Enkelin begleiteten die Oma, die Ähnlichkeit der drei war erkennbar. Die Dame mittleren Alters steckte schon bildlich in der Klemme zwischen Aufzucht der nächsten Generation und beginnender Pflege. Als sie an Lilo und mir vorbeirollten, wie wir auf dem kleinen Sofa gerade über Tulpenzwiebeln sprachen, die jetzt im Herbst zu pflanzen seien, und Lilo vehement behauptete, es sei doch noch Winter, sah ich der offenbar gut situierten Begleitung direkt ins Gesicht. Vor Schreck und Schaudern weit aufgerissene Augen ließen ihren inneren Film erahnen – ihre alte Mutter war zu einem mutierten Alien verwandelt, unerreichbar und fern jeder menschlichen Kommunikation. Als Angehörige erlebte sie einen Alptraum, ohnmächtig und nicht in der Lage, ihrer Mutter zu helfen. Wie repariert man ein defektes Gehirn? Sie war eine Vertriebene aus dem Paradies der Sorglosigkeit, das Schicksal hatte sie erwischt, auserkoren, eine Rückkehr zur Normalität unmöglich – und sie wusste das. Demenz kennt keine Klassengrenzen, es trifft jeden erbarmungslos. Diese Panik in meinem Gegenüber löste in mir eine augenblickliche Ruhe und tiefe Entspannung aus. Diesen Schock der ersten Stunden, wenn ein naher Angehöriger derart verwirrt aus der Fassung fiel, hatte ich bereits hinter mir. Hier stand mir eine grüne Novizin gegenüber. Zum ersten Mal fühlte ich mich auf dem Gebiet, auf dem ich seit Wochen ungewollt unterwegs war, als Wissende, als jemand, der schon einige Lektionen hinter sich hatte. Im neuen Kosmos wusste ich bereits über die Untiefen Bescheid.

Die neue Mitbewohnerin Lilos behielt ihre elektrisierte Frisur bei – und das extraterrestrische Stöhnen, pausenlos, tags und nachts. Ich konnte es kaum übers Herz bringen, Lilo gemeinsam mit ihr im Zimmer zu lassen. Aber die Schwestern argumentierten, es sei alles überbelegt, eine Verlegung nicht möglich. Lilo kommentierte den Zustand ihrer Bettnachbarin eher trocken pragmatisch, weil sie von Stunde zu Stunde vergaß, welches Elend sie in ihrem Zimmer vorfand. Das beruhigte mich und ich fing an, Demenz auch als positive Seite kennen zu lernen.

Ich werde auf dem Platz erwartet!

Nach Jahren mag sogar ein Unheil zu etwas nütze sein.

Unsere Kommunikation veränderte sich. Es kam gar nicht mehr so sehr auf die Inhalte an. Längst hatte ich Hab-Acht-Stellung eingenommen und glaubte Lilo erstmal nichts mehr. So wie auch sie mir misstraute. Jetzt rückte Körperliches in den Mittelpunkt: Gesten, Wärme, Haltung, immer wieder Augenkontakt, Tonfall und -farbe, ob fordernd, nett, widersprechend. Besonders abends galt das: Die täglichen Abschiede von Lilo wurden ein Graus, nicht nur wegen der nervenaufreibenden Zimmergenossin. Merkte Lilo, dass ich gehen wollte, weinte sie, argumentierte: „Bleib doch hier, du kannst bei mir schlafen, da ist noch ein Bett frei." Ich nahm das Angebot nicht an, und sie versuchte, mir ein schlechtes Gewissen zu machen: „Du lässt mich im Stich, das finde ich nicht gut!" Dabei hatte ich noch jeweils eine Plastiktüte mit ihrer Wäsche unter dem Arm, die ich abends noch schnell in die Maschine warf, damit sie am kommenden Tag saubere Unterwäsche hatte. Dass ich in meiner freien Zeit nur für sie unterwegs war, registrierte Lilo gar nicht.

Sobald ich die Raumstation Drei verlassen hatte, verbrachte ich einige Augenblicke mit ruhiger Atmung vor den Fahrstühlen, bevor ich auf

„Erdgeschoss" drückte und zurück auf die Erde flog. Eine riesige Fototapete verzierte den Flur: Das Meer war zu sehen, sanfte Wellen züngelten ans Ufer, darunter sichtbar im klaren Wasser kleine Steine und Muscheln. Darüber in breiten Lettern „Niemand kennt das Wasser so genau wie der, der es durchwandert hat." Anfangs empfand ich diese Botschaft als Hohn, angesichts dessen, was mich in der Abteilung für Demenz erwartete. Dann freute ich mich darüber. Am Ende unseres Aufenthaltes war mir die entspannende Atemübung und das Lesen ein heiliges Mantra geworden. Eine Art Ritual der Reinigung zwischen dem Kosmos des Vergehens drinnen und der Welt draußen.

Eines Abends begegnete ich in der Eingangshalle Herrn Meiertoberens. Er lag im Zimmer neben meiner Tante – an diesem Ort sollte er also gar nicht sein. In Pantoffeln mit bloßen Füßen schlurfte er in Richtung Ausgang. Sein blauer Pyjama lugte hervor. Auf seiner Jacke prangte der Schriftzug eines bekannten Fußballvereins der Region. Erfreulicherweise war vorne sein Name drauf gestickt. Wie praktisch. Ich sprach ihn an: „Herr Meiertoberens, wo wollen Sie denn hin?"

„Ich muss zum Platz, heute ist doch Training."

„Oh, wie schön", war meine Antwort, „aber sie haben ja gar keine Tasche dabei, die müssen wir oben noch holen." Ich nahm ihn am Arm und fuhr mit dem Aufzug zurück auf die Station drei. Für ihn war das anstehende Fußballtraining vollkommen real. Für mich war klar, dass es kein Training geben würde. Niemand wartete auf dem Platz auf ihn. Ich musste mich aber auf seine Welt einlassen, um ihn in der Wirklichkeit vor Gefahren zu schützen und vor dem Weglaufen zu retten. Ich war begeistert von meinem kreativen Geistesblitz, der ihn augenblicklich überzeugte, mitzugehen. „So geht das also!", jubelte ich innerlich, „einfach in seiner Welt mitspielen, aber meine Regeln durchsetzen." Oben angekommen, kam man mir schon entgegen, erfreut, den Entlaufenen an meiner Hand zu sehen. Zwei Pflegerinnen hatten sich auf die Socken gemacht, den vermeintlichen Trainer zu suchen. Ich ging zum Auto und erledigte noch am Abend alle Aufgaben, die auf meiner Arbeit liegen geblieben waren. Wo würde ich wohl hinlaufen, wenn die Demenz mich treffen sollte?

Die Erleuchtung

Auf dem Haupte der Ehrlichkeit hausen die Götter.

Nach knapp vier Wochen Aufenthalt im Krankenhaus wollte Lilo zum Friseur. Oder besser, ich regte an, es sei mal Zeit, die Strähnen hingen ihr ins Gesicht. Mit einem Rollstuhl fuhr ich sie über das Krankenhausgelände. Friedlich hatte sie ihre Hände im Schoß gefaltet, selbstvergessen genoss sie die frische Luft. In der Ferne ging die Herbstsonne unter. Es wurde langsam dunkel.

Das Schieben auf dem weichen Untergrund war anstrengend. Ich kam ins Schwitzen. Ich schaute in den Himmel und die Erkenntnis traf mich wie ein Blitz. Etwas hatte sich verändert. Ich wurde mir bewusst, dass ich das, was ich hier gerade machte, eine sehr lange Zeit würde machen müssen – einen Menschen pflegen. Diese Gewissheit kam über mich, als hätte ich die Buchseiten meines Lebens etwas schneller umgeschlagen und einige Kapitel überschlagen. Eine Mischung aus bleierner Müdigkeit und tiefem Grundvertrauen in eine unermessliche Kraft machte sich in mir breit. „Da sind doch mehrere Ebenen zwischen Himmel und Erde", dachte ausgerechnet ich, die ich zutiefst gläubig bin an Technik und Logik und dem Spirituellen eher schmunzelnd gegenüber stand.

Meine Tante war glücklich, sich gut frisiert im Spiegel zu sehen. Der frische Kopf war für uns beide ein bewegender Augenblick: Sie sah sich im Jetzt, artig toupiert und wunschlos zufrieden – oder erkannte sie vielleicht doch eher das Mädchen von früher in sich mit den langen Zöpfen? Ich sah mich im Spiegel, abgekämpft, blass, mit der inneren Wahrheit, dass wir ab nun ein Team im Kampf gegen das Vergessen sein würden. Ein Spiegelbild, drei Geschichten.

Jedem Menschen seinen Roboter

Bald erreichst du die Perfektion.

Sie sehen aus wie Kinder – ihre großen Kulleraugen schaffen Vertrauen. Roboter aus der Pepper-Serie erobern die Herzen der Menschen im Sturm. Ihr Kopf ist rund, Mund, Nase, Ohren rühren an wie Disneyfiguren. Der Kopf steckt auf einem Plastikkörper in der Größe eines Grundschülers, hat zwei

Beine, zwei Arme, zwei Hände mit zehn Fingern. Der Roboter riecht nach Kunststoff und bei einer Berührung ist der schlaue Kleine kälter als erwartet. Mit ein paar Befehlen am Rechner wacht er auf. Es menschelt bei seinem Anblick. Gleichzeitig setzt der Einsatz von Robotern in der Pflege heftige Diskussionen in Gang: Menschliches versus unmenschliche KI werden gegeneinander in Stellung gebracht. Und dennoch werden die künstlichen Helfer in großem Umfang Einzug halten in die privaten Haushalte und Pflegeheime. Einfach, weil Menschen, die helfen, immer weniger werden und Roboter immer mehr Hilfe leisten können – und uns ähnlicher werden. Sie steigen empor zu einem unabdingbaren Dritten im Bunde von Pflegebetroffenen und Pflegenden. Technische, medizinische, ethische und vor allem auch wirtschaftliche Aspekte werden in Kürze allesamt auf grünes Licht geschaltet für den Aufmarsch der Armee der Assistenzroboter.

Ihnen zugrunde liegen werden die Asimov'schen Robotergesetze: „Three Laws of Robotics", von Isaac Asimov beschrieben. „1. Ein Roboter darf kein menschliches Wesen (wissentlich) verletzen oder durch Untätigkeit (wissentlich) zulassen, dass einem menschlichen Wesen Schaden zugefügt wird. 2. Ein Roboter muss den ihm von einem Menschen gegebenen Befehlen gehorchen – es sei denn, ein solcher Befehl würde mit Regel eins kollidieren. 3. Ein Roboter muss seine Existenz beschützen, solange dieser Schutz nicht mit Regel eins oder zwei kollidiert."[15] Die drei Gesetze sind hierarchisch aufgebaut. Sie wurden in Asimovs Kurzgeschichte „Runaround" von 1942 entwickelt und später in „Ich, der Robot" erweitert. Sie bilden den Leitfaden für die Roboterentwicklung. Ergänzt wurden sie um das „Nullte Gesetz", das Asimovs Gesetze um einen nicht unumstrittenen Aspekt erweitert: Den der „Menschheit" an sich, der keinen Schaden zugefügt werden darf, was über den Begriff des Individuums hinausreicht.[16] Umstritten ist diese Ergänzung deshalb, weil sich so weitere Fragen über die Wertigkeit des Einzelnen gegenüber seiner gesamten Gattung stellen.

Das programmierte Können beeindruckt und begeistert, wenn auch erst wenige Roboter in privaten Haushalten unterwegs sind. Zu groß ist die Angst, zu groß sind die Hemmschwellen. In Heimen werden sie bereits häufiger als Test in den Einsatz gebracht. Assistenzroboter kommunizieren, singen, lachen, sind Datensammler. „Guten Tag, wie heißt du?" ist nur die Spitze des Eisberg seines Könnens. Auf ihrem Tablet oder Display ist ihr Leistungskatalog beachtlich. Zum Repertoire gehört Freundlichkeit und ein breites Potpourri an Unterhaltung: Musik und Liedertexte sind wählbar,

Geschichten gibt es mit einem Touch auf dem Bildschirm. Sie zeigen Fotos, bringen Dinge herbei oder spielen Memory mit den Erkrankten. Und merken sich alles, teilen es nach Bedarf mit den Pflegenden oder dem Hersteller. Sind Roboter Spione? Selbstverständlich werden sich Pflegende von außen in den Roboter einwählen können – ihn nach dem Zustand ihrer Schützlinge befragen oder ein Tagesprotokoll abrufen. Der Grat zwischen Sicherheit und Überwachung ist schmal.

Hinter dem Display der Roboter arbeitet ein immer schlauer werdendes Computerhirn. Es kann selbstverständlich auch Gesichtserkennung. Es kann Spracherkennung. Es kann Mustererkennung. Es kann registrieren, wer da vor ihm sitzt, und weiß durch Vernetzung mit der Krankenakte, welches Krankheitsbild hinter dem menschlichen Gesicht steht. Der Humanoid lernt unablässig. Trainiert etwa Fingerfertigkeit und den Tastsinn. Forscher tüfteln derzeit an künstlicher Haut, die Berührungen, Schmerzen und Druck fühlen kann. Die künstlichen Hautzellen arbeiten mit der Interkonnektivität von Sensoren und bilden ein komplettes Hautsystem auf dem Gehäuse des Roboters. Das arbeitet ganz ähnlich wie menschliche Haut, die Sinneseindrücke aus der Umwelt wahrnimmt und ans Gehirn weiterleitet. Vorteilhaft ist dieser neue Sinn, wenn der Roboter Menschen berührt, wäscht und umarmt – er kann jetzt ermessen, wie stark er zugreifen kann und wann er verletzt.[17] Der rasante Erfindungsgeist aus Biologie, Neurowissenschaft und Gamingbranche, der die Entwicklung von Robotern vorantreibt, ist grenzenlos. Die zunehmende Nutzung von Materialien, Strukturen und Prozessen überführt das Wissen der Natur in die Technik und integriert natürliche Organismen in Maschinen.[18] Am Ende wird ein Roboter riechen und schmecken können.

Sprechen und Verstehen sind weitere Baustellen. Roboter lernen Sprache, sie benötigen noch ganz konkrete Sprachbefehle, präzise in der Aussprache und Auswahl der Wörter. Bis sie wie Menschen sprechen und fehlerfrei interagieren können, wird es noch etwas dauern. Roboter und Demente verharren für eine kurze Zeitspanne auf einem gleichen Level: Die humanoiden Helfer erlernen Sprache, die an Demenz Erkrankten verlernen Sprache. In der Mitte der Lernkurve treffen sie sich. Mit Dementen muss man sprechen lernen, viele der Gespräche sind geradezu absurd. Aber auch mit der Maschine zu kommunizieren will gelernt sein. Sie sollen uns verstehen, wir sollen sie verstehen. Irgendwann werden wir mit einem Roboter schimpfen wollen. Dazwischen liegt Sprache, eine lebendige Grammatik. Und noch mehr, denn Sprache ist Empathie. Momentan finden sich beide Sprachstände, menschlich und künstlich, unter einem Dach und im Lernmodus. Blut und Bits auf Augenhöhe.

Wäre bei weiterem Aufschlüsseln menschlicher Kompetenz etwa Intuition lediglich eine Mustererkennung, wäre der Computer im Wettbewerb mit dem Menschen leistungsfähiger. Kommt man den dahinterliegenden Mechanismen mehr und mehr auf die Spur, ist der Weg zur Übernahme des sozialen Kümmerns durch Roboter nicht mehr weit. Eine künstliche Intelligenz, die mit den richtigen Sensoren ausgestattet wäre, könnte alles viel genauer und zuverlässiger als der Mensch auswerten, schreibt Harari.[19] Er geht sogar noch weiter: „Biochemische Muster, Gesichtserkennung, Verhaltensweisen, Gerüche, Stimmlagen, Gemütszustände, Handbewegungen – alles wäre kein mystisches Sein von Menschen mehr, sondern erkennbar, lesbar durch Algorithmen. Die dann auch noch einen weiteren Mehrwert aufweisen, nämlich Konnektivität und Aktualisierbarkeit. Sie sind miteinander vernetzt und was das Wissen angeht, stets auf dem letzten Stand der Dinge."

Werden die Automaten preislich auch für Private erschwinglich, steht ihrem Einzug ins Eigenheim wenig entgegen: Ein Herzenswunsch der Alternden, im Alter zuhause bleiben zu können, gelänge mit ihrer Hilfe. Wenn bis dahin der Datenschutz akzeptabel verhandelt wurde, steht dem Szenario „Jedem Mensch seinen Roboter" als Antwort auf den demografischen Wandel wenig im Weg. Eine Frage allerdings bleibt bisher unbeantwortet: Wird der künstliche Kollege ein eigenes Zimmer bewohnen und was stände darin – Möbel? Oder reicht eine Steckdose? Und wer ist verantwortlich im Schadensfall: der Softwareprogrammierer, der Anwender, der Hersteller?

Der Einsatz von Robotern wird uns allen leicht gemacht, weil Pflege ins Private verschoben wird, die Leistungsfähigkeit von sorgenden Angehörigen und auch Pflegefachkräften beschränkt ist. Sie müssen einmal ausruhen. Ein Roboter hält länger durch, er wäre passabler Ersatz. Nur Liebe und Wärme, die gibt er noch nicht.

Was die Roboter einmal können und wie sie unser aller Leben verändern, kann nicht in Gänze beschrieben werden. Denn die Voraussagen ändern sich quasi sekündlich. Einen umfangreichen Überblick mit Garantie zum Staunen gibt Ulrich Eberl in seinem Buch „Smarte Maschinen"[20].

Der Schock – ab jetzt 24/7

Um es umsetzen zu können, musst du es verstehen.

Die Zeit Lilos Entlassung rückte näher. Sechs Wochen waren verstrichen. Berg- und Talfahrten der Gefühle lagen hinter uns. Der Fuß erschien stabil. Eins hatte ich jedoch nicht zuwege gebracht: Lilo beharrte darauf, nach Hause zu kommen. Sie verweigerte jede Art von Lebensmodell, bei dem nicht sie das Zepter in der Hand hielt. Fiel ein Wort wie „Tagespflege" oder „Pflegedienst", sprang sie aus dem Stiefel vor Zorn. Von einem Heim wagte ich gar nicht zu sprechen. Tief in ihrem Innern aber ahnte Lilo, dass beinharte Veränderungen in ihrem Leben anstanden. Sie stemmte sich bockig dagegen, je mehr ich drängte. Worte fehlten ihr, aber körperlicher Ausdruck sprang in die Lücke.

Schließlich wurde ich zum Gespräch in die Sozialberatung gebeten. Meine Mutter Marianne begleitete mich. Sie sollte dabei sein, wenn darüber beraten werden sollte, wie es mit ihrer Schwester weiter gehen konnte. Sie selbst war nicht in der Lage, die Betreuung zu übernehmen. Zehn Jahre Parkinsonpflege bei meinem Vater hatten ihren Tribut gefordert.

Lilo hatte sich ihr Leben lang um alle in der Familie gekümmert. Aber von den „allen" war in der letzten Zeit nichts mehr zu sehen gewesen. Das Kümmern fiel mir zu. Die kurze Formel bringt es wohl auf den Punkt: „Wer erbt, muss pflegen." Als meinen Familienangehörigen klar wurde, dass sie nichts würden erben können, verlor sich jede Spur, jedes Lebenszeichen. Ich war allein mit der Aufgabe.

Gleichzeitig wurde auch meine Tante einsamer, denn ein großer Teil ihrer Familie hatte sich von heute auf morgen auf Nimmerwiedersehen verabschiedet. Ihre Sozialkontakte halbierten sich auf der Stelle. Eigentlich hätten wir gleich eine Beerdigung feiern können. Lilo war als aktives Mitglied ihrer bisherigen Gesellschaft verstorben.

Lilo war kein Einzelfall. Ein an Demenz erkrankter Mensch wird Opfer von Einsamkeit, nicht nur weil sich die Gehirnzellen verabschieden und man viele Menschen um sich herum nicht mehr erkennt. Schlimmer ist, dass sich viele Bekannte abwenden. Lilo fragte anfangs noch nach einzelnen Personen. An erster Stelle verlangte sie immer wieder, ihre Mutter zu sehen, was mich zutiefst verunsicherte. Lilo war jetzt

78. Ihre Mutter und damit meine Oma wäre mittlerweile 104 Jahre alt, wenn sie denn noch leben würde. Anfangs gab ich auf ihren irrealen Wunsch eine knallhart reale Antwort: „Oma ist schon seit Jahren tot!" Nach kurzer Zeit ließ ich das sein. Lilos erschrockenes Gesicht stimmte mich jedes Mal traurig. Ich wurde ein permanenter Überbringer von Todesnachrichten, die ihre und meine Welt aus den Gefühlsangeln hoben. Lilo erlebte den Abschied von ihrer Mutter so stets aufs Neue. Bei fast jedem, nach dem sie fragte, musste ich sagen: „tot", „tot", „tot". So schwieg ich oder wich aus. Sie aber gab sich oft selbst eine Erklärung für das Fernbleiben ihrer Mutter: „Sie hat ja auch viel zu tun, mit der Arbeit und der Kindererziehung", und lächelte mich glücklich an.

Nun saßen wir in einem nüchternen Beratungsbüro in der Klinik, vollgepackt mit „Fällen" in Papierform. Ich fragte mich, wann Papier wohl endlich aus den Büros verschwinden würde, sehnte mich nach Digitalem. Im Gespräch setzte die erfahrene Sozialberaterin eine sehr düstere Miene auf und erklärte in mitfühlender Tonlage: „Ihre Tante ist nach unserer Erkenntnis völlig alltagsuntauglich. Die Demenz ist weit fortgeschritten. Sie kann nach der Entlassung nicht mehr alleine zuhause leben, sie braucht eine Rund-um-die-Uhr-Versorgung. Bitte leiten Sie dazu alles in die Wege." Ich war fassungslos. Als so schlimm hatte ich ihren Zustand nicht eingeschätzt. Ich brachte keine Silbe heraus. Die letzten Wochen waren ein Vorgeschmack auf das, was Pflege bedeutete.

Nun hieß es für mich, ab sofort zuhause eine Vierundzwanzig-Stunden-Pflege zu organisieren, denn ich hatte ihr bei unserem Pakt der Vorsorge versprochen, dass sie nicht ins Heim werde gehen müssen. An dieses Versprechen fühlte ich mich gebunden. Damals konnte ich aber überhaupt nicht einschätzen, was das bedeuten würde. Wie ich nun innerhalb von zehn Tagen eine solche Betreuung organisieren sollte, war mir schleierhaft. Ich suchte Hilfe im Internet, telefonierte mit der Krankenkasse, versuchte herauszufinden, ob wir eine polnische Fachkraft einstellen konnten, die bei ihr im Haus wohnen konnte. Ich musste mich mit einem Wust an Formularen und Vorschriften auseinandersetzen, denn mit diesem Modell wäre ich nicht nur Kundin einer Dienstleistung, sondern auch Chefin und Arbeitgeberin. Ich müsste einstellen, versichern, überprüfen, abrechnen. Ein neuer Job und die ungewollte Beförderung in die Führungsetage als weitere Folge der Demenz.

Jetzt hieß es, Lilo vorzubereiten: Als sie verstanden hatte, dass eine fremde Hilfe bei ihr einziehen würde, erlebte ich mein blaues Wunder. „Also, das ist doch die Höhe! Ich will keine fremden Leute bei mir im Haus, schon gar nicht eine, die kein Deutsch spricht. Also bitte, bemühe dich nicht weiter. Ich brauche niemanden. Ich komme alleine zurecht." Sie war so klar im Kopf wie selten. Gegen ihren Willen konnte und durfte ich nichts ausrichten – Chefin war immer noch sie –, niemand hatte mir erlaubt, über ihren Kopf hinweg zu entscheiden. Die Gerontoabteilung konnte und wollte mir die notwendige Handlungsvollmacht nicht ausstellen, alle Vollmachten, die ich bereits hatte, halfen mir nicht weiter. Machtlos trotz Vollmacht. Auch eine Unterbringung in einer betreuten Wohnform lehnte sie ab, was ihr verbrieftes Recht war. Verzweiflung nagte an mir wie ein Biber an einer Baumrinde. Wie sollte ich etwas für Lilo regeln, wenn sie keine Hilfe annahm?

Gleichzeitig mit all diesen Auseinandersetzungen musste ich auch meinen Job bewältigen. So ganz nebenbei stemmte ich zahlreiche Projekte, erledigte viele Anrufe und Aufgaben mit dem Smartphone. Im Laufschritt telefonierte ich, mal aus der Gernontoabteilung, mal von unterwegs. Das kleine, intelligente Rechteck mit Display war mein Büro. Während vor meinen Augen demente und gerontrisch auffällige Menschen flanierten, von der polnischen Trockenschwimmerin bis zum entlauteten Trainer, debattierte ich mit jemandem am anderen Ende der Leitung über eine digitale, künstlich intelligente Zukunft. Oder ich saß im Auto auf dem Parkplatz und beantwortete hektisch E-Mails, die sich angehäuft hatten, während ich meine Zeit im Krankenhaus verbracht hatte. Working by walking, Digitales machte Arbeit ohne Ortsbindung möglich. Nur nicht in der Pflege und Betreuung, da lief alles noch mit ausgedruckten Zetteln.

Alles überschlug sich. Mein Alltag kreiste nur noch um Demenz, Hilfe war kaum in Sicht. Und dann kam der Anruf aus der Gerontoabteilung. Die Sozialberaterin atmete schwer am anderen Ende der Leitung. Sie fiel mit fistelnder Stimme gleich mit der Tür ins Haus: „Ich muss mich bei Ihnen in aller Form entschuldigen. Ich nehme alles zurück, was ich Ihnen im Gespräch gesagt habe. Ich habe Sie verwechselt! Die Patientin mit der Notwendigkeit einer Rundumbetreuung, von der ich sprach, war nicht Ihre Tante. Bei Ihrer Tante liegt der Fall ganz anders. Es ist noch lange nicht so dringend. Sie ist nicht so pflegebedürftig, dass sie nun rund um die Uhr betreut werden muss. Ein normaler Pflegedienst tut es für die erste Zeit auch. Ich habe mich in der Fallnummer geirrt. Es tut mir leid."

Ich legte auf und wusste nicht, ob ich jetzt lachen oder weinen sollte. Wie gut, dass wir nicht über eine Operation sprachen, bei der das linke anstelle des rechten Beines amputiert worden war.

In den Entlassungspapieren fand ich schließlich den wunderbaren Satz: „Schwerpunkt für die Wiederherstellung der Alltagsroutinen und zum Erhalt der Alltagsfertigkeiten sollte eine sinnvolle Nutzung der persönlichen und familiären Ressourcen sein. Es soll zunächst die von der Patientin gewünschte häusliche Versorgung versucht werden." Das System sattelte Demenz und seine Last auf meine Schultern. Ich fühlte mich wie Christophorus, der die Erdkugel trägt, nur viel kraftloser und ohne seinen göttlichen Rückhalt und globalen Ruhm. So wurde Lilo ohne Einstufung in eine Pflegestufe entlassen.

Oh Roboter, hilf mir!

Dem sind keine Grenzen gesetzt, der sie nicht hinnimmt.

Mit jedem Tag von Lilos geistigem Verschwinden nahm meine Sehnsucht nach einsetzbarer Künstlicher Intelligenz zu. Am Tag ihrer Entlassung wünschte ich mir einen leibhaftigen Roboter, der ab sofort alle Aufgaben übernehmen könnte, mich ersetzen und meiner Tante zu Diensten sein. Mit allem Können in Haushalt und Pflege – und er sollte ihr gleich auch jeden Wunsch von den Augen ablesen. Fleisch und Blut gegen Metall und mitdenkende Bits. Vielleicht lag es daran, dass ich meine Aufzeichnungen über meine Erfahrungen mit Demenz an einem Tag begann, als meine Kräfte ins Wanken gerieten. Ich fühlte mich selbst wie ein ferngesteuerter Roboter. Was lag da näher, als sich einen echten zu wünschen: Rational sollte er sein, unerschöpflich in Kraft und Leistungsfähigkeit und emotional unangreifbar. Jederzeit aufladbar und auf dem neuesten Stand, ans weltweite Netz und damit an unbeschränktes Wissen angeschlossen.

Wie wunderbar wäre ein solches Blechding, wenn ich Lilo als zunehmend schwere Person aus dem Sessel oder Bett hieven musste. Ein Roboter konnte mich gleich ganz ersetzen, wenn ich mich leer und ausgebrannt fühlte. So eine leistungsfähige Maschine mit einem smarten Programm im Innern kennt keine emotionalen Ausfälle – das künstliche Ding würde funktionieren und wäre ein Garant für den zu pflegenden Angehörigen, das immer und stets jemand auf ihn oder sie aufpasst. Mit einem freundlichen Lächeln: „Womit kann ich dir helfen?" „Wie geht es dir heute – ist das Wetter nicht wunderbar?" Ein blechernes Menschleinimitat, das stets gut gelaunt war, nie ausfiel wegen Rückenschmerzen, ein wohliges Gefühl an Sicherheit vermittelte, länger lebte als der Demente selbst. Es reklamierte kein eigenes Zimmer und Essen fiel auf ewig aus. Und wenn es auch noch keinen Roboter in beschriebener Kompetenzklasse gab, ein Avatar als grafische und smarte Hilfe auf einem Bildschirm hätte mir auch gereicht.

Die Begleitung, Betreuung und Pflege von an Demenz Erkrankten ist anstrengend, kräftezehrend und an vielen Tagen frustrierend, ununterbrochen emotional belastend. Um dann wieder in wilde Heiterkeit zu münden, weil sich Situationen ergeben, die für Patient und Pflegende einfach nur witzig sind, Lachsalven auslösen und das Leben einen Moment der Leichtigkeit zurückgibt. Es ist ein Wechselbad der Gefühle auf beiden Seiten, und nie ist vorauszusehen, welche Temperatur das Bad annehmen wird. Das Unberechenbare, Menschliche ist stets der Dritte im Bunde von Patient und Begleitung. Würde ein Roboter das jemals verstehen?

Wünsche solcher Art waren 2012 noch Hirngespinste. Heute forschen Wissenschaftler und basteln an bahnbrechenden Techniken, die bald meinem Wunsch entsprechen werden. Epochale Erfindungen stehen längst an der Schwelle zur Sichtbarkeit bereit.

Bis dahin aber war für das Alter nichts so kennzeichnend wie der Rollator. Ein Gestänge auf Rädern, das zum mobilen Sinnbild für eine alternde Gesellschaft wie die unsere avanciert ist. Erfunden hat ihn eine Schwedin bereits 1978, Aina Wifalk. Sie war Sozialwissenschaftlerin und an Kinderlähmung erkrankt, hatte es satt, nicht mobil zu sein. So ließ sie einfach Rollen unter ihre starre Gehhilfe basteln, Bremsen einbauen und fügte eine Sitzgelegenheit hinzu – und siehe da, der Rollator war erfunden.[21] Mit ihm als Gefährte kurvte es sich sicher und ausdauernd durch die Prärie des Lebens. Seither sind Rollatoren und ihre Steuernden aus dem modernen Weltbild nicht mehr wegzudenken.

Ihre rollende Erfindung für die Altersmobilität ist jetzt mehr als vierzig Jahre her – an analogen Erfindungen ist kaum etwas ähnlich Bahnbrechendes hinzu gekommen, außer vielleicht der mechanische Greifarm, mit dem man etwas aufheben kann, ohne sich bücken zu müssen. Anders sieht das in der digitalen Welt aus. In den letzten dreißig Jahren, während der analoge Rollator annähernd gleichbleibend vor sich hingeschoben wurde, erblickten zahlreiche revolutionär smarte Erfindungen die Welt: die E-Mail machte Ende der 80er Jahre den Anfang, der zweite Quantensprung für wahrhaft disruptive Veränderungen durch schlaue Algorithmen kam 2007 mit dem iPhone auf den Markt. Es feiert seinen Siegeszug rund um die Welt, bündelt diese sogar im Hosentaschenformat, vernetzt mit allem, zu jeder Zeit. Seither gehört es zum täglichen Sein dazu: der Talk mit Familie und Freunden, egal, wo sie sich aufhalten; surfen, wie das Wetter wird; die nächste Reise buchen per Klick; das Licht und die Heizung im Haus steuern; schauen, wie viel Verspätung die Bahn hat; wie liegt der Aktienkurs und welcher Weg führt mich am schnellsten von A nach B. Zeitunglesen, Weltgeschehen kommentieren, in Echtzeit, interaktiv. Alles online, die Welt findet sich im mobilen Smartphone, vernetzt. Mit der Hilfe der integrierten Sprachassistenten sogar ohne Tippen, sondern mit Sprache bedienbar. „Siri, sag mir, wo ich das nächste Sanitätsfachgeschäft finde."

Heute nutzen bereits 81 Prozent der Deutschen ein Smartphone. Nur der Kühlschrank und der Elektroherd sind stärker im Gebrauch. Social-Media-Plattformen mit Milliarden an Nutzern und unablässiger Kommunikation, biometrische Daten zur Identifizierung, Aufnehmen via Digital TV, Cloud Computing, Onlinestreamingdienste für Musik und Filme, Online-Banking und mobiles Bezahlen via Smartphone, die Satellitennavigation für jedermann, Online-Shopping, mobile Kommunikation rund um den Erdball, Smart Home, Smarte Städte, Smarte Landstriche, neue Geschäftsmodelle wie Uber für Mobilität oder Airbnb in der Touristik. Sie alle zogen mit Pauken und Trompeten in unser aller Leben ein. Alles ist mit allem vernetzt, jederzeit ist ein Update zum Download bereit. Das Internet der Dinge strickt ein Band um die Welt und macht tote Materie lebendig. Das Ende ist nicht in Sicht, selbst der Quantencomputer wartet schon. Das Rad des technologischen Fortschritts dreht sich jedes Jahr rasanter und wir gleich mit. Gewinnen die Dinge an Vernetzung und Intelligenz, so darf der Mensch nicht dümmer werden, der Einsatz von KI und die Anwendung von Human Enhancement sind offenbar die logische Konsequenz all dieser Veränderungen.

Wenn um uns herum wirklich alles smart aufgeschlaut wird, geht das auch am Alter nicht spurlos vorbei. Auch der Rollator als Urgestein der menschlichen Vergänglichkeit mausert sich seit geraumer Zeit, kann sogar den Kriterien der Nachhaltigkeit entsprechen. Es soll ihn mittlerweile aus Bambus geben, weil das leichter und biologisch abbaubar ist. Digital aufgepimpt ist er nun auch, je nach individueller Lust versehen mit allerlei Sensoren, GPS-Navigation, Kommunikationstools wie Notfallknopf und Messung für die Vitalwerte.

Bald aber gewöhnen wir uns daran, dass der alternde Mensch als Techno Sapiens in Begleitung seiner künstlichen Gefährten über die Bürgersteige flaniert, dass sein Zuhause ein smartes eigenes Gehirn hat und Avatare auf jedem Display das eigene Unvermögen überbrücken helfen. Jedem Menschen seinen eigenen Roboter, manche nennen das auch die Notwendigkeit von Hardware-to-Wetware-Interfaces. Mensch-Maschine-Interaktion als Zukunftsziel ist längst im Heute verankert.

Die Zeit zuhause

Skurriles mit Anfang und ohne Ende

Auch ein leichter Regen, dauert er lang,
kann eine Überschwemmung hervorrufen.

So kam Lilo wieder nach Hause. In einem Liegendtransport mit integriertem Rollstuhlsitz, denn wie sollte sie in meinen kleinen englischen Sportwagen passen? Ihr Zuhause war allerdings nicht mehr das Zuhause, welches sie gewohnt war. Ab jetzt konnte sie sich nicht mehr allein versorgen, sondern ab jetzt stand ich bereit – und ein Pflegedienst, der zunächst jeden Morgen vorbeischaute, wenn ich ins Büro marschierte. Organisiert hatte ich das über den Hausarzt. Pflegedienste gab es reichlich im Ort – aber nicht jeder konnte neue Patienten aufnehmen, es gab Wartelisten. Vor allem aber musste es menschlich passen: Lilo war kritisch, pingelig und immer ihr eigener Chef gewesen. Ein Eingreifen von fremden Personen in ihr Leben und in ihr eigenverantwortliches häusliches Dasein ließ sich nicht so leicht bewerkstelligen. „Ich bin doch nicht dement, ich kann das alleine!", war ein beständiger Streitpunkt in den kommenden Monaten. Manchmal stimmte das, manchmal lag sie mit ihrer Selbsteinschätzung weit daneben. Sehr häufig verteidigte sie ihr Zuhause gegen die unwillkommenen Eindringlinge des Pflegediensts mit giftigen Blicken, Drohungen und Befehlen. Manche Frauen in Pflegekuttenrüstung schlug sie in die Flucht.

Wir steuerten auf den Herbst und Winter zu, es wurde früh dunkel. Lilo lebte allein in ihrer Wohnung, über ihr wohnten noch ihre beiden Mieter, ein älteres Ehepaar. Gott sei Dank, dachte ich oft, dann ist wenigstens jemand im Haus. Für Lilo unglücklicherweise hatte ich mich vor einigen Jahren noch einmal verliebt und war meiner neuen Liebe Johannes auf seinen Restbauernhof gefolgt. Diese Trennung war damals ein echter Schock für sie gewesen, die gedacht hatte, sie würde bei mir alt werden. Vielleicht hatte diese Veränderung der Demenz Tor und Tür geöffnet. Der Stich ins Herz hatte die senilen Plaques vielleicht wachsen lassen und den Verfall angeschoben. Vielleicht hatte sie sich hilflos und verlassen gefühlt. Nun lagen drei Querstraßen und fünfhundert Meter Luftlinie zwischen unseren Häusern, aber an unserer Verbindung hatte das nur kurzzeitig kratzen können. Mehrmals am Tag fuhr ich nun hin und her, ich nannte die Strecke „Demenzlinie".

Nach diesem ersten Krankenhausaufenthalt sollten noch vier Jahre mit demenzieller Veränderung in den eigenen vier Wänden vor uns liegen. Der Demenzalltag sieht jeden Tag anders aus, ist nie gleich. Demenz ist eine Diebin, die sich nimmt, was sie will. Festes Wissen verflüssigte sich, zerrann. Erst fielen die Dinge zum Opfer, Begriff und Gegenstand drifteten auseinander. Es dauerte, bis ein passender Löffel ergriffen war. An manchen Tagen verhedderten sich Wörter und Orte im Nichts, Zeit verkam zur Nebensache und Namen wurden Schall und Rauch. Ich war plötzlich Lehrling in einem unbekannten Terrain, ohne je eine Ausbildung genossen zu haben. In der Praxis hieß das, dass ich mein eigener Ausbilder wurde. Ich hätte mir digitale Tutorials gewünscht, die es noch nicht gab.

Wir beide wuchsen an unseren neuen Aufgaben. Lilo erwartete tapfer das Vergessen. Sie verschwand in einer anderen Zeitsphäre. Es rührte mich, wenn sie etwa aus dem Nichts heraus fragte: „Was willst du denn einmal werden, wenn du die Schule beendet hast?" Ein Feuerwerk an Emotionen sprühte in meinem fast fünfzigjährigen Herzen. Angesichts ihrer Unfähigkeit, mich und sich zeitlich korrekt einzuordnen, flammte für mich eine irreale Chance auf, mein eigenes Leben neu zu denken. Skurrile Minuten hangelten sich entlang des Unmöglichen:

„Ich möchte gerne Journalistin werden", lächelte ich sie an.

„Das habe ich mir gedacht. Du hast immer Geschichten geschrieben. Sag das deinen Lehrern in der Schule", riet sie mir mit erhobenem Zeigefinger und dem wohlig vertrauten Gefühl, ein weises Leittier zu sein.

Patienten mit Demenz scheren sich nicht um gängige Interpretationen der Welt, sie vermögen es, die Kulissen von Zeit und Sein glaubhaft zu verschieben. Kindlich gänzlich unschuldig und in der Lage, das Gegenüber in Staunen zu versetzen, die grundfesten Selbstannahmen ins Wanken zu bringen. Bekannte Repräsentationen der Umwelt und des Selbst aus dem Takt zu bringen, akkurate und zuverlässige Informationen zu verwässern. Nie zuvor erlebte ich so viele Zweifel an dem, was nun real war und was Phantasie – und das, ohne bewusstseinserweiternde Mittel einzuwerfen. Der Umgang mit Dementen verschaffte rauschhafte Erlebnisse und die Gewissheit, wie einfach mehrere Welten gleichzeitig existieren konnten.

Lilo wandelte sich zu einem Rätsel auf zwei Beinen. Immer weniger konnte ich in sie hineinschauen: Wie sah ihre Welt aus? Was waren ihre Wünsche, hatte sie noch Zuversicht? Was war die Gegenwart für sie, wenn sie glaubte, viele ihrer Weggefährten wären noch am Leben, oder wenn sie jeden Tag mehrmals nach ihrer Mutter fragte, die aber schon seit Jahrzehnten tot war? Sie entschwand scheibchenweise in ein Mysterium, jeden Tag einen Tacken mehr. Ich folgte in dieses Dickicht, ein, zwei Gedanken weit, stand aber dann vor einer für mich verschlossenen Tür. Demenz ist ein Abschied auf Raten.

Lass mich an deine Titten fassen

Verschüttetes Wasser kehrt nicht in die Schale zurück.

Das Leben in den eigenen vier Wänden brachte Ruhe mit sich. Struktur im Tagesablauf und Bekanntes halfen, gaben Sicherheit. Die Tage aber verlangsamten sich, Stunden geronnen in Zeitlupe. Wir hatten einen disziplinierten und festen Tagesablauf, alles um Lilo herum blieb immer gleich. So funktionierte ihre Orientierung. So waren die Teppichkanten gar kein Problem für sie, sie stolperte einfach nicht, weil sie die Füße seit Jahrzehnten an dieser Stelle anhob und ihr Unterbewusstsein solche Hindernisse noch spielend meisterte. Als der Teppich aber einmal nach dem Reinigen nicht so lag wie üblich, strauchelte sie. So achtete ich peinlichst genau darauf, dass alles in der Wohnung genau so blieb wie es war. Alles hatte akribisch an seinem Platz zu bleiben. Veränderung bedeutete Stress. Das war auch der Grund, warum ein Roboterstaubsauger niemals in Frage gekommen wäre. Sie hätte diese überdimensionierte bewegliche Maus mit einem Besen aus dem Haus gefegt – oder wäre über das Ding gefallen.

Täglich verbrachte ich viele Stunden bei ihr, morgens und nach der Arbeit am Nachmittag. Oft blieb ich bis zum Abendessen. Zwischen dem Leben da draußen und ihrer Welt im Schneckentempo tauchte ich ein in eine Art Schleuse: Kam ich bei ihr an, blieb ich einen Augenblick im Auto sitzen, atmete tief und ruhig, streifte den hektischen Takt der globalisierten Welt ab, bereitete mich vor auf eine Art Schwerelosigkeit im Orbit der Demenz wie ein Astronaut sich auf einen Spaziergang im

Weltall einstellt. Retour in meine Welt: Gleiches Spiel, nur umgekehrt, jetzt einen Gang rauf schalten für Beschleunigung und Überlebensfähigkeit.

Lilo bewohnte ihre Wohnung nur noch zum Teil, wie ich schnell feststellte. Manche Räume betrat sie gar nicht mehr, hinter der Flurtür begann für sie Niemandsland. Zwei riesige Wohnzimmer verschwanden aus ihrer häuslichen Geografie, Schränke, Polstermöbel, Schnickschnack auf den Regalen, alles war nur noch Museum aus fernen Tagen, das ausradiert vor sich hin staubte. Lilo zog sich instinktiv in ein überschaubares Schneckenhaus zurück: Wohnzimmer, Schlafzimmer, Bad und Küche. Ihr kleines Wohnzimmer war früher einmal ein Gästezimmer gewesen. Jetzt stand ein gemütliches Sofa mit dunkelgrünem Samtbezug darin, ein Sessel in gleichem Ton, eine Vitrine aus Kirschholz stand in der Ecke, auf einem kleinen Tischchen mit Spitzendecke thronte der moderne Fernseher mit silbernem Fuß und flach wie ein Pfannekuchen. Sein Antlitz war die einzige moderne Erscheinung in einem Ambiente aus den 60er Jahren, mit Mustertapete, Vorhängen in astreine Falten gelegt, Brokatüberwürfen am Fenster, Spiegel mit goldenen Rähmchen, Ölgemälden und kleinen Porzellanfigürchen aus Meißen.

Das Bad war bereits vor langer Zeit altengerecht umgebaut worden. Der Einstieg in die Dusche verlief ebenerdig, der marmorgefliestе Flur führte durch die gesamte Etage, viele Türen zweigten ab in die verschiedenen Zimmer. Die kleine, helle Küche mit der Sitzecke mit Blick auf den Garten und auch die Sicht von dort auf die Straße blieben ihr. Dort traf ich sie meistens an. Sie saß auf dem vierbeinigen schlichten Hocker ohne Lehne und schaute aus dem Fenster. „Schau, die Nachbarin wischt wieder die Ecken rund", deutete sie mit dem Finger auf Brunhilde, die gegenüber die Treppenstufen säuberte. Lilos Küchenfenster war ihre Bühne zur Welt. Sie winkte, aber Brunhilde nahm sie durch die Scheibe nicht wahr. Die Demente wohnte wie in einer Glaskugel eingesperrt.

Einen technischen Notfallknopf an einem Band um den Hals oder an einem Armband, der sie mit einem Hilfesystem verbinden konnte, lehnte sie kategorisch ab. Mehrmals startete ich engagierte Überzeugungsversuche, alle scheiterten.

„Das brauche ich nicht. Was soll ich damit anfangen?"

„Es ist ganz einfach. Wenn du fallen solltest, kannst du den Knopf drücken und dann weiß am anderen Ende jemand, dass du Hilfe brauchst."

„Das brauche ich nicht, ich rufe im Haus um Hilfe, dann kommt schon jemand!"

Nach mehreren Tagen und Wochen ließ ich es sein. Technik funktioniert nicht ohne jemanden, der diese Hilfestellung auch bedienen will und kann. Da mussten schon smarte Helfer ans Werk, die ihr Werk still und unerkannt verrichten.

Die Damen vom ambulanten Pflegedienst schauten anfänglich nur vormittags bei ihr rein. Es standen kleine Hilfestellungen auf der ärztlichen Verordnung, wie die pünktliche Gabe von Medikamenten. Sie kontrollierten: War sie angezogen und hatte sie gefrühstückt? Anziehen konnte sie sich noch selbst, wenn ihr auch die Auswahl an Kleidung für den Tag immer schwerer fiel. „Das sind doch Sachen von Mutter, die kann ich nicht einfach anziehen", tat sie manche ihrer Lieblingsstücke ab, die sie jahrelang getragen hatte. Schließlich legte ich ihr die Sachen parat, da sie sonst gerne mal im dünnen Nachthemd sitzen blieb – die Kleiderschranktür weit offen, Pullover und Hemden wild verstreut davor, wie verstorbene Persönlichkeiten aus einer anderen Zeit. „Ich hab mich verirrt, das hier ist gar nicht mein Zimmer."

Für Lilo waren die wechselnden Pflegedamen kein Pflegedienst, sondern Ehrenamtliche aus der evangelischen Kirchengemeinde. Da sie stets ein intaktes Gemeindeleben mit Chor und Frauenbastelkreis erlebt hatte, fand sie es normal, wenn sich das eine oder andere Gesicht aus dem Kirchenkreis mal nach ihr erkundigte. „Ist doch selbstverständlich", kommentierte Lilo das plötzliche Erscheinen bei ihr in der Küche. Im Grunde freute sie sich über Besuch.

Dass die Damen in weißer Berufskleidung auftauchten, ein Logo mit dem Pflegedienstemblem trugen und sie überhaupt kein einziges Gesicht erkannte, geschweige denn einen Namen wusste, war nicht von Belang. Auch, dass die Frauen zwar klingelten, wenn Lilo aber keine Lust hatte zu öffnen, doch plötzlich in ihrer Küche oder im Wohnzimmer auftauchten, irritierte sei zwar, sie nahm das aber erstmal ohne Protest zur Kenntnis. Natürlich hatte jede Pflegeschicht einen Schlüssel zu ihrer Wohnung.

Ihre Freude erlosch jäh, wenn sich eine der netten Besucherinnen in etwas Fremdes verwandelte, das sich in ihrer Wohnung an irgendeine

Arbeit machte, wie etwa das Geschirr wegzuräumen. Das war ihr Hoheitsgebiet, und sie gab es nicht kampflos preis.

„Was machen Sie da? Sie brauchen nicht zu spülen. Das kann ich selbst."

„Ach, ich habe gerade Zeit, ich mal das schnell für Sie", kam die Antwort der Pflegefrau.

„Nein, das stört mich!"

Lilo akzeptierte Hilfe nur, wenn sie nicht übergriffig war, sonst entbrannte ein Kleinkrieg. Es brauchte Köpfchen und ein gewisses Überraschungsmoment, um sie zu überzeugen.

„Wissen Sie was, ich habe so kalte Hände – da freue ich mich, wenn ich mich im heißen Spülwasser ein wenig aufwärmen kann", war eine der Frauen pfiffig genug zu sagen. Diesem pragmatischen Ansatz konnte Lilo folgen und lächelte milde. Ihr Argwohn war wie ein Hund an der Kette mit einem Stück Wurst überlistet.

Mit einer der Damen focht Lilo bis aufs Blut. Lilo war gnadenlos in ihrer Missachtung: Es traf die examinierte Pflegekraft kurz vor ihrer Rente, erfahren war sie, sehr dünn, der Kittel schlabberte um ihre magere Statur, sie trug im Nacken einen Dutt und verzog gerne die Lippen, als tröpfele sie Zitrone auf die Zunge. Lilo hatte einen sechsten Sinn für Menschen, erspürte Unsicherheit, die sie wiederum ansporte, diese Menschen aus ihrem Leben zu katapultieren, weil Unsicherheit in ihrem Zustand Angst bedeutete:

„Die Frau fragt zu viel. Die soll aus meinem Haus verschwinden. Die Tussi kann ich nicht ausstehen." In diesem Moment war sie sich bewusst genug, um zu wissen, dass sie selbst hier zuhause war – ein Umstand, der immer weniger oft zutraf.

Es machte Lilo nichts aus, dass die Pflegekraft ihre Schimpftirade eins zu eins mitbekam, weil sie nämlich mit uns in der Küche stand. Lilo liebte es direkt. An dem, was sie sagte, gab es nichts zu interpretieren. Die attackierte Pflegekraft nahm es äußerlich gelassen hin.

„Ja, Frau Himmerich, wir kennen uns ja nun schon etwas länger und ich weiß sie zu nehmen. Es tut mir leid, wenn ich sie in ihrer Ruhe störe."

Jedes Mal, wenn ich Zeugin dieser Attacken wurde, folgte ich der zarten Pflegekraft kurz nach draußen und entschuldigte mich bei ihr für das wirklich rüde Benehmen meines enthemmten Schützlings.

„Ich möchte mich aufrichtig bei Ihnen entschuldigen, ich weiß, wie unangebracht das Schimpfen ist. Sie machen einen tollen Job", lobte ich und warb um Verständnis. Ich fühlte mich verantwortlich, schuldig und ganz elend, dass eine Angestellte mit einem so anstrengenden Job dann auch noch von der Patientin, um die sie sich so rührend kümmerte, beschimpft wurde.

„Machen Sie sich keine Sorgen, ich kenne das ja, es gehört doch zum Krankheitsbild dazu", kam ihre Antwort. Mein schlechtes Gewissen blieb.

Später erfuhr ich, dass diese Situationen stets in den Supervisionen der Pflegekräfte besprochen wurden. Die arme Frau litt sehr unter den Anfeindungen. Dennoch hielt sie tapfer ein ganzes Jahr durch, bis sie streikte und nicht mehr zu Lilo kommen wollte. Aus vielen Erzählungen anderer Angehöriger erfuhr ich im Laufe der Zeit: Es erging vielen so. Viele mussten ihre dementen Familienmitglieder entschuldigen, erklären und in Schutz nehmen für ihr ungehobeltes und inakzeptables Benehmen. Scham und grenzenlose Peinlichkeit gehörten zum Lernkanon der Demenzbegleitung.

Die, die diese Schimpfkanonaden oft trifft, sind zwar Profis, sie kennen die Symptome, sie kennen die Erkrankung, aber sie sind auch Menschen mit Gefühlen. Ein Nachbar von Lilo, Werner, war ebenfalls seit Jahren dement und beschimpfte die Frauen des Pflegedienstes in frauenfeindlicher und sexistischer Art und Weise, bis niemand mehr bereit war, seine Pflege zu übernehmen.

„Lass mich an deine Titten fassen!", schrie er immer wieder. Oder noch schlimmer: „Du Schlampe, kannst du noch ficken?" Unter Tränen erzählte mir die Ehefrau von diesen Szenen. Ein Mann als Pfleger musste her.

Auch wenn meine kleine Furie rüde und unfreundlich mit den Frauen umsprang, die in wechselnden Diensten bei ihr vorbeischauten, ersetzten gerade die Damen in Weiß zunehmend Lilos immer weniger werdenden Sozialkontakte. Die wenigen Bekannten blieben nun auch noch aus. Es war ihnen lästig, dass sich Lilos Erzählungen ständig wiederholten, dass sie gar nichts zur Unterhaltung beisteuerte, gar nicht mehr nachfragte, was die anderen machten, weil das für Lilo nicht mehr von Belang war. Nicht immer war überhaupt klar, ob sie wusste, wer da vor ihr saß. Die demente alte Dame wurde für die Umwelt uninteressant.

Roboter Alice

Es ist leicht, geboren zu werden, aber schwer, ein Mensch zu werden.

Wenn ich nicht bei Lilo sein konnte, wünschte ich mir Hilfe durch einen Roboter wie Alice, der in den Niederlanden getestet wird. Damals lief ein Dokumentarfilm von Sander Burger über die schlaue Roboterdame im Kino – ich war begeistert. Der berührende Film „Ik ben Alice" lässt uns in ein Roboterprojekt in den Niederlanden Einblick nehmen. Damals noch eine Sensation, unfassbar, dass so etwas kommen sollte. Eine Gruppe aus interdisziplinär aufgestellten Wissenschaftlern, Pflegefachkräften und Angehörigen begleiten Senioren beim Einsatz von sozialen Bots.

Die kleine Roboterdame Alice wird als Pflegeassistenz bei Menschen mit dementierten Erkrankungen eingesetzt. Alice ist ein humanoider Roboter aus dem Bausatz eines Neo-Roboters. Ihr Kopf sieht aus wie der von einer Puppe, sie hat lange, tief dunkelbraune Haare, blaue Augen und einen wachsamen, freundlichen Blick. Sie ist so groß wie ein dreijähriges Kind und sieht aus wie ein kleiner Mensch in einem Raumfahreranzug.

Im Zentrum des Filmes steht die Kontaktaufnahme zu drei älteren, alleinstehenden Frauen, die an Demenz leiden, in ihrem häuslichen Umfeld. „Hallo, ich bin Alice", stellt sich die künstliche Intelligenz vor.

Getestet wird, ob ein Roboter überhaupt von Dementen angenommen wird. Wie finden Mensch und Maschine zueinander? Alice leistet den Damen Gesellschaft: Sie singt ihr Lieblingslied, sie stellt Fragen nach der Familie, sie schaut Fußball und kommentiert auf Niederländisch „Hepp", wenn es ans Tore-Schießen geht. Alice funktioniert auch als Begleiterin außerhalb der Wohnung: So sitzt sie im Café, isst aber natürlich keinen Kuchen. Zuhause auf dem eigenen Sofa leitet sie eine Dame bei ihren Reha-Übungen an, die Beine zu heben und zu senken, die Arme zu schwenken, zählt „eins, zwei – und noch einen". Sie motiviert anrührend zur körperlichen Fitnessübung. Bei allem ist sie sehr freundlich, verbindlich und vor allem eines: Aufmerksam auf ihr Gegenüber gerichtet. Die Frauen fassen schnell Vertrauen, reden mit ihr, sind sich aber bewusst, dass ihnen ein „Ding" gegenüber sitzt, kein Mensch. Dennoch scheinen sie dies mehr und mehr zu vergessen, je mehr Alice an Können zeigt und je angenehmer und vertrauter die Unterhaltung wird. Da springt ein Funken an Sympathie über vom Menschen auf die Maschine.

Kann Alice eine Freundin werden? Zumindest hört die kleine Roboterdame zu, reagiert, nimmt Notiz und beobachtet die Handlungen und Reaktionen der Erkrankten und Hilfebedürftigen. Sie ist da, wenn andere Menschen längst fehlen. Daraus lernt sie, generiert Daten. Noch ist es ein Versuch, aber Alice ist gedacht für einen flächendeckenden Einsatz. Ein kleiner Roboter aus der Nao-Serie wäre in der Lage, kleine Aufgaben in der Demenzbetreuung zu übernehmen – auch mit der Maßgabe, alles zu speichern und zu verarbeiten, was die Erkrankten äußern, um darauf zu reagieren, daraus zu lernen – oder um zu einer guten Lebensführung anzuleiten, die nicht mehr autonom gelingt. Ist Alice damit ein Spion? Die Probandinnen fanden die Anwesenheit von Alice gut – offenbar ist sie ein humanoides Heilmittel gegen Einsamkeit, wenn echte Menschen eine tiefe Lücke hinterlassen haben. Daher ist es in erster Linie unerheblich, was sie speichert. Der gute Ansatz, nämlich helfen zu können, gewinnt zunächst. Alice und ihre künstlichen Kameraden sind mittlerweile auf dem Weg, echte Menschenbeziehungen zu ersetzen. Damit wirkt der smarte Ersatz herzgreifend, erstens, weil die kleine Roboterdame so menschlich ist, und zweitens, weil klar wird, wie wenig menschliche Zeit bleibt für alte, demente Familienmitglieder. Alice als Konzept ist bewegend und beschämend zugleich.[22] An einem Abend erzählte ich Lilo davon. „Würdest du es gut finden, wenn ein Roboter bei dir einzieht?" Sie: „Nein. Da wäre ich lieber tot."

Nachbarschaft und Schnitzel

Je seichter der Strom, desto wilder die Wellen.

Gelegentlich trafen sich Lilos ältere Nachbarn und einige Verzogene noch zum gemeinsamen Abendessen. Ihr Treffpunkt blieb die kleine Eckkneipe im Quartier. „Der Grüne Baum" war ein gastronomisches Überbleibsel aus den 80er Jahren, die Muster der Stuhlbezüge dunkelbunt wie ein Feininger-Gemälde. Das Mobiliar atmete den Mief unzähliger Zigaretten, die in Gründungsjahren der Kneipe noch in Kette geraucht werden durften. Auf der Speisekarte fand sich nur ein Gericht – Schnitzel mit Zigeunersauce. Das einzige, was der Koch noch in die Pfanne warf, weil es mit wenig Aufwand verbunden war, allein die Tomate als Garnierung zeugte von Frische.

An diesen Ausgehabenden fungierte ich als eine Art Zofe, zog Lilo festlicher an als sonst. Nach außen sollte sie so bleiben, wie sie es früher war: Eine Dame mit dem gewissen Chic, trotz Körperfülle. Ein gepflegtes Äußeres war ihr immer wichtig gewesen. So legte ich eine Perlenkette um ihren Hals und knipste Perlen an ihre Ohren, alles passend zum zarten Rosa ihres Pullovers. Ihren Schmuck hütete ich mittlerweile wie ein Adler. Sie suchte fast täglich Schlüssel, Schmuck und Geld. Das Suchen wurde immer aufwendiger, erfolgte es doch längst nicht mehr nach logischen Kriterien, sondern nach dem Chaosprinzip. Geld in der Brotdose, Perlen im Schuh, die Schlüssel im Wischeimer. Das Finden entsprach launenhaften Glückstreffern.

Kurz bevor die rüstigen Nachbarn sie abholen sollten, verzagte sie. „Ich bin müde, lass mich mal lieber hier." Momente später führte sie an: „Ich kenne da doch keinen, was soll ich da", obwohl allesamt ihre Freunde waren.

„Doch, du kennst jeden, Margot, Werner, Krimhild, Herta und Herbert", half ich auf die Sprünge. Lilo nahm die Namen wahr und ich konnte ihr dabei zuschauen, wie sie die dazu passenden Gesichter in ihrem Erinnerungsspeicher suchte und nicht wiederfand.

Jedes Mal packte ich ihr für den Abend die kleine schwarze Handtasche mit Geld, Lippenstift, einem bestickten Taschentuch und ihrem Haustürschlüssel. Den hämmerte ich ihr besonders ins Gedächtnis, er hing bereits an einem riesigen Bund: „Den darfst du nicht verlieren, sonst kommst du nicht ins Haus." Das gute Zureden half, gemeinsam zog der Tross der alternden Nachbarschaft die paar Meter zur gleichsam in die Jahre gekommenen Kneipe. Rollatoren, Gehstöcke und Gebisse mit dabei. Mit der Tasche um den Hals sah Lilo aus wie ein schüchternes Kleinkind auf dem Weg in den Kindergarten.

Nach diesen nachbarschaftlichen Geronto-Ausflügen brachte sie oft jemand nach Hause, der noch fit war. Das freute mich, ein Weg weniger für mich. Es blieb die Sorge, dass sie heile zuhause ankam und sich orientieren konnte in der zu vorgerückter Stunde leeren und dunklen Wohnung. Schon während die Haustür hinter ihr ins Schloss fiel, waren alle Erinnerungen an den Abend aus ihrem Bewusstsein gelöscht. Den Ausflügen schob ich anfangs einen Kontrollanruf hinterher: „Na, wie war's?"

„Was war wie?"

„Der Abend mit den Nachbarn!"

„Ich war nicht weg. Ich will jetzt noch schnell Gläser einmachen", fügte sie hinzu und legte auf.

Zu diesen Abenden gehörte, dass sie ihr Schnitzel nicht aufessen konnte. Zu zäh, die Prothese schaffte es nicht, das sehnige Fleisch zu zerkleinern. Sie half sich mit dem Ausspucken der angekauten Stücke in eine blaue Serviette, worin gleich der Rest des Schnitzels eingewickelt wurde, fein umfaltet, um in der Handtasche zu verschwinden. Erst Tage später fand ich die Souvenirs aus dem Grünen-Baum-Besuch, die matt vor sich hinschimmelten, weil ein muffiger Geruch aus der schwarzen Krokoledertasche aufwallte.

Solche Teilnahmen am gesellschaftlichen Leben wurden schlagartig weniger. Zwei natürliche Gründe griffen: Die Freundesschar alterte synchron, war gleichzeitig gebrechlicher und weniger mobil. Und es griff der Tod nach den Seelen. Wie ein fahrender Geselle, der alle paar Wochen unangekündigt im Stadtteil vorbeischaute, sackte der Sensenmann nach und nach Nachbarn und Freunde ein. Die Liste der Toten wuchs im Gegensatz zu der Spalte mit den Lebenden.

Vielleicht waren Immobilienmakler die einzigen, die den schleichenden Wandel im Quartier mitbekamen. Vielleicht hatten die cleveren Makler ja eben in dieser Kneipe wie zufällig auch ihr Bier getrunken und die multimorbide Nachbarschaft beobachtet, sich ausgerechnet, wann ein Wechsel der Generationen anstand. Sie spekulierten sicher schon auf die begehrten Grundstücke mit alten Gartenbeständen in gehobener Wohnlage, die sie großräumig zu bebauen gedachten. Die ersten hochmodernen Neubauten mit Penthouse schossen schon aus dem Boden und verdrängten das alte Gesicht des Viertels. Nicht nur die Menschen starben weg, auch ihre Häuser raffte es dahin.

Zwölf und vierundzwanzig
macht einhundertfünfunddreißig

Was uns den Weg verlegt, bringt uns voran.

Eine kleine nachbarschaftliche Mini-Runde zum Kniffel-Spiel war bis zum Schluss geblieben. Drei Frauen, ein Mann, alle über achtzig Jahre. Sie waren Nachbarn, lebten seit Jahrzehnten im gleichen Sprengel, hatten ihr Leben lang gemeinsam Zaun an Zaun Rasen gemäht, Bäume und Hecken geschnitten, teilten eine gemeinsame Vergangenheit und Werte, durchlebten eine Epoche der Nachkriegsgesellschaft, teilten Frisurenmode und überlebten die Pubertät des Nachwuchs, blickten auf viele Feste zurück, sahen ihre Kinder das Haus verlassen. Es brauchte nicht vieler Worte, um sich zu verstehen.

Sie trafen sich nun alle zwei Wochen und kniffelten. Jeder war mal Gastgeber, es ging reihum. Immer, wenn Lilo an der Reihe war, bedeutete das auch einen höheren Einsatz von mir. Ich sorgte für ausreichend Getränke und kleine Häppchen, damit die gewohnte Behaglichkeit blieb. Die Termine standen in ihrem Küchenkalender dick unterstrichen. Fanden diese Treffen außer Haus statt und Lilo musste sich zu den Nachbarn begeben, wuchsen die Probleme gleichfalls. Das eigene Heim zu verlassen schien für sie wie eine Weltreise: „Lass mich mal hier, mir geht es nicht so gut. Ich glaube, ich bekomme eine Grippe."

In den Räumen der Nachbarn fand sie sich nicht mehr zurecht, sie fand die Toilette nicht, sie fand den Ausgang nicht, sie mochte sich schon vorab gar nicht dafür anziehen. Und nicht zuletzt musste ich sie dorthin bringen und zu einer verabredeten Zeit wieder abholen. Diese Zeit erinnerte mich an frühere Kindergeburtstage. Lilos Dates waren mittlerweile auch meine. Die drei Rüstigeren tauschten schon mal Blicke, wenn sie merkten, dass einiges nicht stimmte, was Lilo so erzählte. Sie lachten viel, auch wenn vieles bei Lilo nur für flüchtige Augenblicke im Gedächtnis blieb.

Mit der zunehmenden Alltagsuntauglichkeit bei allen Vieren reifte auch der Unmut im Umgang miteinander. Es gelang nicht mehr, die Punkte beim Kniffen genau zu zählen.

„Kannst du nicht mehr rechnen? Vierundzwanzig und zwölf ergibt doch 36 und nicht 135. Pass doch auf", schnauzte Herbert und zupfte an seiner Hornbrille mit Gläsern dick wie Flaschenböden. Margot schmallippig: „Du hast geschummelt, den Würfel hast du so hingelegt!" Dabei griff sie sich mit ihren beringten Fingern pathetisch ans Herz.

Lilo: „Ich habe einen Sechser-Pasch."

Margot: „Nein, du hast noch gar nicht gewürfelt."

Lilo: „Quatsch, da war eine Sechs!"

„Wir werden alt!", fing jemand die aggressive Stimmung wieder ein.

Eines morgens nach der Kniffelrunde fand ich Lilo in ihrem zartgrünen Spitzennachthemd noch im dicken Federbett vor. Im Schlafzimmer roch es muffig nach alter Frau und Urin. Es war reichlich spät, ich wunderte mich.

„Bist du noch im Bett? Was ist los?"

„Mir ist nicht so gut." Sie lugte kalkweiß aus den Laken. Ohne Brille und ohne die Prothese im Mund sah sie aus wie eine Fruchtmumie am Baum.

„Hm, was hast du denn genau? Wo tut's weh?"

„Wie hast du mich gefunden?", rief sie erleichtert. „Mein Kopf schmerzt. Mir wird schwindelig. Das Hotel hier ist nicht so gut."

Ich war besorgt und ging in die Küche. Ein Glas Wasser würde vielleicht helfen. Auf der Anrichte fand ich das Geschirr und Gläser vom Vorabend. Daneben standen zwei Flaschen Korn. Klarer Schnaps, der in keinem ostwestfälischen Kühlschrank fehlt. Brot vielleicht – aber Schnaps nie. Da machte es Klick. Lilo war nicht krank! Die Kniffelrunde war offenbar noch spät nach meinem Abschlussbesuch aus dem Ruder gelaufen.

„Das kann doch nicht wahr sein. Die haben doch nicht etwa zwei Flaschen Hochprozentigen geleert?", argwöhnte ich.

Mit der leeren Pulle marschierte ich zurück ins Schlafzimmer: „Kann es sein, dass ihr gestern das hier getrunken habt?" Ich fühlte ich mich wie Fräulein Rottenmeier in einem Mädchenpensionat der späten 50er Jahre.

„Wir? Nein. Hier war gar keiner. Was erzählst du denn da!"

Ich entsorgte vorsichtshalber alles aus der Bar, die seit Jahren unangetastet vor sich hin staubte, schüttete den restlichen Alkohol Flasche für Flasche in den Ausguss, in dem die Promille gurgelnd verschwanden.

Meiner Spontanbetrunkenen machte ich einen starken Kaffee und servierte ihr ein Brot mit Heringssalat zum Frühstück. Mir schien das die angemessene Antwort auf ihre Sauftour. Mir wurde schlecht, als ich mir ausmalte, was hätte passieren können. Alkoholisiert stieg die Sturzgefahr. Wie die anderen nach Hause gekommen waren, wollte ich gar nicht erst wissen.

Töne, Poesie, Turm und Tod

Mit dem Augenblick des vollen Erblühens setzt der Verfall ein.

Wie verbringt man Zeit mit einem Menschen, der jeden Tag ein Quäntchen seines Selbst verliert? Am Anfang unserer Odyssee saßen wir zu zweit am Tisch, Lilos Wesen bröckelte bereits merklich. Am Ende unserer gemeinsamen Frist in ihren eigenen vier Wänden war weniger als die Hälfte ihrer früheren Persönlichkeit übrig. Ihr verlorener Rest verwandelte sich in abgestreifte Geschichte. Abgelegt wie Kleidung, weggehäutet, das Gestern verloren irgendwo auf dem Weg vom Küchenhocker zum Waschbecken.

Ich stärkte das, was noch übrig war. So verbrachten wir viele Stunden mit Vergangenem, schwelgten in ihren und meinen Kindheitserinnerungen. Wir klärten menschliche Beziehungen und stellten Fragen, für die früher nie richtig Zeit war: „Wie war Oma damals?"

„Oma fürchtete sich vor dem Luftschutzkeller. Bevor die Bomben kamen, schaukelte sie auf dem Hof unter dem Pflaumenbaum und sang Lieder", erfuhr ich.

„Wie wart ihr als Kinder?"

„Wir waren glücklich auf unserem Acker, hielten zusammen in den schlimmen Jahren." An guten Tagen erinnerte sie sich. Dann erzählte sie über ihre eigene Schulzeit, manches war auf seine Echtheit nicht zu überprüfen, aber sie schien Bilder von vielen gemeinsamen Fahrten und Wanderungen in sicheren Ecken im Kopf zu verwahren. Familiengeschichte stand ganz hoch im Kurs, da kannte sie sich gut aus und war sichtlich stolz, wenn ihr bewusst wurde, dass sie dieses alte Leben noch einmal lebendig werden lassen konnte. Viele Tränen mischten sich in diese heimeligen Gespräche: „Mein Kopf, ich merke, dass ich nicht mehr richtig bin."

Lilo war und ist eine begnadete Sängerin, kein Lied, das sie nicht auswendig kannte. Ich animierte sie, kramte das Große Buch der Volkslieder hervor, und wir sangen gemeinsam. Im evangelischen Liederbuch fanden wir mehrere Fünf-Euro-Scheine – ich sah sie fragend an. „Was ist das denn?" Wie aus der Pistole geschossen erklärte sie: „Für den Klingelbeutel." Immer wieder kamen sie durch, ihre Geistesblitze, die irgendwo produziert wurden zwischen Tau-Proteinen und normaler Hirnmasse. Ähnlich wie die Omi im Bergischen konnte Lilo Gedichte mit einer gehörigen Anzahl Strophen auswendig. Ich staunte und fragte mich, ob in diesem Punkt früher alles besser gewesen war. Schüler hatten offenbar mit der Poesie etwas fürs Leben gelernt, an das sich der demente Restmensch noch klammern konnte, auch wenn er im Verschwinden begriffen war. Am Ende allen Seins blieben also Liebe, Lieder und Poesie. Jetzt hielt Lilo einen Fünf-Euro-Schein in die Höhe und rief: „Kauf mir davon eine Currywurst!"

Um sie mobil zu halten, unternahmen wir Spaziergänge vom Haus bis zum Turm im Park, einmal quer durch die Nachbarschaft. Sie in ihrem Lodenmantel mit Hut auf dem Kopf, ein Bild der Normalität. Die Nachbarn grüßten über den Zaun, manchmal gab es ein Pläuschchen. Lilo fragte: „Wer war das?" Wurde sie schlapp, motivierte ich mit Kinderspielen: „Zähle die Schritte bis zur nächsten Laterne" oder auch „Ein Hut, ein Stock, ein Regenschirm, vorwärts, rückwärts, seitwärts, ran". Wir lachten viel in dieser Zeit, wenn ich auch stets im Kopf behielt, was für mich an Arbeit zuhause alles liegenblieb, während wir durch die Straßen zogen, ich mit ihr am Arm oder neben ihr und dem Rollator, je nach ihrer Tagesleistungslage.

Vor jedem Haus in der Straße blieben wir stehen und ich fragte: „Wer wohnt denn hier?" Sie kramte in ihrem Kopf, suchte nach Erinnerungen, ließ alle Toten aus der Nachbarschaft auferstehen, die sich sicher erfreuten, in den unendlichen Weiten der himmlischen Sphären ihre Namen hier unten in den abendlichen Sträßchen ihrer ehemaligen irdischen Wohnstadt zu vernehmen. Für einen Augenblick entstiegen sie dem Vergessen. Lilo selbst verlor an Substanz, den Toten aber gab sie für ein flüchtiges Weilchen ihre Existenz zurück. Demenz als Tor zur Ewigkeit.

Dörfer für Demenz, smarte Städte und virtuelle Orte der Erinnerung

Hoffnung ist wie Zucker im Tee: Klein, aber sie versüßt alles.

Demenz wirkt nicht nur nach innen, sie ist gleichsam eine äußere Fessel, sie engt Mobilität in der schier endlos scheinenden normalen Welt ein. Orientierungslosigkeit, Weglaufen, eingeschränkte Alltagskompetenz,

Vergessen – all dies führt schnell dazu, dass erkrankte Menschen nicht mehr dazu gehören, dass sich ihr Aktionsradius verkleinert. Nicht nur aus eigenem Antrieb, sondern auch, weil Angehörige alles daran setzen, dass die betreffende Person nicht in der Welt verloren gehen kann. Angehörige verengen das Bewegungsterritorium. Die Mobilität von Demenzerkrankten wird künstlich verknappt.

In Deutschland werden jährlich rund 200 bis 300 Mal Menschen mit Demenz als vermisst gemeldet. Die Polizei rückt aus und sucht, manchmal sogar mit Hundestaffeln oder Hubschraubern mit Wärmebildkameras ausgerüstet. Angehörige verbringen Stunden der Angst. Das Suchen und Finden von Dementen verläuft erratisch. Demenzerkrankte laufen nicht weg, sondern „hin" – sie haben ein Ziel, eine Idee, die ihre Mobilität auslöst. Sie sind getrieben von sehnsüchtigen Erinnerungen an bestimmte Orte. Orientierungslos werden die Hinläufer erst, wenn sie den Weg zurück nicht finden können. Gut, wenn Angehörige solche Orte kennen. Schlecht, wenn nicht. Jeder, der bereits einen Hingelaufenen hat einfangen müssen, kennt das: Fieberhaft wird nachgedacht, wohin die meist fußläufige Odyssee gegangen sein könnte. Nicht selten sind es geschulte Mitmenschen, die erkennen können, dass jemand ohne Geist unterwegs ist.

In Japan als dem Paradeland für eine alternde Gesellschaft ist das Problem professionalisiert worden[23]. Japan hat statistisch gesehen die älteste Bevölkerung der Welt. Rund 127 Millionen Menschen leben in Japan, und die prognostizierte Anzahl an Demenzerkrankten wird für das Jahr 2025 mit sieben Millionen angegeben.[24] Diese Prognose schafft eine enorme Handlungsnotwendigkeit. In der Stadt Iruma, nördlich von Tokio gelegen, führte man einen kostenlosen Service ein, um verlustig gegangene Einwohner zu finden: Ein örtliches Unternehmen entwickelte QR-Codeaufkleber, die an den Finger- oder Fußnägeln einer Person angebracht werden.[25] Die Idee: Personen, desorientiert und verloren, sind von der Polizei leichter zu identifizieren. Ihre persönlichen Daten, Adresse und Telefonnummer werden durch Scannen des Aufklebercodes ermittelt. Nicht immer gelingt das rechtzeitig: Viele Todesfälle von Hingelaufenen erhöhten den Druck für derart digitale Erfindungen. Auch Schuhe oder Armbänder, mit einem GPS-Sensor ausgestattet, erleichtern das Finden. Verlässt der Patient einen bestimmten Aktionsradius, werden die Angehörigen über das Smartphone per Signal informiert und können reagieren, bevor es zu spät ist.

Im Einsatz ist sogar ein Teekannen-Sensor. Er sendet einen Alarm an das Handy eines Familienmitglieds: Die Zeremonie des Teekochens und -trinkens ist in Japan ein tägliches Ritual. Ist die Teekanne eines älteren Menschen eine Weile nicht benutzt worden, kann das ein Hinweis darauf sein, dass ein Unfall oder Hilflosigkeit vorliegen – so setzt dann der Sensor der Kanne ein Nachsehen- und Hilfeprogramm in Bewegung.

In den letzten Jahrzehnten sind weltweit neue Ideen für den Bereich des Wohnens für Demente entstanden. Eine davon ist der Einfall, ein ganzes Demenzdorf als Beitrag zum großen Ziel der „demenzfreundlichen Kommunen" zu bauen. Die Betroffenen sollen sich hier selbstverständlich aufhalten können – aber das Areal wird von einem Zaun umspannt, der Wandernde aufhält. Das Dorf Hogeweyk am Rande von Amsterdam hat als ein solches Demenzdorf Aufsehen erregt. Rund 150 Einwohner leben wie in einem richtigen Dorf, mit Sträßchen, Plätzen, kleinen Wohneinheiten. Auch ein Theater und eine Post gehören dazu. Kameras überwachen das Areal. So ist sichergestellt, dass niemand zu Schaden kommt. Mittlerweile sind solche Dörfer auch in Deutschland, Frankreich, Dänemark und Italien entstanden. So bilden sich Orte der vermeintlichen Selbstständigkeit, aber auch der Überwachung. Den Unterschied zwischen betroffenen Erkrankten und Gesunden macht das Bewusstsein von Kontrolle. Alle stehen ständig unter Beobachtung: Die einen macht das sicher, ohne dass sie davon Kenntnis haben, die anderen unfrei. Die Trennlinie ist lediglich die Diagnose „Demenz". Projekte wie diese sind zweischneidig. Es gilt, die Bedürfnisse beider Partner im Blick zu behalten: Einerseits soll Teilhabe und Freiheit vermittelt werden, andererseits kann man das Konzept auch als die krasseste Form der Exklusion bezeichnen. Demente werden eingesperrt, nur in einem größeren Stil.

Eine künstliche Stadt als Ausflugsziel für Menschen mit Demenz ist gerade in den USA entstanden. Town Square ahmt eine Stadt der 50er Jahre nach – und ist ein Geschäftsmodell. Nachgebaut wurde sie von The George G. Glenner Alzheimer's Family Centers in einer riesigen Lagerhalle in Südkalifornien. Demente können in dieser Retortenstadt in alten Erinnerungen schwelgen. Dieses Konzept ist die bisher größte US-Investition in eine sogenannte Reminiszenztherapie. In der Erinnerungstherapie ermutigen

Betreuer Menschen mit Demenz und altersbedingten kognitiven Beeinträchtigungen über vergangene Ereignisse und ihre eigenen Lebenserfahrungen zu sprechen. Alte Fotos, Musik und ihre Epoche prägende Dinge wecken Erinnerungen. Die Planer glauben, dass eine solche Reminiszenztherapie positive Auswirkungen auf die Stimmung, Kognition und Kommunikation von Demenzkranken zeigt.

Die Besucher der FakeCity, alles Menschen mit Alzheimer im frühen und mittleren Stadium, bewegen sich in kleinen Gruppen durch die Aufbauten. Sie erleben sich in der alten Welt und entrücken dem eigenen Verstummen für einige Stunden, weil sie durch die bekannten Dinge stimuliert werden, Erinnerungen wiederzufinden, und zu sprechen beginnen.

Künftig wird wohl ein anderes, durch und durch digitales Konzept greifen und einen Nachbau von Retortenstädten erübrigen: In der smarten City der Zukunft braucht es keine Zäune mehr. Die smarte, intelligente und vernetzte Stadt IST der Zaun: Durch flächendeckende Sensoren wird jeder Winkel der Stadt vermessbar, weil die smarten Kommunikativen an fast jeder Stelle der öffentlichen (und privaten) Infrastruktur installierbar sind. Das ist durch die Miniaturisierung der Technik machbar. Sensoren werden immer kleiner und gleichzeitig leistungsfähiger, kommunikativer und bescheidener im Energieverbrauch. Sie bilden die neue kommunale Infrastruktur. Smart ist die Stadt in ihrer Kombination von Sensorik, Aktorik, Datenaufbereitung und Datenauswertung, Information und Kommunikation.

Die Stadt denkt mit. Sie findet Menschen ohne Orientierung. Eine smarte und vernetzte Stadt selbst registriert Veränderungen etwa auf öffentlichen Straßen und Plätzen, analysiert diese und reagiert: Eine solche smarte City macht den Wunsch nach einer demenzfreundlichen Kommune unerheblich, weil demente Personen ein Bestandteil der Stadt werden, sie sind Resonanzflächen für Sensoren. Ihr Aufenthaltsort ist einer Überwachungsinstanz jederzeit bekannt. Das Auffinden ist ein Klacks, die Ortung eine Frage von wenigen Klicks. Orientierungsloses Weglaufen könnte bald als Phänomen der analogen Welt ins Museum wandern. Nicht nur, weil die Stadt und der Weglaufende durch Sensoren an seinem Arm, in seiner Kleidung oder als Chip unter der Haut miteinander kommunizieren können. Sondern auch, weil Künstliche Intelligenz bis dahin so weit geschult ist, Menschen mit Erkrankungen an ihren Bewegungen und

Absonderlichkeiten im Verhalten im öffentlichen Raum erkennen und lokalisieren zu können. Von der Norm abweichendes Verhalten von Dementen im öffentlichen Raum ist als Auffälligkeit leicht identifizierbar – ohne dass sie einen Sensor tragen. Häufiges Stehenbleiben und Umschauen, auffälliges Hin- und Hergehen, suchend. Dieses Verhalten sticht aus dem Bewegungsmuster der anderen Menschen heraus. Das smarte System der Ortung ließe sich zudem leicht auf den ländlichen Raum übertragen, in dem das Wiederfinden dementer Menschen noch ungleich schwieriger ist, weil die Weite der Natur ganz eigene Risiken bereit hält und weniger Menschen vorhanden sind, die helfen könnten.

Es bleiben bisher unbeantwortete Fragen: Wie ordnen wir dieses Zukunftsszenario ein zwischen dem Grundrecht auf Freiheit und Selbstbestimmung und technischer Allmachtsphantasie? Wer übt die Hoheit der Überwachung aus, die Stadtverwaltung, der Staat, die Polizei? Gesichtserkennung und Tracking von Gruppenverhalten im öffentlichen Raum wird längst getestet, kommt auch in Deutschland schon als Test zur Anwendung. Bisher wird unter dem Aspekt der Sicherheit und der Fürsorge für den Einsatz geworben und argumentiert. Das Auffinden von Personen, die Hilfe brauchen, wäre ein solcher Sicherheitsaspekt und wird von vielen favorisiert. Ist das noch eine Demokratie oder schon ein Überwachungsstaat? Technik soll dem Menschen dienen, er soll ihr und seiner Auslegung nicht unterworfen werden. Wir stehen am Beginn der moralischen Aushandlung.

Und damit ist noch nicht Schluss. Virtuelle Realität (VR) ist längst angetreten, noch näher an den Menschen heran zu rücken. Die Technik mit der computergestützten virtuellen und interaktiven Umgebung in Echtzeit, in die ein jeder mittels Datenbrille eintauchen kann, schafft neue ungebundene Räume, in denen der Mensch aus dem Jetzt ins X-Beliebige versetzt werden kann. Virtuelle Sphären sind unabhängig von einem physischen Standort, schaffen neue Orte in einer animierten dreidimensionalen Erlebniswelt. Diese beginnen unbegrenzt genau da, wo man sich gerade befindet, und den „Portschlüssel", um einen bekannten Begriff aus Harry Potter zu benutzen, anfasst. Er bringt einen jeden überall hin. Einsetzbar wäre VR für an Demenz erkrankte Menschen zuhause, aber auch im Heim. Der Träger sitzt entspannt auf einem bequemen Stuhl, von dem er nicht herunterfallen kann. Denn beim Eintritt in die neue 3. Dimension fällt die Zuordnung von unten und oben abrupt weg und die Nutzer müssen ihr Gleichgewicht neu sortieren. Dann gibt es die klobige Brille auf die Augen, Kopfhörer auf die Ohren, um auch diesen Sinn zu integrieren – und schon beginnt die virtuelle Reise in eine phantastisch andere Welt. Im Fall der Demenz wäre es die eigene Erinnerungswelt, bestehend aus alten Bildern, Videos oder auch animierten Szenen.

Mit einer Virtual-Reality-Brille ließe sich eine Zeitreise in die eigene Vergangenheit erleben. Für die Augenblicke der Teilhabe bräuchte es keinen Zuspruch einer demenzfreundlichen Gesellschaft. In der virtuellen Realität ist alles auf Demente ausgerichtet. Alle Menschen, die einem virtuell begegnen, sind smart animiert, angelehnt an Vergangenes. Die Brille lässt eine eigene Welt entstehen, die 360 Grad umfasst, einmal um den eigenen Körper herum, der im Mittelpunkt steht, sogar sich selbst sehen kann, ohne Greifbares Oben und Unten. Der Träger befindet sich in seiner eigenen Erinnerungswelt und doch in der Fiktion. Nichts ist mehr real, alles entspringt einer Grafikkarte, die Augen folgen der virtuellen Welt, die Kopfbewegungen getrackt, Bewegungen werden vorhersehbar. Eine nächste Körperdrehung ist bereits vorausberechnet, die digitale Welt wird ohne Brüche angepasst und erlebt. Die vorgegaukelte Welt in der 3D-Brille ist genauso fließend wie die reale, je besser das dahinter liegende Rechenprogramm abläuft. Nicht nur das Auge ist Bestandteil dieser Erlebniswelt, auch die Hände oder Beine werden in die Simulation integriert, der Mensch rückt Stück für Stück körperlich in seine Welt 2.0 hinein. Hat man also die Welt eines Dementen in Fotos, Videos, persönlichen und gesellschaftlichen Erinnerungen, historischen Dokumenten oder vertrauten Dingen gespeichert, ist es leicht, sie in der individuellen Welt in einer VR-Brille zu integrieren und erlebbar zu machen, mit der eigenen vertrauten Welt da drinnen zu interagieren. Wie sah meine Stadt in den 50er Jahren aus? Es ist kein realer Stein, kein Pappmaché mehr nötig, um eine Stadt der Erinnerungen für Demente zu bauen. Stadtansichten wachsen aus Nullen und Einsen. Selbst der Austausch und das Miteinander mit anderen Menschen gelingt bereits. Eine Zeitreise ist kein Zauberwerk mehr. Lilo etwa hätte hier ihre Mutter auf dem Acker oder im Haus antreffen können. In einer progressiven Ausstattung vielleicht sogar animiert und sprechbereit.

Was für eine schöne neue Welt, wenn die Zukunft Menschen zurück in die Vergangenheit bringen kann – so echt, wie es gerade geht. Wie erlebt ein dementer Mensch eine solche Reise? Das Wiedererleben von Vergessenem kann tröstlich sein, aber gleichermaßen auch noch mehr Verwirrung bringen. An manchen Tagen ist es schon schwer genug, sich im Hier und Jetzt zurechtzufinden. Das Wechselbad der Gefühle, das damit einhergeht, wenn man von Jetzt auf Gleich ins Gestern springt, um mit dem Absetzen der Brille sofort wieder im Hier zu sein – das verwirrt selbst gesunde Menschen. Ganz abgesehen von den Schwindelgefühlen, die entstehen, weil der Körper ohne Orientierung ist und stets nach Stabilität und Stand sucht, während er im Virtuellen navigiert. Auch der Suchtfaktor scheint nicht unerheblich – ein gesunder Mensch kann das Ding jederzeit absetzen, aber auch er kann gefangen werden in der virtuellen Welt. Ein an Demenz Erkrankter kann in der Regel nicht mehr so autonom entscheiden, wann er die Brille auf- und absetzt. Die Vorstellung, dass es jemand in einer therapeutischen Sitzung „gut" mit einem meint und einen ohne Zustimmung ins virtuelle Gestern katapultiert, flößt Furcht ein.

Allein zuhause

Das Schlimmste ist, wenn man sich selbst vergisst.

Einsamkeit war ein großes Thema für Lilo und ein täglicher Auftrag für mich. Wer allein lebt, hat nicht mehr rund um die Uhr ausreichend Sozialkontakte. Die Stunden des Alleinseins summieren sich, während sich die Zeiger der Uhren langsamer drehen. Einsamkeit ist relativ gesehen lang. Sie ist ebenso gefährlich wie lebenslanges Rauchen oder Trinken. Wenn jemand dann noch bei der Alltagsbewältigung eingeschränkt ist und Schwierigkeiten hat, die eigene Befindlichkeit zu beschreiben, wird es noch schwerer. Wenn „Ich brauche" nicht mehr zum Wortschatz gehört, bleibt es ungewiss, was diesem Menschen gerade fehlt oder was er sich wünscht. Einsamkeit ist ein Nebel, fein gesponnen, und wegpusten lässt er sich nicht. Ob und wie stark sich Gefühle der Einsamkeit bei einer Person mit Demenz einstellen, vermag ich nicht zu sagen. Ob Lilo Einsamkeit empfand, ließ sich nicht erfassen. Ich schaute ihr in die Augen und suchte nach Antworten, ohne fündig zu werden. Es blieb Kaffeesatzleserei.

In den Sommermonaten saß sie gerne auf ihrer Terrasse unter der orangefarbenen Markise aus den 70er Jahren und beobachtete stundenlang den Himmel. Sie folgte den Flugbewegungen der Linienmaschinen: „Schau, da fliegt wieder einer in den Westen." Sie folgte dem Kondensstreifen am blauen Himmel mit einer Handbewegung und scherte sich nicht darum, dass die von ihr genannten Himmelsrichtungen nicht stimmten.

Flugzeuge am Himmel waren für sie ein Schauspiel, Beschäftigung und großer Anlass zur Freude. Nach Langeweile sah diese Passion nicht aus, und ich glaube, ihr war nicht bewusst, dass sie täglich aufs Neue allein in ihrem Paradiesgarten saß, umringt von den flüsternden Seelen der vielen Bäume und üppigen Blumen, die sie zeitlebens gehegt und gepflegt hatte. Ab und zu fiel ihr Blick auf das Nachbargrundstück, und die Himmelsguckerin bemerkte: „Die Erika müsste auch mal wieder die Bäume zurückschneiden." Dass Erika seit zwölf Jahren tot war, störte sie nicht.

Im Winter rückte das Vogelhäuschen in den Mittelpunkt, das ich direkt vor das Wohnzimmerfenster stellte. Lilo schaute den gefiederten Freunden stundenlang beim An- und Abflug zu, den Meisen, Rotkehlchen und Kleibern, die im weißgezuckerten Garten Quartier bezogen und sich Speck anfraßen. Ich vergaß nie, Vogelfutter einzukaufen, sodass die Singvögel gerne zu ihr kamen und ihr die Zeit vertrieben. Es war ein Deal zwischen ihnen und mir: Für die gefiederten Freunde war der Tisch stets reichlich gedeckt und für mich füllten sie die emotionalen Batterien meiner Tante auf.

Seit ein paar Wochen hatte sich besondere Gesellschaft eingestellt, eine grau getigerte Katze aus der Nachbarschaft kam und ging, wann es ihr passte. Meistens miaute sie laut am Fenster zum Garten und schaute Lilo, die in ihrem Fernsehsessel saß und sich irgendwas im Dritten anschaute, mit ihren graugrünen Augen durch die Thermopenscheibe an. „Mach mir auf", schien der Vierbeiner zu rufen, während er auf dem Fenstersims kauerte und vor sich hin maunzte.

Manchmal kam ich dazu, wie Tier und Mensch auf dem grünen Sofa saßen und sich die Katze wohlig streicheln ließ, während der Fernseher beide unterhielt. War sie wegen Lilo hier oder gefiel ihr das Programm? Die Antwort lag in der Mitte: Oft habe ich Lilo dabei erwischt, wie sie die Katze fütterte. Da musste ich mich nicht wundern, wenn ich Schinkenreste im Garten fand. An einem Nachmittag löste sich für mich endlich das Rätsel des ständig verschwundenen Geflügelsalats, den ich so oft nachkaufte, weil er immer verputzt war. Lilo kommentierte die Notwendigkeit dieses besonderen Einkaufswunsches stets mit den Worten: „Den Salat teilen wir uns so gerne." Ich dachte mit „wir" meinte sie ihren verstorbenen Mann, den sie damit bedenken wollte, weil sie immer von ihm sprach. Doch dem war nicht so. Gemeint war die getigerte Freundin. Das Tier leckte sich gerade genüsslich die Barthaare, nachdem es sogar den Deckel der Verpackung von Feinkost Schuber abgeschlabbert hatte. Die Feinkostabteilung erfreute also auch einen Katzenmagen. Aber die Katze nahm nicht nur – sie gab auch zurück. Ab und zu brachte sie ihrer Gönnerin kleine Aufmerksamkeiten, legte die graufelligen Jagdtrophäen, angekaute und manchmal kopflose Mäuse, brav vor der Terrassentür ab, leckte sich die Pfoten und wartete auf ein lobendes Streicheln. Ich war anschließend für die Entsorgung der toten Körper zuständig, was mich weniger begeistert zurückließ als Lilo, die in zunehmend geschwisterlicher Liebe mit Flora und Fauna zusammenlebte.

Lebendig tot

Erst in der kalten Jahreszeit wissen wir,
dass die Tannen immer grün sind.

Mittlerweile sind sie aus dem Stadium des Versuchs herausgewachsen: Immer mehr felltragende Tiere kommen digital in den Einsatz bei Menschen mit einer dementierten Erkrankung. Sie sind jedoch leblos – nur nicht, wenn sie online und unter Strom stehen und ein digitales Programm sie zum Leben erweckt: Hunde gibt es, kleine Robben, aber vor allem auch Katzen, jedes Tier trägt den Namen einer Bauserie, „Paro" etwa. Sie sehen verdammt echt aus, in ihren Bewegungen oder Lauten und wie sie so in ihren Körbchen liegen und aufs Streicheln durch die Heimbewohner warten. Die Berührung mit dem samtweichen Fell setzt bei vielen Bewohnern Glückshormone frei, auch das smarte Miauen und die Interaktion scheint sich auszuzahlen, weil sie das Gefühl vermitteln, dass der Streichelnde mit einem lebendigen Wesen Kontakt hat. In dem Demenzwohnheim, in dem ich zu Besuch war, lebte eine solche digitale Katze. Sie war ein Testtier. Konnten solche findigen Innovationen Ersatz für Zuwendung sein, ein

Zeitvertreib, taugten sie als sozialer Bezug? Antworten und Erfahrungs-
werte fehlten, also kamen die Damen und Herren Heimbewohner in den
Testmodus und eine der Katzen lag in der Küche.

Nun lag das Heim im ländlichen Raum, viele der Bewohnerinnen stamm-
ten aus der Landwirtschaft, waren Bäuerinnen und auf einem Hof mit
Vieh aufgewachsen. Für sie galten traditionelle Regeln. Als die digitale
Katze in der Wohnküche vom beseelten Personal vorgestellt wurde, „unsere Einrichtung öffnet sich den neuen Trends", mit viel Brimborium und
fast wie das goldene Kalb gepriesen, wütete eine der ältesten Bewohnerinnen mit der gereckten Faust in der Luft: „Die Katze gehört nicht in die
Küche! Sofort raus mit dem Vieh in den Stall. So weit kommt es noch, dass
die ins Haus darf!" Damit war der tierische Digitaleinsatz vom Tisch. Die
weiblichen Patientinnen im Saal teilten die Auffassung der schimpfenden
Ex-Bäuerin. Ostwestfälische Solidarität wies koreanische Start-ups und
ihre tüftelnden Erfinder in ihre Schranken. Globaler digitaler Fortgang an
regionalem Altersstarsinn gescheitert. Seither ist der haarige Vierbeiner
offline in den Keller verbannt. Derart auf seine analoge Statur reduziert,
schleichen nun die Mäuse im Dunkeln um den saftlosen Prädator, räu-
bern das leblose Katzenfell für ihre Nester und wundern sich, wie eine
höhere Spezies so widerspruchslos unter die Räder geraten konnte.
Künstliche Intelligenz war angetreten, den Menschen zu ersetzen, hier
gelang es ihr nicht einmal, sich gegen Mäuse zu erwehren.

55 Zoll und Tiefenschärfe

Ein freudiges Herz bringt die Jugend zurück.

Bei meiner Tante war es das Fernsehen, zumindest am Nachmittag,
das eine soziale Brücke baute. Ich lernte die Nachmittagssendungen
der dritten Programme schätzen, WDR, NDR, SWR, Bayern, ein Kaleidoskop Deutschlands auf Knopfdruck. Die Naturreportagen, bunten
Unterhaltungsshows, Magazine zu Gesundheit, Hobbies, Ratgeber zu
Gartengestaltung, Verbraucherinformationen und die vielen Wiederholungen von leichten Schmonzetten liefen nebenbei, werbefrei. Sie
waren anregend, wenig aufregend, an den Lebensalltag von Menschen
angepasst. Die Fernsehstimmen im eigenen Wohnzimmer ließen die
Einsamkeit vergessen. Das kleine Rechteck von 55 Zoll brachte die

Welt da draußen in bester HD-Qualität zu Lilo ins Wohnzimmer. Da wurde gesprochen, gelacht, gekocht oder gereist in Länder, in denen man selbst schon einmal war oder in die man nie hinwollte.

Es war Leben in der Bude, das man nicht selbst leben musste, sondern konsumieren konnte, ohne beteiligt zu sein. Die Pixelstruktur des Bildschirms zeigte sich altersgerecht, selbst bei verlegter Brille erblühte eine Detailfülle und Tiefenwirkung auf der Mattscheibe, die man früher nicht kannte und die jetzt Lilos Familienersatz wurde.

So verbrachte Lilo ganze Monate ihrer Erkrankung mit den dritten Programmen, den Moderatorinnen und Moderatoren, die sie gerne durch die Mattscheibe ansprach: „Das steht dir aber gar nicht, wer hat denn den Fummel ausgesucht?" Oder auch: „Kann der nicht lesen? Der kann das nicht, der verhaspelt sich ständig." Wenn sie guter Laune war, lobte sie die Rezepte. „Das sieht ja richtig lecker aus, riecht auch gut." Niemand hörte sie, niemand antwortete ihr, aber das war Nebensache.

Die Sendungen trugen durch das Jahr, die Jahreszeiten von Karneval über Ostern bis Weihnachten. Das Fernsehen strukturierte den Tag, während sie in ihrem Sessel saß und die Beine hochlegte. An manchen Nachmittagen war ich bei ihr zu Besuch und schaute mit ihr zusammen in die Glotze. Ab und zu kam es vor, dass ich mich aufs Sofa legte und einige Momente später vor Erschöpfung einschlief, egal, was gerade im Flimmerkasten gekocht wurde. Wachte ich dann auf, schaute sie mich an, so als ob sie mir die ganze Zeit zugeschaut hätte, und fragte: „Wo kommst du denn her?"

Ein besonderes Programm boten die sonntäglichen Gottesdienste im Fernsehen. Egal ob katholisch oder evangelisch, sie schaute sie gerne und mit größter Andacht. Nach Möglichkeit schaltete ich ihr das Programm passend ein, oder aber der Pflegedienst übernahm das. Ihr Wohnzimmer zeigte sich als der verlängerte Arm der Kirche. Sie wähnte sich in einer der hölzernen Bankreihen und nahm Haltung an, sie betete, sang und sprach die heiligen Formeln mit, als wäre sie live dabei. Ich nutzte die Zeit ihres simulierten Kirchgangs oft für das Aufräumen ihrer Wohnung. So konnte ich spülen, ohne mich mit ihren Kommentaren beschäftigen zu müssen: „Nimm weniger Spülmittel! Der Teller gehört aber nicht mir." Einmal stellte ich gerade die Tassen etwas lauter in den Schrank zurück, als sie aus dem Wohnzimmer rief: „Ramentere hier nicht so rum!" Ramentern ist ein alter plattdeutscher

Begriff für aufräumen. Ich antwortete: „Ich räume nur schnell auf, damit du wieder alle Tassen im Schrank hast." Manchmal konnte ich mir kleine Seitenhiebe nicht verkneifen. Sie rief ganz ernsthaft, ohne die Anspielung zu würdigen: „Ja, aber nicht solange der Herrgott hier das Wort hat!" Ich störte ihre Andacht und das wurde nicht geduldet. Sie schmiss mich aus ihrer virtuellen Kirche hinaus.

Grundweg alle Lieder im Gottesdienst sang sie aus dem Stehgreif mit, ein Gesangbuch war unnötig, sie kannte die Strophen auswendig und hielt Ton und Melodie astrein ein. Hätte man sie gefragt, welche Jahreszeit wir gerade haben, hätte sie das nicht sagen können. Ihre jahrelange Zugehörigkeit zu einem Kirchenchor zahlte sich aus. Ob in Zukunft die „Kirche" individuell übertragen wird? Der Pastor sieht seine Schäfchen aus dem Wohnzimmer zugeschaltet. So hat er sie wenigstens sonntags im Blick, wenn er alltags auch keine Zeit für leibhaftige Besuche bei den vielen Alten hat. Glaube ist Hoffnung, Hoffnung ein Grundbedürfnis der Menschen. Glaube verleiht Sicherheit, fundiert durch die festen Regeln beim Kirchgang, in dem sich die Gläubigen noch lange auskennen, wenn auch sonst alles seinen festen Sitzplatz im Hirn verliert. Menschen mit Demenz zeigen einen besonderen Draht zum Heiligen, zum Übernatürlichen. Lilos in der Jugend eingeatmete Bindung zur Dreifaltigkeit von Vater, Sohn und heiligem Geist aber war für mich längst mutiert zu meinem eigenen Dreisatz von Pflegedienst, Lilo und „ohne Geist".

Tor nach draußen

Alle Blüten der Zukunft sind die Samen von heute.

Fernsehen verlief stressfrei – wenn die Fernbedienung bereit lag. Die schlanke Tastatur war das offene Scheunentor zur Welt da draußen, der smarte Klick zu ihrer menschlichen Herde, die Lilo sonst nicht mehr so oft zu sehen bekam: „Wo ist die Fernbedienung?", fragte sie anfangs in Dauerschleife. Wenn ich nicht da war, rief sie an, mehrmals täglich. Ein Stück Technik hatte sich zum Kern des Sonnensystems empor geschwungen. An manchen Tagen verursachte die verschwundene Fernbedienung fünf Anrufe in Serie bei mir oder meiner Mutter, egal zu welcher Uhrzeit: „Die kleinen Jungs waren hier – die haben die weggelegt." Anfangs lag das Ding immer an seinem Platz auf dem

Tisch, doch mit Lilos fortschreitender Verwirrung entbrannte ein regelrechter Suchmarathon, der uns drei völlig entnervte. „Wo hast du die auch wieder hingelegt!", verdächtigte sie mich. Manchmal war sie der festen Auffassung, ihre eigene Mutter habe das Wunderkästchen mit in ihre Wohnung auf der anderen Straßenseite genommen. Lilo selbst war niemals schuld. Sie selbst fand als Handelnde nicht mehr statt, war kein Subjekt mehr. Ihre Vorstellung von Selbstwirksamkeit hing wie ein abgelegter Mantel auf der Kleiderstange.

Es gab Tage, an denen ich dreimal zu ihr fuhr, nur um die Bedienung zu finden und den Fernsehapparat einzustellen. Das Tor zur Welt war wichtig. Vor allem an den langen Winternachmittagen war das Fernsehen eine Art Lebenselixier – was hätte Lilo sonst noch tun sollen. Ich hatte Angst, dass sie einfach das Haus verlassen würde, wenn niemand in der Wohnung war, auch nicht die Stimmen aus dem Fernseher. Das Fernsehprogramm band sie sicher an ihren Hocker und das Häusliche.

Wie gerne hätte ich ihren Fernseher gänzlich ferngesteuert, über mein Smartphone. Geholfen hätte auch ein Sensor an der Bedienung, als Teil des Internet der Dinge, der mir den Aufenthalt des verflixten Dings verraten würde. So aber blieb das kleine Scheißerchen stumm in einer Schublade unter den Winterschals verborgen, manchmal auch im Schuhschrank oder unter den Sofadecken vergraben.

Als erste technische Veränderung beließ ich es bei einem demenztauglichen Ersatz: Unglaublich, wie teuer so ein kleines Teil sein kann. Ich setzte das technische Ding auf die Liste der exorbitanten Vermögenswerte in einem Demenzhaushalt. Die Wahl fiel auf einen seniorentauglichen Umschalter in Form eines „Fingers". Der Finger erlaubte nur noch „laut" und „leise" sowie die Programmwahl, plus und minus. Bedient wurden dafür die Pfeile rechts und links. Es sollte praktisch sein und einfach zu bedienen, mit einem Mehr an Technik hätte Lilo nicht mehr umgehen können. Daran änderten auch die vielen Zettel nicht, die ich ihr für alles Mögliche als Bedienungsanleitung geschrieben hatte. Die hingen direkt neben dem Fernseher, gilbten aber ungelesen vor sich hin.

Am Abend stand er vor der Haustür, der junge, dynamische Fernsehtechniker mit zartem Bartflaum um das Kinn und designten Löchern in der Hose. In Windeseile vernetzte er die neue Bedienung mit dem Fernseher, reichte den schlanken Finger mit vier Pfeilen meiner

Tante, schaute sie direkt an und sagte rundheraus: „So, das ist jetzt ganz einfach. Damit kommt sogar eine so demente alte Dame wie sie klar." Ich drehte mich um und konnte mir ein Grinsen nicht verkneifen. Niemand hatte sie bisher so direkt als „dement" bezeichnet. Demenz! dröhnte es im Raum. Ihr Gesicht verriet, dass sie nachdachte, wen er wohl meinte. Der junge Mann ahnte nichts von dem riesigen Fettnapf, in den er gerade getrampelt war und welche Gefahr der seniorischen Vernichtungskanonade Sekunden über seinem Haupte kreisten. Da bemühte ich mich verzweifelt darum, die erkrankte Person in ihrer Schwäche nicht zu düpieren, doch die menschliche Umwelt drehte sich einmal wie ein Elefant im Porzellanladen und machte alle Anstrengung unschuldig zunichte.

Kurz vor Lilos Auszug aus ihrer Wohnung war die Bedienung ganz verschwunden. Ich nahm es als Symbol für den Abschied von der Welt da draußen. Bei der Auflösung der Wohnung fand sich der Finger zwischen der dreckigen Wäsche hinter dem Schuhregal wieder.

Der richtige Klang zur richtigen Zeit – vom Butler geliefert

Wenn wir lange genug feilen, wird aus einem Stück Stahl eine Nadel.

Wird Einsamkeit bei Demenz einmal zu lindern sein? Künftig könnte ein schlauer Algorithmus die Gemütsverfassung erkennen und dem traurigen Gefühl entgegensteuern oder aus der gefühlten Misere hinaus helfen. Emotionen werden nach und nach als biochemische Prozesse entschlüsselt, Gefühle sind Ergebnisse solcher Abläufe, beschreibt etwa Yuval Harari[26]. Werden ausreichend biometrische Daten am und im Körper des Menschen erhoben, sind diese analysierbar. Ein schlauer und ständig lernender Algorithmus erfasst, wen er da vor sich hat, welcher Menschentyp agiert, was er fühlt und was er braucht, um emotional im Gleichgewicht zu sein – oder dorthin zurück zu finden. Lieder, Filme oder Geschichten könnten passgenau ermittelt werden, um gewünschte Gemütslagen herzustellen: entspannen, fröhlich sein, Traurigkeit überwinden, schlaffördernd, aktivierend – was auch immer als emotionales Ziel definiert wurde, von wem auch immer, der Algorithmus hält die richtige Stimulanz parat.[27] Ein Algorithmus könnte sogar langfristig lernen und eine ganz eigene Melodie, ein Potpourri an Noten, für den Demenzerkrankten komponieren, die nur er erkennt und schätzt, die Einsamkeit, Angst und Aggression zu vertreiben hilft.

Schon wird breit geforscht um die künstlich intelligenten Helferlein, die schon meiner eigenen Generation zur Verfügung stehen werden. Ich selbst habe an einem Testverfahren in der Uni Bielefeld, im CITEC – Exzellenzcluster für Kognitive Interaktionstechnologie, teilgenommen. Die Teilnahme sah ich schon seinerzeit als aktiven Beitrag zur Gestaltung meiner eigenen Zukunft als alte Dame – vielleicht selbst einmal gepeinigt von Demenz. Das heute vereinsorganisierte Projekt „Kogni Home" untersucht, wie vernetzte Technik den Alltag zuhause erleichtern, gesünder und sicherer machen kann. Dies nicht nur für Menschen mit Demenz oder Altersgebrechen, sondern auch für Familien. So werden „mitdenkende" und vor allem vertrauenswürdige technische Systeme entwickelt, die im Alltag unterstülzen können. Wer mit diesen Helferlein aufwächst und Übung im Umgang mit ihnen hat, wird sie im Alter voll umfänglich hilfreich nutzen können, weil die Technik bis dahin intuitiv verankert ist. Wie solche Avatare aussehen sollten, wie sie sprechen, welche Gestik oder Animation es sein soll – all diese Fragen waren damals schon Gegenstand der Studie.

Geforscht wurde mit einem virtuellen Butler, einem Avatar – offiziell hieß er „Dialogassistent auf dem Bildschirm" –, der mit Bewohnern einer intelligenten Wohnung kommunizieren kann. Ein Avatar ist eine künstliche Person, eine 3D-Statur, die nur in der virtuellen Welt zuhause ist. Ihr hinterlegt ist intelligente Software, die sie zum Leben erweckt und Interaktion ermöglicht. Vielen Gamern von interaktiven Computerspielen sind diese Figuren seit langem vertraut und von ihnen je nach Gusto gestaltbar. Es ist meistens der erste Schritt zu Spielbeginn: Sich einen selbstgestalteten virtuellen Körper zuzulegen. Gleichermaßen begann das Testprogramm für den künstlichen Alltagshelfer damit: Wie stellen Sie sich ihren persönlichen Avatar vor? Haarfarbe: Blond, braun, grau? Mann oder Frau?

„Mein Avatar darf gerne graue Haare haben – aber bitte stattet ihn mit Humor aus", so meine Antwort auf die Frage, was ich mir über sein Aussehen hinaus von einem künstlichen Kumpel wünschen würde. Ein solcher Avatar würde irgendwann in mehreren Einsatzfeldern aktiv: als Hilfe in der Küche, als Fitnesstrainer oder als Butler an der Haustür. Meine intuitiven Antworten in der Online-Befragung erstaunten mich. Teil der Baby-Boomer-Generation merkte ich, wie wertkonservativ ich offenbar sozialisiert wurde: Mein Avatar in der Küche musste weiblich sein, durfte gerne grauhaarig daher kommen und damit seniorisch erfahren – und sollte viel besser kochen können als ich. Mein Fitnesstrainer wäre ebenfalls weiblich, aber höchstens Mitte 20. Beim Motivationstraining für Liegestützen wollte ich immer noch antworten können: „Werde du erstmal so alt wie ich!", wenn dem Avatar meine Leistung nicht ausreichte.

Mein Butler an der Haustür wäre männlich, hätte schulterlanges graues Haar und sollte mich daran erinnern, einen Regenschirm mitzunehmen – weil er ja aus den digitalen Wetterdaten wüsste, dass es gerade draußen regnet. Von ihm wünschte ich mir einen kessen Spruch: „Wenn du nicht zurückfindest, piepse ich dein Smartphone an und leite dich nach Hause." Ironie im Alter sollte schon sein, wünschte ich mir. Die nächste Generation, also wir, werden andere Ansprüche an Künstliche Intelligenz haben als nur hilfreiche Anweisungen, wir werden Menschliches erwarten. Wenn wir dann noch Wünsche äußern können und die Wahl haben.

Ein solcher Avatar wird anhand meiner Gesundheitsdaten und meiner Bewegungsprofile auch ermitteln, in welcher Stimmung ich bin, erkennen, wenn Einsamkeit an mir nagt und ich vielleicht in eine Altersdepression verfalle. Dann darf mein Avatar in die smarte Trickkiste greifen, mir Lieder vorsingen, die mich aufmuntern, oder mir eine Geschichte erzählen, vielleicht aus meinem eigenen Leben, eine Lieblingsgeschichte, die mich ausgeglichen stimmt und überleben lässt.

Die meisten Roboter verfügen übrigens über eine weibliche Stimme, so die Ergebnisse von Forschern der Purdue University Indianapolis. Frauenstimmen wirken weniger bedrohlich, was eine höhere Akzeptanz von Künstlicher Intelligenz zur Folge haben soll.[28]

Auch die Stimme bei Künstlicher Intelligenz scheint eine Gender-Frage zu sein. Ich bin mit meiner gendertradierten Sozialisation also nicht allein. Wie sehr tragen wir antrainierte Rollenbilder in uns, dass wir sie auch ins Digitale mitnehmen.

Mit freundlichen Grüßen Ihrer Krankenkasse

Neben der edlen Kunst, etwas zu erledigen,
gibt es die nicht minder edle, Dinge ungetan zu lassen.

Der Werdegang des Alterns kennt Tücken: Ganz besondere Highlights in so einem Alltag des Altwerdens sind die irrationalen Telefonate mit der Krankenkasse. Der Griff zum Telefon steht immer noch im Zentrum der Kommunikation, Mails seltener, getoppt durch physisches Erscheinen in den Geschäftsräumen mit knappen Öffnungszeiten.

Unser ambulanter Pflegedienst rief mich an: „Ich habe mit der Krankenkasse Ihrer Angehörigen gesprochen. Die Rechnungsstelle der Krankenkasse erkennt einen Tag der Leistungserbringung für die Pflege nicht an, obwohl wir die Leistung erbracht und dokumentiert haben. Hat daher auch nicht bezahlt. Es fehlen jetzt 19,58 Euro. Grund: Sie als unterschreibungspflichtige Angehörige haben das Datum bei der Unterschrift leider nicht richtig ausgefüllt. Der März hat 31 Tage, Sie haben aber mit Datum vom 30.3. unterzeichnet. Wollen Sie den Fehlbetrag selbst zahlen – oder möchten Sie das bei der Krankenkasse nachträglich beantragen?“

Das falsche Datum hatte ich aus Versehen im Pflegedokumentationsbogen eingetragen.

Der Pflegedienst weiter: „Die Krankenkasse sagt, dass sie den Ermessensspielraum zur Abrechnung hier nicht nutzen wollten. Sie müssten schließlich korrekt abrechnen. Die Spalte mit der Leistungserbringung für den 31. Tag aber ist korrekt ausgefüllt. Wir sollen uns mit Ihnen in Verbindung setzen. Den fehlenden Tag können Sie nachträglich beantragen.“

Im nächsten Telefonat schilderte ich der Krankenkasse den Vorfall und bat um die Zahlung der erbrachten Leistung. Irren wäre doch menschlich. „Dafür haben wir kein Formular. Da kann ich nichts für Sie tun“, antwortete man mir.

„Dann sagen Sie mir doch, was ich tun muss, um das Problem zu lösen, wenn es kein Formular gibt. Ich habe ein berechtigtes Anliegen. Oder soll ich die Rechnung selbst übernehmen, obwohl die Kasse zuständig ist?“

„Das weiß ich nicht. Rufen Sie den Pflegedienst an, der soll das mit Ihnen klären.“

„Der Pflegedienst sagt, ich solle mit Ihnen sprechen. Die haben auch schon mit Ihnen gesprochen – und Sie haben dem Pflegedienst mitgeteilt, ich sollte mich bei Ihnen melden."

„Ich muss das dokumentieren, schicken Sie mir einen Brief zu ihrem Anliegen. Und einen Moment mal: Haben Sie überhaupt eine Vollmacht, um mit mir in dieser Angelegenheit zu sprechen?"

„Bitte? Sie haben doch gerade meine Daten überprüft. Meine Vollmacht liegt in mehrfacher Ausfertigung vor."

„Ich kann hier nichts finden."

„Da müssten Sie vielleicht in ihren Unterlagen ein paar Meter hinunter scrollen. Wir haben ja nun schon seit Jahren miteinander zu tun. Und Sie haben doch gerade meine Personalien überprüft und die Daten meiner Angehörigen. Zudem läuft auch die Post meiner Angehörigen schon über mich, das sehen Sie doch. Sonst hätten Sie meine Anschrift doch gar nicht. Sie sehen doch, dass auch Ihre Aufforderungen für Zuzahlungen zur Pflege an diese Anschrift gehen – und immer bezahlt wurden. Die Anschrift muss daher bei Ihnen im Rechner richtig stehen."

„Ich weiß jetzt nicht, was Sie von mir wollen. Ich habe kein Formular, muss die Nachzahlung aber dokumentieren."

„Senden Sie doch bitte eine Notiz an eine Stelle, die sich in Ihrem Haus auskennt, und wenn Sie in den großen Schubladen Ihres Hauses ein Formular gefunden haben, das mein Anliegen dokumentationsfest macht, dann senden Sie mir das zu. Bitte. Ich unterschreibe das Formular und sende es ordnungsgemäß per Post mit Briefmarke an Sie zurück."

Drei Tage später lag immer noch nichts in der Post.

Unerschrocken rief ich ein zweites Mal bei der Krankenkasse an: „Ihr Anliegen wurde notiert und an die entsprechenden Stellen hier im Hause weitergeleitet. Wir werden uns schriftlich bei Ihnen melden, wie wir in der Angelegenheit verfahren können. Das dauert ein wenig, haben Sie Geduld."

Vier Wochen später ließ das Formular weiter auf sich warten. Dafür erhielt ich pünktlich die Aufforderung für die Zuzahlung der häuslichen Pflege. Das war mein Anlass zur Nachfrage, wie mit meiner Bitte auf Nachbeantragung des fehlenden Tages-Pflegegeld verfahren wurde.

Wie immer landete ich im Krankenkassen-Callcenter. Die Dame kramte in der digitalen Akte, wurde nervös, dann leicht gereizt, weil sie nicht fand, wonach ich fragte. Schweigen und schnelles Atmen am anderen Ende der Leitung. Mein Anliegen war seit vier Wochen ignoriert worden.

„Kein Formular für so etwas", wiederholte sie. „Haben Sie bitte Verständnis dafür, dass es hier nicht so schnell geht, wir sind wegen Krankheit seit längerem unterbesetzt und überlastet." Nun ja, ich bin kein Unmensch und wer könnte solche Störfaktoren besser verstehen als ich, die ich seit Jahren die Betreuung einer dementen Familienangehörigen übernehme? „Ja", sagte ich, „kein Problem."

Einen Tag später trudelte Post der Krankenkasse ins Haus:

„Bitte versehen Sie den Leistungsnachweis des Pflegedienstes mit einer dem Sachverhalt entsprechenden Stellungnahme.

Mit freundlichem Gruß

Ihr Team Leistungsbearbeitung."

Wieder rief ich bei der Krankenkasse an. Wieder eine anonyme Stimme im Callcenter. Diesmal männlich. Ich sagte ihm, er solle die Angelegenheit „Leistungsnachforderung" bitte streichen. Ich hätte den fehlenden Betrag mittlerweile selbst beim Pflegedienst beglichen. Die Lust und Zeit fehle mir, Romane zu schreiben und mich im Klein-Klein des sinnlosen Formularwaldes zu verlieren.

Unvermittelt verlor mein Gesprächspartner die Contenance, obwohl ihn mein Anruf doch hätte entlasten müssen. „Was wollen Sie denn eigentlich von uns?", schrie er. Tonlos entgegnete ich, dass ich gerne zu diesem Tollhausstück bloggen würde und meine Erfahrungen mit Callcentern im Gesundheitswesen mit dem Internet teilen möchte.

„Im Internet stehen so viele Dinge drin, die falsch sind."

„Aha, das böse Internet und die gute Krankenkasse also?" Er legte auf.

Solche Gespräche sind keine Seltenheit. Will man als betreuender oder pflegender Angehöriger die Nerven behalten und selbst gesund und munter bleiben, also kein Fall für eine gesetzliche Krankenkasse werden, gefriert man am besten jeden formellen Austausch auf ein Minimum an Emotion. Oder bittet Profis, den Formalkram zu übernehmen. Im Kontakt mit Krankenkassen steht der Mensch nicht im Mittelpunkt. Nur seine Fallnummer und die dahinter liegende ökonomische Logik.

Es geht hier längst ums Verwalten gigantischer Apparate – auf die die Solidargemeinschaft bitte Rücksicht nehmen soll, weil man dort unterbesetzt und krankheitsbedingt überlastet ist. Ein Bewertungsbutton für den Service und die Freundlichkeit der Kasse fehlte, obwohl diese Form der Beurteilung mit Likes oder Dislikes zum weltweiten Standard geworden ist. Sogar die Imbissbude um die Ecke freut sich über eine Rückmeldung – nur eine Krankenkasse nicht.

Ich sehne mich nach Chatbots, nach künstlicher Intelligenz als text- oder sprachbasiertem Messengerdienst und 24/7-Ansprechpartner, der mich mit serviceorientierter Logik und unerschütterlicher Freundlichkeit durch das Anliegenmanagement führen und passgenaue Lösungen produzieren kann, die dann auch gerne ökonomisch sein können. Das wäre ehrlicher.

Amelia denkt mit

Du musst den Brunnen graben, bevor du Durst hast.

Wir leben im Zeitalter der Kommunikation. Aber längst kommunizieren wir nicht nur von Mensch zu Mensch, sondern bereits von Mensch zu Maschine und umgekehrt. Künstliche Intelligenz hilft Produkte und Dienstleistungen zu verbessern. Die Maschinen werden immer klüger, sie lernen – von uns, durch uns und längst durch ihre eigenen Erfahrungen. Sie sind bereits intelligent, interaktiv, sie werden sogar emotionaler. Dialogroboter lernen permanent hinzu, wir füttern sie sozusagen durch unsere Gespräche mit ihnen. Ein Bereich des maschinellen Lernens ist das „Deep learning". Die Maschinen lernen unter Verwendung von neuronalen Netzen Strukturen zu erkennen, die Erkenntnisse zu überprüfen, um sich dann stetig weiter und selbstständig zu verbessern. Neu ist, dass auf statistische Datenanalyse gesetzt wird und nicht auf Algorithmen, die starre und regelbasierte Anweisungen ausführen. Mensch und Maschine, sie lernen ähnlich.[29]

Amelia ist so eine Erfindung. Im Grunde ist sie ein Social Bot. Millionen von Gesprächen hat sie bereits geführt, ist längst eine Hochleistungskollegin in vielen Branchen: in Banken, im Gesundheitswesen, in Versicherungen, im Einzelhandel, in IT-Betrieben, in der Telekommunikation. Sie erkennt selbstverständlich die Schlüsselbegriffe der Kommunikation, in jeder Branche. Sie führt eine bedarfsgerechte Unterhaltung mit Kunden – darüber hinaus beobachtet sie, erkennt Absichten, zeigt Gefühle, lernt aus Erfahrung und setzt ihr neues Wissen direkt um. Sie lernt in semantischen Netzen: Das ist ein formales Modell von Begriffen und ihren Beziehungen zueinander. Es wird in der Informatik im Bereich der Künstlichen Intelligenz zur Wissensrepräsentation genutzt. Amelia ist eine denkende Assistentin die menschliche Züge annimmt. Nicht immer ist dem Menschen dabei klar, mit wem er da verbunden ist: Einem Menschen und genetischem Artgenossen oder einer künstlichen Figur. Amelia lässt die Grenzen zwischen Mensch und Maschine verschwinden.

Es wird mehr und mehr solcher intelligenten Bots geben. Sie sind dauernd im Einsatz, 24 Stunden am Tag, sieben Tage die Woche. Sie sind nie krank. Sie bleiben höflich, egal, wie stressig die Situation an den digitalen Endgeräten gerade ist. Ihr Lohn ist verschwindend gering und geht auch nicht auf ihr Konto. Sie nehmen keinen Urlaub und organisieren sich auch nicht gewerkschaftlich. Wir bringen ihnen sogar selbst bei, autonome Entscheidungen zu treffen und machen sie damit zu handelnden Subjekten.

Schon heute rollen wir Avataren wie Amelia den roten Teppich aus, sind erfreut über eine immer lächelnde und stetig freundliche Mitarbeiterin wie sie, die nicht herumzickt – ganz im Unterschied zu echten Menschen in Callcentern. Wir wünschen uns ihre künstliche Überlegenheit.

Während sich die Menschen frei und individuell fühlen, ist unser Leben in der Bürokratie dann doch gefesselt in Formularen, die den Anspruch erheben, dass alle gleich sind, ob nun aus demokratischen Gründen oder aus ökonomischen. Jeder Abschnitt unseres Daseins entspricht einem Formblatt, ob im Rathaus für die Geburt oder den Tod – oder bei der Krankenkasse, alles genormt. Abweichungen sind ausgeschlossen oder zumindest (noch) nicht vorgesehen.

Natürlich müssen Angestellte einer Krankenkasse ihren Vorgaben folgen, sie leben Zeile für Zeile ihrer Formblätter. Wir haben die Arbeit ja extra so eingerichtet, dass Normen das Sagen haben, in Callcentern, in schlanken Arbeitsprozessen, linear, leicht abzurechnen nach Schlüsseln und Codes. Persönliche Ansprechpartner fehlen immer häufiger, schon ohne Bots. Wir haben dem ökonomischen Einordnen in Formblätter aufgrund der Verwaltungskompatibilität widerspruchslos zugeschaut und das Unpersönliche als Geschäftsmodell akzeptiert. In der Folge ist es geradezu logisch, diese wiederkehrende stupide Arbeit gleich von Robotern übernehmen zu lassen, die vermeintlich ein konkretes Ziel einprogrammiert haben, was da heißt Effizienz und Problemlösung – und zwar kundenorientiert.

Menschen im Callcenter stehen der Entwicklung mit ihrer Verbrämungstaktik und dem Unwillen, vom Formblatt auch nur einen Hauch abzuweichen, diametral gegenüber. Insbesondere bei Demenz ist aber genau das Ungewöhnliche gefragt, denn die DNA von Demenz ist die Abweichung. Der sorgende Angehörige ist das Scharnier zwischen diesen Welten von Funktionieren und Nicht-Funktion. Klar, dass diese sorgende Klientel über kurz oder lang aufgerieben werden muss, wenn sie immer wieder feststellt, dass Callcenter nur Standard kennen. Wir selbst sind also das Problem, wenn es Stress gibt am Telefon mit der Krankenkasse, weil wir uns nicht formblattkonform verhalten können.

Eigentlich ist der Einmarsch von smarter Technik ein Ausdruck unserer eigenen Kapitulation: Das Menschsein hat versagt. Nirgends kommt das besser zum Ausdruck als in Callcentern, Warteschleifen und Servicehotlines, die den Faktor Mensch als unzulänglich und idiotisch degeneriert haben, ob nun Mitarbeiter oder Kunden.

Der notwendige Prozess des Umsattelns von Mensch auf Maschine liegt auf der Hand. Wir sind nach den jahrzehntelangen schlechten Erfahrungen mit Warteschleifen, Dienstleistungen und Ansprüchen schnell bereit, Firmen Glauben zu schenken, die mit Avataren und Bots im Einsatz von Kostenreduktion und intelligentem Service sprechen, der uns nicht mehr nervt, weil die Bots viel freundlicher und zielgerichteter arbeiten als Menschen. Außerdem ist die Arbeit in Callcentern selbst bereits unmenschlich, da kann sie besser von Unmenschlichen gänzlich übernommen werden.

Tausende von menschlichen Arbeitsplätzen fallen bei fortschreitenden intelligenten Entwicklungen von Bots und Spracherkennung weg. Der Mensch hat ausgedient, sich erübrigt durch das Fehlen dessen, was ihn eigentlich ausmacht: freundlich sein, dem Artgenossen zugewandt, solidarisch, sozialtauglich, kreativ in der passgenauen Lösungsfindung.

Humane Demission aus der Arbeitswelt der Callcenter stehen am Ende dieser Entwicklung, die absehbar war. Die Rufe nach individueller Abrechnung von Krankenkassenleistungen wird diese Entwicklung zudem befeuern.

Wenn Algorithmen im Gesundheitswesen antreten und sich als die besseren Diagnostiker, Früherkenner oder Heiler ausweisen, weil sie Muster besser erkennen und hochrechnen können, werden sich Solidargemeinschaften wie in Krankenkassen organisiert vielleicht nicht mehr halten lassen. An ihre Stelle träte ein individuelles Abrechnungssystem, das auf Daten setzt, die aus der Selbstvermessung und weiteren Quellen stammen und individuelle Beiträge errechnet.

Wo ist Mutter?

Man kann in einem reißenden Strom stehen bleiben,
aber nicht in der Welt der Menschen.

Lilo stand vor der Haustür der Nachbarn, schellte und rief nach „Mutter". In Lilos Welt lebte „Mutter", und ein Besuch bei ihr auf der anderen Straßenseite war also das Normalste der Welt.

Zur Antwort bekam sie: „Deine Mutter wohnt hier nicht mehr, Lilo. Vielleicht hast du das vergessen, sie ist doch gestorben und wir sind hier eingezogen."

Wahrheiten wie diese lösten Gefühlskaskaden in Lilo aus, die wie im Zeitraffer durch ihre Seele und als Schattenspiel über ihr Gesicht huschten. Einer Sekunde des Staunens folgte die des Zweifels. „Tot?" Dem Schweigen folgte der Schmerz, einen Wimpernschlag später war alles vergessen. Ich wurde alarmiert, holte sie ab und brachte sie zurück in ihre Wohnung.

Nach ein paar Wochen hörten wir auf, ihr immer wieder zu erklären, dass ihre Mutter verstorben war. Stattdessen tauchte ich ein in ihren Kosmos, verbog die Realität: „Oma ist noch auf dem Acker, sie kommt gleich." Meine schiefe Wahrheit war ihr angenehm vertraut und mir glitt die barmherzige Lüge nach einigen Malen einfacher über die Lippen. Ich kehrte ein in ihre individuelle Zeitzone, deren Deckungsgleichheit mit dem Rest der Welt verloren war, die Zeiträner arg ausgefranst: Wahrheit, Lüge und diffuse Erinnerung überlappten sich. Manchmal stand bei ihr die Sonne länger als eine Stunde am gleichen Fleck. Zeit ist in der Demenz relativ.

In ähnlichen Situationen, in denen Zeit und Ort absurd und irreal erschienen, wenn sie etwa mit weit über 80 noch „zur Arbeit gehen" wollte, flüchtete sich Lilo in sprachliche Allgemeinplätze: „Ja, werde ich denn nun alt?" Instinktiv reagierte sie auf ein Bauchgefühl, das ihr sagte, dass sie gerade einen Fehler machte, der ihr nicht gut tat. „Ist das Wetter nicht herrlich?", wich sie auf sicheres Terrain aus, um nicht weiter mit einem möglichen Fehlverhalten aufzufallen. Emotional war sie aufgewühlt. In diesen Momenten muss große Angst in ihr aufgestiegen sein. Wem konnte sie noch trauen, wie sich zurechtfinden, in einer Welt, die ihr entglitt? Was war richtig und was falsch, wer lebte noch und wer war schon tot? Anfangs mag sie sich selbst noch reflektiert haben. Im fortgeschrittenen Stadium überschritt sie den Rubikon des Selbsterkennens in schnellem Schritt bis sie ankam im gänzlichen Vergessen.

Ihre Zeitleiste verschob sich auf Minuten des Hierseins, das Gestern spielte ihr einen Schabernack, weil es das Hier bestimmte, aber eben gar nicht mehr aktuell war, es fehlte ein Update, was ihr nicht gelingen wollte. Abends hatte ich sie am Telefon: „Wo ist Mutter?"

Insbesondere Lilos Sorge um „die Kinder" verschaffte ihr angstvolle Stunden. Sehr häufig war sie auf der Straße oder im angrenzenden Park unterwegs und suchte nach ihnen. Kinder, die sie einst gehütet hatte, die heute allesamt bereits erwachsen waren und längst nicht mehr unter ihrer Aufsicht spielten. Aber Lilo hatte bis ins Mark deren Aufsicht und Obhut verinnerlicht. Ihr ganzes Leben lang war sie eine zuverlässige Ansprechpartnerin gewesen, alle Kinder der Familie und Nachbarschaft waren irgendwann einmal in ihrer Obhut gewesen. Panische Angst um das Wohl ihrer Schützlinge griff ihr ans Herz, da sie die lieben Kleinen nun nicht mehr finden konnte. So stand sie als einsame Gestalt im Park und rief: „Wo sind die Kinder?" Fand ich sie, fragte ich: „Welche Kinder meinst du denn?" „Na, die Kleinen, ich weiß nicht, ich komme nicht auf die Namen." Sie griff sich wie suchend an die Stirn und beugte sich nach vorne, als lägen die Namen wie Puzzleteile auf der Straße. „Meinst du Joshua, Lena und die anderen?" „Die Jungen und das Mädchen", es war nicht klar, in welcher Generation sie unterwegs war. Oft hing ihr Hinlaufen mit dem Suchen der Kleinen zusammen. Ihr Entsetzen über einen plötzlichen Verlust der lieben Kleinen war groß, bis ihr jemand versicherte, der sie suchend auf dem Spielplatz antraf und nach Hause begleitete, die Kinder seien alle wohlbehalten zuhause oder in der Schule.

Wiederfinden als Nebenjob

Eine Zunge ist schneller als zwei Beine.

Einige Bekannte aus der Nachbarschaft lasen Lilo auf der Straße auf, im Winter ohne Jacke, im Sommer in brütender Hitze mit Winterjacke, und brachten sie bis zu ihrer Wohnungstür. Manchmal aber wehrte Lilo sich. Sie wollte alleine gehen und irrlichterte weiter über die Straße, offenbar unschlüssig, wo sie nun hinsollte. Das rief mich auf den Plan. Vor allem, wenn es in den Herbst- und Wintermonaten schnell dunkel wurde. Man konnte nie sicher sein, dass sie nach Hause zurückfand. Oder ob sie nicht eine Stunde später den gleichen Wunsch nach Kontakt zu ihrer Mutter verspürte und ein nächstes Mal den gewohnten Weg über die Straße lief. Das hieß für mich, jederzeit bereit zu sein. Ich stand sekündlich auf Abruf. Und das nicht einfach nur, um zu handeln und zu helfen, sondern stets gepaart mit Angst vor dem Ungewissen: Stürze, Verschwinden, Verlaufen, alles war möglich. Normalität hatte abgedankt.

Ich lebte mit dem Abnormen und gewöhnte mich dran. Wie übrigens auch meine Umwelt, auch mein Arbeitgeber. Alle Kollegen wussten: Wenn ich einen solchen Anruf bekam, hatte er oberste Priorität. Manchmal saß ich mitten in einer Besprechung, wenn das Smartphone summte. Wenn ich den Pflegedienst als Anrufer erkannte, machte mein Herz einen Sprung. Was war passiert, auf was würde ich mich in Sekundenschnelle einstellen müssen? Die Anrufe könnten nur eine Formalie betreffen oder ein Notfall sein. Harmlos war es, wenn es etwas zu besorgen oder zu unterschreiben galt, was sehr häufig vorkam. Manchmal erhielt ich einfach nur einen kurzen Rapport, dass es wieder zu heftigen Auseinandersetzungen zwischen den Pflegekräften und Lilo gekommen war. Wenn sie die Gesichter der Pflegenden nicht zuordnen konnte oder eine Situation entstand, die sie ablehnte, weil sie sich in ihrer Autonomie beschränkt sah, wie etwa später die Körperpflege durch den Pflegedienst, verwies sie die Pflegedamen einfach des Hauses. Dem leistete der Pflegedienst Folge. Sie konnten sich nicht einfach über den Willen meiner Tante hinwegsetzen, und da ich nicht dabei war, konnte auch ich ihr nichts entgegensetzen. Früher war ich Erziehungsberechtigte für einen pubertierenden Jüngling, heute regierte ich mit Richtlinienkompetenz über Erwachsene, eine dement, die anderen als Dienstleister.

An manchen Tagen saß Streithahn Lilo dann ungepflegt in ihrer Küche, nicht angezogen, ungekämmt, aber vor einem dampfenden Kaffee. Sie war zwar „ohne Geist", aber immer noch mit einem eigenen Kopf. Diese Art von Unterbrechungen meiner Arbeit ließen sich regeln, obwohl sie immer auch mit einem zusätzlichen Anstieg an Adrenalin verbunden waren. Klingelte das Telefon und ich legte die Stirn in Falten, schauten mich die Kolleginnen und Kollegen erwartungsvoll an: Konnte ich bleiben oder würde ich gehen müssen? Auch sie mussten ihren Arbeitsablauf anpassen. Demenz glich einer Wundertüte an Arbeitsaufträgen.

Sonderbarerweise erhielt ich am wenigsten Solidarität von anderen Frauen im Beruf. Insbesondere die jüngeren Kolleginnen ätzten gerne oder verdrehten unverhohlen die Augen, wenn ich „Pflege" sagte und rausging. „Gibt es niemand anderes in deiner Familie, der sich mal kümmern kann?", wurde ich mehr als einmal gefragt. Häufig hörte ich auch etwas wie: „Soll ich die Podiumsdiskussion für dich übernehmen? Es ist ja nicht sicher, ob du teilnehmen kannst oder wieder ein Notfall dazwischen kommt." Nur vordergründig war das, wie ich bald merkte, ehrliche Hilfsbereitschaft. Vielmehr wollte man meine Aufgaben übernehmen, die besonders reizvoll waren. Auch meine Chefin war hier keine Hilfe.

Ich bedachte diese feindlichen Kolleginnen-Manöver mit dem heißen Wunsch, auch deren Angehörige mögen ein langes Leben haben. Bei mancher wutentbrannten Rückfahrt vom Büro nach Hause malte ich mir aus, wie sie als betroffene Verwandte den Hintern von mindestens vier Familienmitgliedern würden reinigen müssen: Vater, Mutter, Schwiegermutter und Schwiegervater. Bei meinen Rachegelüsten prustete ich vor Lachen spätestens bei dem malerischen Gedanken daran, wie sie ihre rotlackierten langen Fingernägel in Latex-Einmalhandschuhe würden zwängen müssen. Die Gedanken sind frei.

Ich erwartete Verständnis von den Kollegen und der Führungsriege, denn auch an ihnen dürften die Auswirkungen des demografischen Wandels nicht spurlos vorbeigegangen sein. Gerne hätte ich in der Arbeitswelt den neuen Begriff „Work-Work-Life-Balance" eingeführt, oder auch „Work-Life-Life-Balance", angelehnt an die gängige Version „Work-Life-Balance". Als pflegende und sorgende Angehörige hatte man nicht nur eine Arbeit, sondern erledigte den Betreuungsjob gleichrangig mit. So entstanden zwei Jobs gleichzeitig, die aber ganz unterschiedliche Notwendigkeiten mit sich brachten, also zu „Work-Work" emporstiegen. Andersherum war es noch komplexer: Man lebte ein zweites Leben, nämlich das des an Demenz Erkrankten parallel zum eigenen Dasein mit, also „Life-Life". Das Leben mit Demenz war wie ein Leben in einem Chemielabor. Wenn sich neue Atome ankoppelten, entstanden Molekülschwingungen, eine neue Wertigkeit oder chemische Eigenschaften veränderten sich. Angesichts steigender Zahlen von Familien mit zu betreuenden Demenzkranken darf mehr Augenmerk auf derart instabile Molekülbindungen gelegt werden. Was half den vielen Tausenden Pflegenden? In meinem beruflichen Umfeld gab es darauf keine praktischen Antworten.

Besondere Situationen stellten sich ein, wenn ich auf Dienstreise war, was sehr häufig vorkam. Kreativität und manches Mal „Remote-Zauberei" reisten mit: Ich war für jedes Notfallmanagement aus der Ferne digital gewappnet. Wer konnte ad hoc einspringen, wen konnte ich erreichen und mit der Aufgabe betrauen, mich zu ersetzen? Die Antwort war häufig „Johannes", der dann zu Lilo zum Hilfeeinsatz fuhr. Später schwang sich die segensreiche Frau Pepper, die ich als private Pflegehilfe noch zusätzlich engagiert hatte, aufs Fahrrad und fuhr los.

Eines abends etwa erhielt ich einen Anruf der Mieter aus Lilos Haus. Lilo laufe orientierungslos über die Straße. Ich saß derweil in einem Hotel in Wien und tippte die Gesprächsnotizen der Tagestermine. Gleichzeitig zur Handyverbindung mit den Mietern informierte ich Johannes und bat um schnellen Einsatz. Am anderen Ende der Leitung konnte ich live mitverfolgen, wie die beiden Mitbewohner meine Tante in der freien Wildbahn einfingen. Ich ließ sie mir ans Telefon geben, setzte eine möglichst unbesorgte Stimme auf und fragte sie: „Wo willst du denn hin?" Ihren Häschern hatte sie nicht folgen wollen – wie auch, sie erkannte sie nicht mehr. Für sie waren es Fremde.

„Ich suche Mutter, die ist nicht da. Ich werde hier ein bisschen auf sie warten." Es waren zehn Grad draußen, diesig, und es dämmerte. „Ja, Oma ist heute auf dem Hof bei Bettermanns. Sie hilft beim Harken, das weißt du doch, heute ist Donnerstag. Geh mal auf dein Sofa, Oma kommt gleich zurück." Natürlich war nicht einmal Donnerstag. „Das hatte ich vergessen."

Wie gut, dass ich Lilo so gut kannte und damit auch die Knöpfe des Erinnern drücken konnte, die Sicherheit gaben. Ein Segen war auch, dass sie beim Hinlaufen noch in ihrem bekannten Stadtquartier blieb.

Derweil prosteten sich meine Kollegen in einer Wiener Bar mit Bier und Whisky zu. Für sie war der Tag gelaufen, in der sicheren Gewissheit, dass sie ihr Work-Life-Dasein in aller Ausgeglichenheit genießen konnten, während mir meine zwei Leben arg zusetzten. Mich quälte die Frage, wie mein Doppelherzdasein weitergehen sollte. Ich suchte nicht nur nach entlaufenen Personen, sondern auch nach meiner eigenen Mitte. Mit dem Wissen von heute hätte ich Lilos Wohnung längst verkabelt, mit Monitoren ausgestattet und sie selbst mit Sensoren. Eine Remote-Überwachung wäre weniger stressig gewesen.

Am nächsten Morgen rannte ich in aller Herrgottsfrühe in den Stephansdom, getrieben von dem innigen Wunsch, eine Kerze anzuzünden. Nicht, weil ich besonders religiös wäre. Aber ich hatte das dringende Bedürfnis nach greifbarer kosmischer Hilfe, fühlte mich völlig allein gelassen mit meiner Mammutaufgabe und sehnte mich nach einem Fingerzeig aus himmlischer Höhe, dass sich alles fügen würde und ich mein Los würde tragen können. Wie im Schach zogen mögliche Züge durch meine Gedanken: Klaglos mein Schicksal ertragen, die Last anpacken oder mit gutem Willen der Last vielleicht Sinn geben? Love it, leave it or change it? Natürlich gab es auch die Hoffnung, dass meine Tante einfach in aller Friedlichkeit sterben würde und das Problem damit final gelöst wäre. Kaum jemand gibt solche Gedanken offen zu: langzeitpflegende Angehörige aber denken das nicht nur einmal. Ich fühlte mich schuldig, suchte nach Vergebung für so viele schwere Gedanken in mir. Nichts Geringeres als die Frage nach dem eigenen Überleben tobte sich in meinem Herzen aus: Wer stand an erster Stelle, sie oder ich? Pflege ist ausweglos, es gab nur Gott, der Erbarmen zeigte und über den Tod entschied. Oder auch nicht. All diejenigen, die nicht an die himmlische Instanz glauben, halten sich in dem Stadium der Verzagtheit eher an die biologische Verfallszeit von menschlichen Zellen. Aber auch die kennt bisher niemand – wenn auch erste Algorithmen daran herumrechnen. Im Dom, umgeben von Heiligenbildern, Kerzen und kühler Dunkelheit, sinnierte ich über mein Sein im Demenzland und blieb gedanklich hängen an meiner dringlichsten Aufgabe: Im Pflegealltag meine eigene Resilienz zu erhalten. Auf dem Rückflug in einem traurig grauen Flieger blätterte ich im bunten Reiseführer über die Stadt Wien und las, der heilige Patronus „Stephanus" werde für eine gute Sterbestunde angerufen. Was für ein makabrer Zufall, schämte ich mich. Über den Wolken war ich dem Himmel näher als Lilo.

Schlaue Helfer

Adler fliegen alleine, Schafe laufen in Herden.

Wir leben zunehmend in zwei Welten, der realen und der virtuellen Welt. Diese beiden Welten verschmelzen, wir finden vermehrt hybride Räume vor, kommen an in der Immersion. Damit stehen wir vor der Herausforderung, diese neuen Räume und ihre Chancen zu gestalten – technisch zu bedienen und eine eigene Haltung dazu anzunehmen. Täglich erwachsen neue digitale Hilfsmittel, Apps, Maschinen, wir lernen den Umgang mit ihnen, die daraus entspringende neue soziale Interaktion

Wir sind zumindest aufgefordert, hinzu zu lernen. Für Menschen mit Demenz ist das kaum mehr zu leisten. Wie naheliegend ist es da, dass die Technik gleichermaßen lernen könnte, auf unsere Befindlichkeiten und Gemütszustände zu reagieren? Neurotechnologien bieten die Chance, Hirnaktivitäten zu messen, Nutzerzustände und kognitive Verarbeitungsprozesse zu erkennen.[30] Das Fraunhofer-Institut für Arbeit Wirtschaft und Organisation (IAO) richtete das NeuroLab ein. Untersucht wurde, was im Gehirn passiert, wenn Menschen technische Geräte benutzen. Ablehnung, Zustimmung, kompliziert oder einfach – die Erkenntnisse führen dazu, die Mensch-Maschine-Interaktion zu optimieren. Ein Computer wüsste Bescheid über den Seelenzustand seines vor ihm sitzenden Menschen: gut gelaunt oder demotiviert – je nach Gemüt, agiert der Computer, sendet frohe Botschaften oder eine aufmunternde Nachricht, bevor der Stimmungsabfall seinen Lauf nimmt. Für Menschen mit Demenz könnte das von Vorteil sein, etwa, wenn durch technische Unterstützung im Smart-Home das Leben im eigenen Heim möglichst lange ermöglicht werden kann. Derartige Informationen verbleiben allerdings nicht nur zwischen Computer und Mensch, sie sind dafür gedacht, teilbar zu sein: Im Berufsleben könnten sie weitergeleitet werden an Führungskräfte, im Kontext von Pflege und Betreuung an Hilfskräfte. Damit ist ganz klar der Datenschutz auf den Plan gerufen. Wie werden Informationen über das Urmenschlichste, das Gemüt, geschützt? Wie sind sie gefeit vor Manipulationen?

Gleiches gilt für smarte Kleidung, Wearables. Sie hilft mit, weil sie „denken" kann. Sensoren in den Fasern und auf dem Körper des Trägers erlauben es, die Vitaldaten zu ermitteln und an entsprechende Hilfsstellen weiterzuleiten. Smarte Hosen etwa ersetzen wackelnde Knie oder Beine, stabilisieren, verhindern das Fallen und Stürzen – eine der größten Gefahren für pflegebedürftige Menschen und Menschen mit Demenz, die nicht selten darüber entscheidet, wie selbstständig sie noch leben können. Die intelligenten Fasern sind mit intelligenter Steuerung verbunden – jede Abweichung von der Norm erzeugt eine Gegenbewegung, die Halt gibt. Armbänder erfüllen zudem die Funktion der Dauerüberwachung von Herzschlag und Frequenz, Sauerstoffsättigung, Änderung des Blutvolumens. Smarte Schuhe registrieren, wohin der Weg führt, lassen den Träger orten. Den vielen kleinen Helferlein sind keine Grenzen gesetzt.

Denkbar wäre auch der Einsatz eines Exoskeletts: Das ist eine von außen angebrachte Stützstruktur für den menschlichen Organismus. Vorstellen kann man sich das wie einen Roboteranzug, der mitdenkt und menschliche Gebrechlichkeit auffangen kann. Zum Einsatz kommt er schon jetzt bei Schlaganfallpatienten, die wieder gehen lernen. Das äußere Korsett ist smart, hilft Gebrechen zu überbrücken, kann menschliche Leistungsfähigkeit überbieten, etwa beim Heben oder andauerndem Gehen. Auch das Militär nutzt sie, wenn Soldaten größere Lasten tragen müssen. Exoskelette erscheinen futuristisch – aber die Krankenkassen haben sie bereits in ihren Leistungskatalog aufgenommen. Mit einem solchen Roboteranzug wäre es ein leichtes, demente Menschen zu Bewegung zu verhelfen, sie als Begleitung zu verstehen, die so programmiert sind, dass sie den Menschen nicht nur auf einen Spaziergang schicken, sondern auch sicher wieder nach Hause bringen.

Alles in allem führen schlaue Errungenschaften wie diese auf das nächste Level, in dem Technik fest mit dem Körper verbunden sein wird. Memorychips für das Hirn und zur Konzentrationssteigerung sind dabei bereits eingeplant. Es fließt kein Blut mehr, sondern Daten. Der Umweg über einen Roboter als Assistenz wird übersprungen, der Mensch als Techno Sapiens optimiert sich gleich selbst. Eine Mischung aus Mensch und Maschine ist im Werden begriffen – der Cyborg. Die Bewegung der Transhumanisten gewinnt mehr und mehr Anhänger. Wenn das Gehirn direkt mit dem Internet verbunden wäre, entsteht ein Internet of Us – der Mensch als Teil des Internets. Neben der simplen Hoffnung auf Unverwundbarkeit entsteht eindeutig auch ein Markt, nicht nur für Demenzerkrankungen. Je mehr Altersbilder ins Negative rutschten, desto rasanter wird Künstliches geboren. Die Relevanz von Künstlicher Intelligenz in Kopplung mit anderen Fachrichtungen wie Neurowissenschaften und Biotechnologie wird sehr schnell in die Tat umgesetzt sein.

Urlaub mit Demenz

Am ruhigen Fluss ist das Ufer voller Blumen.

Neben einem Leben mit Lilo gab es auch nach wie vor die „Omi Ur", also meine Schwiegermutter, zu begleiten. Ich war hier lediglich Demenztouristin, brachte es auf kurze Stippvisiten ein- oder zweimal im Monat. Aber auch diese Zeit zeigte Wirkung. Die Familie von Johannes wohnte im Bergischen Land. Omi Ur lebte mit ihnen in einem Häuschen zusammen. Nun wollte die täglich betreuende Familie aber eine längere Atempause einlegen, Urlaub machen. Ohne Omi. Ohne Demenz. Wir waren an der Reihe. Acht Tage standen für diese Aufgabe im Kalender – was bedeutete, dass ich mich in dieser Zeit gleich um zwei Demente kümmern musste. Meine Abwesenheit bei meinem eigenen Schützling musste ich vorausplanen und Ersatz zur Betreuung organisieren. Andere planen eine Kreuzfahrt oder eine Weltreise zu zweit. Ich plante zwei demente Leben.

Wir dachten, dass die Betreuung der dementen Ur am besten gelänge, wenn auch wir mit ihr in den Urlaub fahren würden. An einen Ort, den sie selbst dreißig Jahre lang als ihren Traumurlaubsort kannte: Timmendorfer Strand hieß das Ziel. Johannes und ich buchten zwei Zimmer in einer kleinen Pension, eins davon mit Meerblick für Omi. „Wir freuen uns auf Sie", hatte die Dame an der Rezeption fröhlich die Buchung bestätigt. „Wir freuen uns auch", entgegnete Johannes etwas weniger enthusiastisch. Wir ahnten, wie anstrengend dieser Aufenthalt werden würde. Es war kein Urlaub, sondern betreutes Reisen.

Die Anfahrt zog sich, wir standen Stunden im Stau: Mit einer 88-Jährigen, gepeinigt von panischer Angst vorm schnellen Fahren, die daher auf der Rückbank saß. Wir hatten ihr eine Art Augenblende gebastelt, indem wir ihr einen dunklen Schal umbanden und darüber eine Sonnenbrille setzten, sodass sie nichts mehr sehen konnte und beruhigter war. Hören konnte sie eh nicht mehr so gut. An einer Raststätte erwartete mich ein Schock. Omi hatte sich auf der Toilette eingeschlossen. Als sie fertig war, konnte sie die Tür von innen nicht entriegeln. Mit Arthrose in den Händen gelang das nicht. Anfangs muss sie es wortlos versucht haben. Dann rief sie lauthals und panisch um Hilfe. Niemand war in der Nähe, der einen Notfallschlüssel gehabt hätte. So kletterte ich kurzentschlossen vom Nachbarklo aus über die Absperrung in ihre Toilettenkabine und befreite die völlig verstörte Greisin aus ihrem

Verlies. Als wir beide erleichtert auf den Flur traten, zitterte die zarte alte Dame am ganzen Körper, während die staunende Zuschauerschar, bestehend aus Frauen und Kindern, begeistert applaudierte. Ich kommentierte trocken mit einem Blick auf eine der anstehenden Mütter: „Jetzt kümmern Sie sich um ihre Kinder, bald wird es Ihre Mutter sein", worauf das Lachen um uns herum weniger wurde. Bei jeder nächsten Rast ließ ich Omis Klotür offen.

Timmendorfer Strand empfing uns mit herrlichem August-Sommerwetter. Die Ostsee plätscherte leise an den weißen Strand. Ein paar Möwen flogen am blauen Himmel. Strandkörbe, Kinderschreie und Badegeräusche umgaben uns. Eigentlich ein Ort, um auszuspannen, die Seele baumeln zu lassen. „Kinder, ist es nicht wundervoll? Timmendorf, ach, wie liebe ich es hier", freute sich Omi. Johannes und ich nickten nur. Und schon stimmte die Ur das erste Gedicht an:

„Fliegt der erste Morgenstrahl,
Durch das stille Nebeltal,

Rauscht erwachend Wald und Hügel,

Wer da fliegen kann, nimmt Flügel!

Und sein Hütlein in die Luft

Wirft der Mensch vor Lust und ruft:

Hat Gesang doch auch noch Schwingen,

Nun, so will ich fröhlich singen!"

„Ich weiß nicht, wer das geschrieben hat – aber ich kann es noch", freute sie sich wie ein Kind. Diese Freude an der Rezitation setzte sich fort bis zu unserer Abfahrt siebeneinhalb Tage später. Bis dahin wurde uns ein Kanon an Weltliteratur zitiert, in endlosen Wiederholungen streiften wir durch die Dichtkunst von Goethe, Brentano, Rilke, Morgenstern. Kinderreime und Volksliedertexte, nichts ließ sie aus, bis wir immer wieder bei Schillers Glocke landeten:

„Fest gemauert in der Erden
Steht die Form, aus Lehm gebrannt.

Heute muß die Glocke werden!

Frisch, Gesellen, seid zur Hand!

Von der Stirne heiß

Rinnen muß der Schweiß,

Soll das Werk den Meister loben,

Doch der Segen kommt von oben."

Mit dieser poetischen Stand-up-Beglückung schauten wir sechsäugig aufs Meer und wanderten am Strand entlang. Es war unglaublich anstrengend. Aber wir erkannten auch den Zauber in ihren Streifzügen durch die lyrischen Schnittmengen unseres Kulturgutes, das ihre und unsere Welt in Beziehung setzte: In Reim und Rhythmus kannte sie sich aus, sie waren ein Teil ihrer alten und jetzigen Persönlichkeit, an der sie uns jederzeit teilhaben ließ. Ich lernte, das vermeintlich Nervtötende in seine Schönheit zu übersetzen. Es gelang mir nicht immer, aber ich lernte dazu. In diesen Augenblicken des geteilten Glücksgefühls über sprachliche Schönheit gab es keine Krankheit, die uns trennte.

Täglich flanierten wir über die Promenade, die Ur in der Mitte, eingehakt. Neben ihren sprachlichen Ausfällen war das körperliche Fallen und Stolpern ein ganz besonderes Thema: Fallen bedeutet für ältere Menschen nichts Gutes, nicht selten ist es das Todesurteil nach einem Oberschenkelhalsbruch mit Operation und Delir. Das hatte auch Omi trotz Demenz verinnerlicht: „Langsam, dass ich bloß nicht falle. Aber der Weg ist ja ganz toll gerade."

„Ja, Mutter, Deutschland wird eben immer älter, da müssen die Bäder was tun", entgegnete Johannes, selbst schon 62. Die betagte Dame wirkte wie ein Kleinkind neben ihrem Sohn, sie um rund dreieinhalb Köpfe kleiner und viel zierlicher als ihr Erstgeborener.

„Wenn die Mutter mit dem Sohne ...", begann sie zu singen und schaute sich um, ob ihr jemand zuhörte. Ein skurriles Bild gaben wir ab: Die Ur in unserer Mitte, eine zierliche, singende Dame mit violett grauen Haaren, toupiert, in feinster Garderobe aus weißer Hose, weißer Bluse und maritimer Streifenjacke mit Goldanker auf der Herzseite. In den nächsten Tagen würde ich ihr die Kleidung aus ihrem Koffer zurechtlegen müssen, denn man konnte nicht mehr sicher sein, ob und wie sie sich anzieht. Wir setzten uns auf eine der neuinstallierten modernen Holzkonstruktionen, die einen Flair von Kunst in der Landschaft vermitteln, und ruhten aus.

Eine windzerzauste Dame saß bereits neben uns und brauchte nur fünfzehn Sekunden, um Omi als Gesprächspartnerin zu entdecken:

„Ach, Sie sind wohl mit Ihren Kindern hier?", sprach sie Omi an. „Ist das Ihre Enkelin?" Dabei deutete sie auf mich.

„Nein, das ist ...", antwortete Omi und lachte, denn meinen Namen und unseren Beziehungsgrad konnte sie nicht benennen. „Freundin meines Sohnes" kam ihr nicht in den Sinn – aber das war schon vor der Demenz der Fall. Weiter kam Omi nicht. In der Windzerzausten fand sie augenblicklich ihre Meisterin. Die Fremde übernahm das Zepter: „Wie alt sind Sie denn, ich bin schon 83!", stellte sie sich unaufgefordert vor.

„Ich werde 89!" Omi gewann den Wettbewerb der Altweiber, eine Sekunde war die Andere still irritiert, dann ging es unbeirrt weiter: „Ich werde bald 84. Jedes Jahr bin ich in Timmendorf. Wir haben hier eine Wohnung. Ich habe vier Kinder und fünf Enkel. Drei von meinen Kindern sind leitende Ärzte in Berlin und Bochum, alle sind was geworden. Verdienen viel Geld. Eine konnte keine Kinder bekommen."

Johannes und ich sehen uns an. Johannes nutzt die Atempause: „Mutter, wir müssen jetzt ...", wollte er ein schnelles Ende setzen.

„Ich habe schon vier Urenkel ... Meine Kinder sind auch alle was geworden, Lehrer. Ich selbst war im Büro und habe dort gearbeitet, auf einem Bauernhof wollte ich nicht landen, wir haben gebaut und mein Mann war Ingenieur", versuchte sie, ihre Erfolgsserie im Kartenspiel des Lebens fortzusetzen.

Die Jüngere fuhr fort: „Ich hatte selbst eine Fehlgeburt. Dann kam mein viertes Kind. Deshalb ist sie viel jünger als die anderen. Damals ist das ja nicht so gewollt gewesen, so viele Kinder ..." Sie holte tief Luft.

Wir nutzten das als letzte Chance zum Aufbruch. Als wir schon standen, setzte die erfolgreiche 83-Jährige nach: „Diesen Sommer sind alle Enkel bei mir. Jeden Tag sind wir am Strand." Johannes und ich zogen die Omi mit uns. Wir waren erstaunt über so viel Redseligkeit, gepaart mit offenbar richtigen Antworten unserer Omi. Doch zwei Damen mit ungebremstem Wortschwall waren uns eindeutig zu viel. Im Laufen drehte Omi sich nochmal zu ihrer neuen Freundin um: „Ich wünsche Ihnen einen schönen Tag. Vielleicht erzählen wir uns ja morgen ein bisschen was." „Ja", hörten wir ein erfreutes Echo von der Bank.

Wir waren sprachlos. Woher kamen diese plötzlichen Geistesblitze? Woher kam die Orientierung an echten Fakten? Das Geschehene war ein Kurzfilm, so komprimiert auf das Wesentliche beschränkt, was dieser Altersklasse noch wichtig ist: Die Anzahl der Kinder, die Anzahl der Enkel, alle gut versorgt. Und mittendrin die Omi, die noch gut auf den Beinen war und alles fest im Griff hatte. Kurzvorstellungen wie diese kannte unsere Generation nur von Klassentreffen nach dreißig Jahren. Als stellten sich die Alten selbst noch schnell ein Zeugnis aus: Wir haben alles richtig gemacht. Die Jungen nach uns müssen uns das erstmal nachmachen. Was steckte dahinter? Die Garantie, noch leben zu dürfen? Im Wettbewerb der Lebensentwürfe zeigte sich Omi so helle wie lange nicht mehr, ihre stereotypen Wiederholungen hatte sie für Augenblicke unterlassen.

Zwei Tage später fuhren wir mit dem Bus von Travemünde zurück nach Timmendorfer Strand. „Das war ein herrlicher Spaziergang", schwärmte Omi. Ich hingegen war schachmatt von der kilometerlangen Wanderung an der Steilküste entlang – die Omi nicht.

„Mutter, du bist zäh wie Leder. Du läufst uns bald noch weg", kommentierte Johannes mit doppeldeutigem Unterton, den seine Mutter nicht hörte oder nicht hören wollte. Johannes begegnete diesem seltsamen Urlaub mit nahezu besoffener Überdrehtheit, seine Strategie der mentalen Selbsterhaltung bei Dauerbeschallung mit immer gleichen Floskeln, Gedichten und Liedern.

„Du Heißersehnte, gute Nacht!
Der Mond allein hält draußen Wacht;
Sonst schlummert alles in den ew'gen Räumen."
Oder wahlweise auch „Das Wandern ist des Müllers Lust".

In den letzten Stunden hatte uns seine Mutter wiederholt ihr ganzes Leben erzählt, die Zeiten im Krieg, als sie ihren Gustav kennen- und lieben lernte, damals in Danzig. Von der Kriegsgefangenschaft und den 1.000 Briefen, die sie sich während des Krieges geschrieben hatten. „Das ist ein Roman", rief sie immerzu. „Wie ich damals habe aus Danzig fliehen können ... das glaubt heute keiner mehr." Ihre Schilderungen glichen sich seit Jahren aufs Wort, sie wichen kaum in der Intonation ab, spulten Inhalte herunter wie ein Tonarm von einer Schallplatte. Ein „Aha", „Soso" oder „Sag bloß", abwechselnd von Johannes und mir gemurmelt, schien unserer wanderfreudigen Gesprächspartnerin auszureichen, denn sie plauderte unbeirrt fort und erzählte oftmals mehrmals dasselbe wieder und wieder. Mein Hirn schaltete sich ab, Wortfetzen verkamen zu Umweltrauschen ohne Belang. Fieberhaft hielt ich an meinem Vorsatz fest, ein ruhiger dahinplätschernder Fluss zu bleiben, den nichts und niemand aus seinem Bett vertreiben konnte. Die Gedichte hallten wie Tinnitus im Ohr, ich würde davon träumen.

Den ganzen Weg über hatte Johannes die Omi an der Hand oder am Arm, die ersten Kilometer wanderte er federnden Schrittes neben ihr her. Ein seltsames Paar, er mit seinen 62 Jahren und seine 88-jährige Mutter. Wer hatte in dem Alter noch eine lebendige Mutter? Die Alten versorgten die Super-Alten. Sie genoss es, er aber hatte die Angst im Nacken, sie könnte fallen. Ich selbst fing schon an, unsicher auf den Füßen zu sein, bei so vielen Bodenschwellen. Gab es ein Wort für diese Generationenassimilierung, wenn beide schon „alt" waren, Eltern und Kind in der Rentnerliga spielten? Blieb man Kind, wenn man selbst bereits Enkel hatte, oder führte dieses Verschmelzen der Alterszonen zu einer uneinnehmbaren Dominanzkultur der Alten an sich?

„Ist dir der Weg zu weit?", beugte sich Omi unvermittelt zu mir und tätschelte mitfühlend meinen Arm. Johannes und ich wechselten derweil kein Wort miteinander, weil sie alle Aufmerksamkeit auf sich zog. Beim Reden musste man ihr zuhören, beim Laufen aufpassen, dass sie nicht hinfiel. Ich verschloss mich wie eine Auster im Süßwasser. Ich fühlte mich elend – zuhause setzte sich das gleiche Spiel mit Lilo fort, und gleichzeitig würde sich das Arbeitsleben in ungebremstem Tempo anschließen. Meine raren Urlaubstage schmolzen dahin. Aber ich wollte auch für Omi da sein. Mein Kopf analysierte die Notwendigkeit dieser Ferientage, die Wanderung über Stock und Literatur, aber meine Seele schrie auf: „Ich will nicht mehr, lass mich mal in Ruhe hier sitzen!" Still litt ich und freute mich darauf, aus dieser Trance wieder auftauchen zu dürfen. Etwa Zeitung zu lesen, ohne Goethe im Ohr. Oder an einer politischen Diskussion teilzunehmen, ohne Rilke und Revolution. All das musste warten. In den Tagen des Demenztourismus fielen wir in einen anderen Modus des Seins, des Vergänglichen, des Erschütterlichen. Ort, Zeit, Qualität, Substanz und Erleiden, sie verknäulten sich in ein neues Nichtsein in einer Welt aus Omis Perspektive. Unser eigenes Leben wartete vor der Tür, bis es wieder Raum finden würde.

An der Bushaltestelle entbrannte ein Streit zwischen Mutter und Sohn. „Mutter, der Bus hält hier, nicht dort", versuchte Johannes, Omi auf Bahnsteig 3 zu bitten.

„Früher hat er dort gehalten!", meinte sie sich zu erinnern. Sie blieb an Bahnsteig 1 stehen.

Johannes verdrehte die Augen. „Jetzt hält er hier, ich habe gefragt."

Omi entwich ein Seufzer. Auf einmal völlig klar äußert sie sich: „Ich merke, dass ich euch lästig bin, die alten Leute ... "

Es war schwer, ihr zu widersprechen. „So ist das doch nicht gemeint", versuchte Johannes zu beschwichtigen. Versöhnlich legte er den Arm um sie, aber Sekunden später hatte sie schon wieder vergessen, worum es ging. Sie erspähte einen anderen Wartenden und sprach den völlig Fremden wie selbstverständlich an: „Ich fahre jedes Jahr nach Timmendorfer Strand. Ich bin fast 90, ist das nicht ein stolzes Alter?"

Im Bus war es heiß und stickig. Der Fahrer jagte halsbrecherisch über die Hügel und raste durch die Kurven, ich wurde ganz seekrank. Omi saß neben mir, kuschelte sich an mich, damit sie bei der rasanten Fahrt nicht vom Sitz fiel. Johannes verabschiedete sich an diesem vorletzten Tag unseres Demenzurlaubs in den Status eines psychedelischen Ausnahmezustandes. Von außen war anzunehmen, er habe bewusstseinserweiternde Rauchware konsumiert, dabei war es lediglich klassische Hochkultur in omieigener Dauerbeschallung gewesen. Er johlte wie ein Pennäler: „Gleich gewinnen wir den großen Preis von Monza!" Der Fahrer warf ihm einen belustigten Blick über die Schulter zu. Er dachte wohl, einen bekifften Alt-Hippie vor sich zu sehen.

Omi stimmte ein: „Hui, ist das eine Fahrt über Stock und Stein", und lachte so laut, als säße sie in einem Kinderkarussell auf der Kirmes. Die übrigen Fahrgäste reckten amüsiert den Hals. Wie würde ich den Tag mit zwei Bescheuerten und den Tausend senilen Plaques überstehen?

„Ist das schön", jubelte Omi. „Ich fühle mich wie im Traum, juchhe!" Sie klatschte in die Hände, wie es Kinder tun, wenn ihnen etwas gelungen ist. Einen Moment schien sie im Bus zu schweben. Dann hielt ich sie fest, weil sie gefährlich zur Seite kippte. „Herrlich", jauchzte Omi.

Später am Abend verabschiedeten wir sie in ihr Hotelzimmer. „Gute Nacht", wünschten wir uns. Sie rührte mich, wie sie da im Türrahmen stand, so zart, so glücklich, so lebendig und lebensfroh. Sie blieb genau eine Stunde in ihrem Zimmer. Dann hörten wir draußen vor unserer Tür ein Stimmchen rufen: „Hallo? Ist hier jemand?" Omi taumelte mit ihrem dünnen Nachthemdchen von Tür zu Tür und klopfte, in Tränen aufgelöst. Wen und was sie suchte, erfuhren wir nicht. Als sie ihren

Sohn erblickte, zeigte sie sich hocherfreut. „Johannes, du bist auch hier? Das ist ja eine Überraschung! Ich muss mal auf die Toilette und ich bin ganz allein." Johannes beruhigte sie, erklärte ihr, wo wir waren, und begleitete sie in ihr Zimmer. Nach einer Stunde kehrte er zurück. Sie war eingeschlafen. Er hatte bis jetzt ihre Hand gehalten und die Nachttischlampe angelassen. Früher war es genau umgekehrt gewesen: Da hatte sie ihn ins Bett gebracht. Dazwischen lag ein ganzes Menschenleben und buchstäblich die Geschichte einer Nation, eine Mondlandung, ein Mauerfall und die Wiedervereinigung. Nicht zuletzt ein ganz persönlicher Rollenwechsel, den man sich nie hatte vorstellen können, wenn der ergraute, fast pensionierte Sohn seiner hochbetagten Mutter ein Schlaflied sang.

Insgesamt verbrachten wir vier dementielle Kurz-Urlaube mit Omi. Mit unterschiedlichen Schweregraden: Ihr Zustand verschlechterte sich von Mal zu Mal, bis solche Ausflüge mit der nun 94-Jährigen unmöglich wurden. Nach diesen Tagen der 24-Stunden-Demenz-Reise kehrten wir wieder in unseren Alltag zurück, in die Demenzbetreuung von Lilo, und mit fünf Tagen weniger Urlaub auf dem eigenen Urlaubskonto. Aber dafür hatte die täglich betreuende Familie von Omi Ur ein paar Lichtblicke und eine Atempause zum Auftanken genießen können. Goethe hatten sie derweil vermisst.

Nach Hause telefonieren

Bald erreichst du die Perfektion.

Jetzt war es das Telefon, das bei Lilo zunehmend von der Bildfläche verschwand. „Das Telefon ist weg. Das muss jemand mitgenommen haben. Sicher die Kinder."

„Nein, das Telefon ist nicht weg, wir finden es gemeinsam. Warte, ich lasse es mal klingeln."

Gut, wenn es läutete, schlecht, wenn es stumm blieb. Anfangs gelang es immer noch, durch Anrufen der Nummer einen Klingelton zu provozieren, dem man folgte, um es wiederzufinden. Das gelang aber nur bei Telefonen, die aufgeladen waren. Bei leerem Akku regte sich nichts. Ohne Telefon aber brach die lebensnotwendige Kommunikation zwischen Lilo und mir ab. War ich nicht bei ihr, konnte ich zumindest kurz anrufen und so ihre „Vitaldaten" abrufen. War das Telefon tot, galt das auch für unsere Kommunikation – und fütterte meine schlimmsten Befürchtungen, dass sie längst reglos auf dem Teppich läge, wenn sie nicht abnahm. Denn leider konnte ich nicht in ihre Wohnung sehen.

Ein Mensch, dessen Gehirnwindungen anders funktionieren, verlegt ein Telefon nach dem Chaosprinzip. Ein tragbares Telefon mit normalen Ausmaßen passt in einen Kühlschrank, bequem in den Briefkasten, in die Trommel der Waschmaschine, manchmal aber auch einfach nur unter ein Sofakissen, weil man damit den Klingelton erdrosseln konnte, wenn die senilen Plaques rätseln ließen, wie man das Ding bedienen sollte. Die Zustände der „Telefonabwesenheit" häuften sich. Es war wie das Kappen der Nabelschnur. Ich musste mir was einfallen lassen – und griff auf das analoge Leben zurück.

Im Keller fand sich das dunkelgrüne, backsteingroße Gehäusetelefon der Telekom aus der vorvordigitalen Welt noch mit Tastatur für die Ziffern. Es hing an einem Kabel und war damit von der Steckdose aus leicht zu verfolgen. Das Ding stellte ich ihr mitten in die Küche, ein Ort, der von allen anderen Räumen direkt zu erreichen war. Das Kabel verklebte ich sorgsam an Schrank und Teppich, sodass sie nicht darüber stolpern konnte. Sie musste jetzt nur noch so handeln, wie sie es seit Jahrzehnten gewohnt war: den Hörer hochnehmen und die Tasten drücken. Meine Nummer klebte in großen Ziffern über dem Telefon am Schrank. Wie großartig, dass ich das klobige Ding nicht im Elektroschrott entsorgt hatte. Ein glücklicher Umstand, und sie handhabe das Telefon wie von selbst, weil es in ihren guten Tagen so in Fleisch und Blut übergegangen war. Eine Bastion an Erfahrung, die länger Widerstand gegen das Vergessen leisten konnte als Lernleistungen jüngeren Datums.

Die Anrufe bei mir häuften sich. Mehrmals am Tag hatte ich sie weinend am anderen Ende der Leitung. „Hol mich ab, ich will nach Hause!", weinte sie. Sie saß aber in ihrer eigenen Küche. „Du bist bei dir zuhause, dreh dich mal um, in der linken Ecke ist der Kühlschrank", navigierte ich sie aus der Ferne.

„Ich wollte nur sagen, ich arbeite länger und bleibe im Laden. Du kannst mich nicht finden", teilte sie mir manchmal mit. Stets weinte sie. Oft war sie aufgebracht: „Mein Geld ist weg. Da war ein Dieb im

Haus." Mit Wucht drang ihre Verlorenheit durch das Kabel an mein Ohr, wenn ich sie schniefen hörte, wenn sie in ihren langen Sprechpausen nach Worten suchte. „Ich weiß nicht genau, wo ich hier bin." Nach einem solchen Telefonat heftete ich weitere gelbe Post-it-Zettel an die Türen ihrer Wohnung: „Küche", „Bad", „Wohnzimmer". Bald sollten es noch mehr werden. Aber die Mühen waren vergeblich.

Überwachung im eigenen Haus

Nachlässigkeit ist ein großer Feind.

Wenn man jemanden fragt, wo er am liebsten alt werden möchte, folgt in der Regel: „In den eigenen vier Wänden." Mit hundert Jahren noch Herr im eigenen Haus – ein Traum? Längst fruchtet die Idee des „Ambient Assisted Living". Übersetzen lässt sich das am besten mit „alltagstaugliche Assistenzlösungen für ein selbstbestimmtes Leben unter Zuhilfenahme von Informations- und Kommunikationstechnologie" für ältere und auch behinderte Menschen. Sensoren, Avatare, Roboter, virtuelle Brillen, Augmented Reality, Mixed Reality, Hologramme – sie bilden das mitdenkende Zuhause und machen es möglich, künftig möglichst lange autonom zuhause leben zu können. Ein Traum vieler ist damit erfüllbar – wenn Körper und Geist nicht mehr einwandfrei funktionieren, hilft die Technik in Fragen der Sicherheit, Unabhängigkeit, im Komfort und auch in der Selbstbestimmtheit der Lebensführung.

AAL, wie der Ansatz „Ambient Assisted Living" abgekürzt heißt, umfasst eine Drehung um 360 Grad – einmal rund um die menschlichen Bedarfe im Leben zuhause darf alles digital sein, vernetzt und schlau: Die Regulierung des Lichts, die Steuerung der Heizung, der Herd schaltet sich ab, wenn ihm zu heiß wird, oder er gibt Tipps für das Kochen, bevor nur Ungesundes im Topf landet. Rauchmelder piepsen nicht nur, sondern sind direkt verbunden mit Hilfseinrichtungen. Die Rollläden wissen, wann sie rauf und runter zu fahren haben, weil sie programmiert sind. Telemedizinische Vitalüberwachung ist selbstverständlich im Einsatz. Kameras und Sprachassistenten sind hautnah anwesend. Es wird gemessen, gesendet, empfangen – und analysiert. Natürlich mit handlungsbezogener Auswertung – wie fühle ich mich heute, muss ein Arzt kommen? Das Internet der

Dinge macht es möglich. Nicht mehr der Mensch denkt und lenkt, sondern die Materie übernimmt, wertet aus und entscheidet. Verantwortlichkeiten verschieben sich vom Menschen auf Dinge. Unbelebtes lebt. Wo bisher tote Materie war, entsteht Leben, das Leben beleben soll, welches im Absterben begriffen ist. Ein Zuhause erhält ein Gehirn mit Anbindung zum World-Wide-Web in Echtzeit. Demente nehmen in der Regel nicht mehr am öffentlichen Leben teil, werden aber durch Sensoren sozusagen widerspruchslos ins weltweite Netz übertragbar. So entsteht eine neue Machtstruktur bis in die zweite Haut des Menschen hinein. Wer Chef bleibt, ist bisher nicht geklärt.

Das fängt beim Notwendigsten an: Essen und Kochen sollen am Leben erhalten, sind basal fürs autonome Leben daheim. Wer diese Fertigkeiten nicht mehr beherrscht, dessen eigenständiges Leben wird der Garaus gemacht. Gelingt Kochen und Essen nicht mehr allein, ist Schluss mit Autonomie. So werden Küchen automatisiert, mit künstlicher Intelligenz versehen: Visuelle Hilfe etwa greift beim Kochen, bevor die Milch hochkocht. Noch direkter: Die Küche denkt mit, macht Vorschläge, was zu kochen wäre: leichte Kost, vitaminreiche Kost. Der basale und lebensnotwendige Vorgang „Essen" überhaupt wird durch künstliche Intelligenz organisiert. Viele Daten werden freiwillig erhoben und derart „erziehend" in den Kochtopf-Einsatz gebracht. Vitalmessungen beim Sport oder beim Überqueren von Bodenplatten im eigenen Heim fließen am Ende in einen Ernährungsplan ein, der helfen soll, gesund zu bleiben – die Ergebnisse funken an den Rezeptgenerator in der Küche, und schon werden nur Gerichte ohne Fett gekocht. Selbst ein Roboterkoch hantiert als Assistenz in der Küche. Bereits auf der Hannover Messe 2015 zeigte Robotic-Kitchen, wie es gehen kann. Das erste Gericht, dass der Roboter zauberte, war eine Krabbensuppe. Zuvor stand für den künstlichen Koch die Lehre an, er schaute sich sein Können bei einem Starkoch ab. Schneiden, schnippeln, rühren – einmal gesehen und in Roboterhand übersetzt. Rezepte lagern in des Robos Mediathek, sind je nach Geschmackswunsch abrufbar. Heute Chinesisch? Morgen Französisch? Kein Problem, der schlaue Androide kann's. Sein direkter Draht ins Internet hält ihn up to date. Er ist jeden Tag frisch informiert, vernetzt mit den Köchen der Welt. Künftig arbeitet der smarte Küchenchef noch individueller: Er lernt von seinem Menschen, während dieser in seiner Küche Lieblingsspeisen zubereitet. Nach einem Lernprogramm übernimmt dann der schlaue Maschinenarm.

Menschen mit eingeschränkter Alltagskompetenz sichert der smarte Koch Gaumenschmaus, verhindert den unwilligen Weg zu „Essen auf Rädern" mit unappetitlich Lauwarmen, das oft Stunden durch die Gegend fährt und dann nicht mal schmeckt. Die Zukunft ist angerichtet, aus Nullen und Einsen.

Künftig kommt die smarte Bestellung dazu: Per Roboter oder Drohne werden Einkäufe geliefert. Eigene Wege zum Supermarkt erübrigen sich, und damit auch das potentielle Verlaufen von Menschen mit eingeschränkter Alltagskompetenz. Die Daten liegen also vor, wer was, wann und in welchen Mengen konsumiert und einkauft. Weiterdenken lässt sich das so: In China gibt es eine App mit Gesichtserkennung und Erkennung des Gesundheitszustandes. Wer in ein Restaurant eintritt, dessen Gesicht wird gesundheitlich ausgewertet – am Ende steht eine medizinische Empfehlung, was der Gast essen sollte. Dann heißt es vielleicht: Heute kein Fleisch, weil der Cholesterinspiegel zu hoch ist. Für Menschen mit Demenz könnte das heißen: „Du hast heute bereits gefrühstückt. Falls du das vergessen haben solltest. Essen ist jetzt nicht angebracht." Und der Kühlschrank bleibt zu.

Noch zwingender ist dieses Szenario: Ist die Software, in der Intelligenz verbaut ist, proprietär, gehört also einem einzigen Anbieter, dürfen vielleicht in einer Miele-Küche nur noch bestimmte Produkte verarbeitet werden, etwa fair gehandelt oder nur noch von EDEKA, sonst schaltet sie sich automatisch aus. Cory Doctorow beschreibt das in seiner futuristischen Novelle „Wie man einen Toaster überlistet": Dieser Toaster toastet nur eine bestimmte Toastmarke, weil seine Programmierung keine anderen Produkte akzeptiert.[31] AAL nutzt kaum Open-Source-Software, also eine, die frei ist und allen offen steht. Das aber wäre für die Skalierung in die vielen Privathaushalte, die das künftig für sich nutzen müssen, hilfreich.

AAL als Ziel fürs Wohnen im Alter soll nicht stören, soll nicht aufdringlich sein – am besten funktioniert sie unsichtbar. Der intelligente Sensorboden ist beispielsweise so eine Erfindung. Er ist unsichtbar im Boden installiert, Menschen, die darüber laufen, werden erfasst. Ein Empfänger erhält die Daten. Auswertbar ist nicht nur das Gewicht, sondern auch die Bewegungsrichtung und das Tempo. Stürze werden als solche erkannt, denn dann „liegt" etwas in größerer Fläche und länger als gewöhnlich auf dem Boden, als wenn nur zwei Beine auftreten. Das räumliche Umfeld kann sich zudem auf die Person einstellen: Beleuchtung, Musik, Temperatur – alles stellt sich auf persönliche Bedarfe ein.

Die Kommunikation mit dem Pflegedienst ist auf Abruf online geschaltet, ebenso wie die mögliche Online-Kommunikation per Telefon oder Video mit einem Arzt oder Zahnarzt, der via Telescreen den Patienten in Augenschein nimmt. Selbstverständlich nutzen alle Beteiligten im Pflegenetzwerk von Pflegefachkräften bis hin zu den Angehörigen digitale Kommunikationsmittel, mittlerweile sprachgesteuert. Nur so lässt sich nahtlos und effektiv zusammenarbeiten. Selbstverständlich wird an der Stelle auch über die Verknüpfung von sozialen und medizinischen Daten verfügt. Bedürfnisse sind so voraussehbar, Patienten werden frühzeitig versorgt. Künftige Verschlechterungen des Zustandes sind weit voraus erkennbar, datenevident unterlegt. Sie berechtigen zu frühzeitiger Prävention, beschränken aber womöglich Reste an Selbstständigkeit, weit bevor Menschen auf diese Veränderungen selbst reagieren können. Die Maschinen kennen dich besser als du dich selbst. Sie projizieren dein Jetzt in die Zukunft und wissen – das Ende der Selbstständigkeit ist nahe. Ein schleichender Abhängigkeitsprozess, bei dem keiner mehr den Stecker ziehen kann.

Die Mensch-zu-Mensch-Beziehung steht in der Pflege an erster Stelle. Aber sie ist immer weniger leistbar und wird es in Zukunft noch weniger sein. Wo weniger Menschen helfen, entsteht die Macht der Maschinen und der Algorithmen. Heute noch haben wir die Wahl, zu entscheiden, wie viel Künstliche Intelligenz uns helfen soll. Das dürfte jedoch bald anders sein. Dann sind smarte Assistenzsysteme billiger und verfügbarer als menschliche Helfer, die zu einem Luxusartikel aufsteigen.

Noch ist die alternative Mensch-Maschine-Interaktion teuer und bisher ein unerfüllter Traum für viele. Ein flächendeckender Einsatz und Einbau in privaten Wohnungen oder auch in Wohnheimen oder Altersheimen ist nicht in Sicht. Dazu braucht es nicht nur ausreichend Geld und Rechtssicherheit, sondern auch Kompetenz im Umgang mit der ungewohnten Technik, die über das An- und Ausschalten hinaus geht. Heute haben nicht nur ältere Menschen mit ihrer digitalen Inkompetenz zu kämpfen, sondern zunehmend auch jüngere. Die technische Entwicklung ist rasend schnell, Neuigkeiten müssen nicht nur schnell lernen, sondern auch fortlaufend. Ist das noch leistbar bei geistigem Verfall – oder müssen dann doch die Betreuenden einspringen, die nicht nur pflegen müssen, sondern auch permanent digital weiterlernen? Die Überforderung verlangsamt den flächendeckenden Einsatz. Aber nicht nur die Privaten sind gefordert, auch die Kommunen schlafen, obwohl die Herausforderung einer alternden Gesellschaft sie ganz direkt betrifft. Um all die datenintensiven Innovationen nutzen zu können, fehlt in den meisten Kommunen, die immer noch ohne flächendeckendes Glasfasernetz auskommen, eine notwendige Infrastruktur.

Natürlich ist gerade hier die Frage der Datensicherheit essentiell, die Technik entwickelt sich viel schneller als gesetzliche Rahmengebungen. Die informationelle Selbstbestimmtheit ist ein hohes Gut. Was passiert mit den Daten? Was ist mit Überwachung? Sind unsere Gesetze bereits austariert genug und antizipieren alles das, was mit denkender Materie noch kommen wird? Wer speichert die Daten, wo und wie lange? Werden die Daten vernetzt und wenn ja, mit wem und welchem Ergebnis? Die Diskussion ist zwar im vollen Gange, doch wenn der Druck steigt, immer mehr Menschen mit Demenz versorgen zu müssen, wird der Datenschutz in den Hintergrund rücken.

Ein smartes Home beruht auf dem eigenen Willen zur Überwachung. Aber will das wirklich jeder, und was, wenn nicht? Und wer entscheidet, wenn der Angehörige dement ist und nicht mehr einwilligen kann? Kann man als familiäre Pflegeperson eine Überwachung in der Wohnung des zu Pflegenden installieren – es bleibt ja im Privaten? Skurril ist der Gedanke, dass Demenz die Kernbotschaft des Vergessens in sich trägt, während die neue Datenschutzverordnung, DSGVO, erstmals ein verbrieftes Recht auf Löschungen im Netz einräumt.

Seit kurzem wissen wir, dass Alexa, die smarte Sprachassistentin von Amazon, Gespräche aufzeichnet. Ziel der Mithöraktion sei die Verbesserung des dahinterliegenden Algorithmus durch eine treffsicherere Verschlagwortung. Mitarbeiter hören ebenfalls mit – ohne dass die Nutzer darüber informiert werden. Die Seriennummer steht auf dem Protokoll, sodass das Gehörte personenscharf zuzuordnen ist. Privatsphäre? Fehlanzeige. Wir schaffen mit unserem Handeln eine Welt, über die wir offensichtlich erst nach ihrer Gestaltung nachdenken. Alexa als smarte Assistentin dient immerhin über 20 Millionen Nutzern, die Zahl der Alexa-fähigen Endgeräte in den eigenen vier Wänden dürfte sogar noch höher liegen. In jeder studentischen Wohngemeinschaft schickt man einem neuen

Mitbewohner eine Prüfung auf Herz und Nieren voraus. Passt der oder die zu uns? Aber beim smarten Alleskönner als Mitbewohner fehlt ein kritisches Nachdenken über die unmittelbaren Folgen.

Schmunzeln lässt die Vorstellung, Alexa wäre Bewohnerin in einem Demenzwohnheim und hörte Gespräche unter den Heimbewohnern mit:

Frau Schmidt: „Wie alt bist du denn geworden?"

Frau Ammerschuber: „Ich? Dreihundert."

Oder auch: Zwei Demente sprechen über Blumen und deren Wachstum.

Frau Schmidt: „Die Rosen hatten dieses Jahr kein schönes Wachstum."

Frau Ammerschuber: „Na. Irgendwann sagst auch du, ich wachse nicht mehr, ich habe keine Lust mehr."

Kann ein Algorithmus Demenzpoesie erkennen? Angesichts derart unlogischer Zusammenhänge sähe sich jeder Anbieter gezwungen, seinen Algorithmus zu überprüfen und vielleicht neu zu programmieren. Wahrscheinlich leuchtete sonst das rote Lämpchen im Versuchsaufbau auf, mit dem Hinweis, dass die Trefferquote der antrainierten richtigen Aussagen gen Null tendiere.

AAL ist bereits eine zentrale Baustelle: Politische Entscheidungen auf allen Ebenen vom Bund über das Land bis hin zu den Kreisen und Kommunen besagen, dass die Pflege zuhause an erster Stelle stehen solle – und adressieren so den überwiegenden Wunsch älterer Menschen, im Alter im eigenen Heim wohnen zu bleiben. AAL mit all seinen Innovationen scheint die logische Antwort darauf zu sein.

Eigentlich ist AAL eine segensreiche Entlastung für die pflegenden Angehörigen – ein willkommener Deus ex Machina, der, einmal aus der Flasche entwichen, nicht wieder dahin zurück verdampfen wird. Nur das Bewusstsein, ein Herz und Liebe fehlen.

In der Zeit, als Lilo nach Hause kam, wünschte auch ich mir als schnelle Lösung für meine neue, unbezahlte Ganztagsaufgabe all diesen technischen „Firlefanz". Mit ihrer in den Jahren abnehmenden körperlichen und geistigen Leistungsfähigkeit wuchsen gleichzeitig die technischen Möglichkeiten, die genau in diese Lücke meiner eigenen Leistungsfähigkeit und Care-Kompetenz hinein grätschten. Profitieren konnte ich bis heute davon jedoch noch nicht. Wir waren zu früh dran für Modelle von der Stange.

Gartenarbeit

Es gibt nur eine falsche Sicht:
Die Überzeugung, die eigene sei die einzig richtige.

Eines nachmittags wollte ich schnell noch ein paar Bäume in Lilos Garten beschneiden. Sie saß vor dem Fernseher und erschrak heftigst, als ich mit Mütze und Sonnenbrille in ihr Fenster schaute. Völlig außer sich rief sie: „Hilfe, Einbrecher!" Trotz meiner Erfahrung handelte ich doch so unbedacht. Es dauerte, bis ich sie beruhigt hatte. Nach einer halben Stunde war alles vergessen, nur das Gefühl der Aufgeregtheit blieb.

Ich machte mich ans Werk. Schimpfend trat sie aus dem Haus: „Was soll das! Hör auf! Es ist Sonntag, da geht man nicht in den Garten. Sonntagswerk hat keinen Bestand!", rief sie mit gen Himmel drohendem Zeigefinger. Es war Mittwoch, doch das sagte ich nicht. Stattdessen verschwand ich mit meiner Harke und einem großen Laubsack in die Büsche. Einen Moment später suchte ich die Harke. Ich hatte sie an die Bäume gelehnt. Auf einmal war sie weg. Ich suchte um das ganze Haus herum. Keine Harke zu finden. Lilo wusste auch nicht, wo sie sein konnte. Ich zupfte hinterm Haus noch ein wenig Unkraut, dann suchte ich den Plastiksack mit Laub. Auch der war verschwunden. Suchend rannte ich wiederholt ums Haus. Harke und Sack – unauffindbar. Ich fragte noch einmal Lilo. „Welche Harke?", gab sie zurück. „Welcher Sack?"

Ich verzweifelte und gab auf. War jetzt ich dement? Als es dunkel wurde, ging ich ins Haus. Es war Zeit für das Abendessen. Dazu wusch ich mir vorher die Hände. Was fand ich in der Dusche? Die Harke und den Laubsack. Sie hatte beides hinter dem Vorhang versteckt, weil ich sonntags nicht harken sollte. Zur Rede gestellt, wusste sie von nichts.

Wenn Dinge denken

Wo Annehmlichkeiten sind, da gibt es auch Schmerz.

Schalten sich technische Helfer mit Intelligenz ein, wie etwa smarte Augen durch Kameras, Mikrophone wie Ohren, Sprachassistenten, die selbstverständlich hören, verstehen und sprechen, Oberflächen, die fühlen können, verändert sich das Betreuungsverhältnis zwischen Pflegendem und Gepflegten. Es taucht buchstäblich ein Dritter auf: Das Individuelle und Intime zwischen den Menschen ist aus dem rein Privaten auf die öffentliche Bühne transformiert, die vielfach unkontrolliert teilbar ist.

Gleichermaßen wenden wir uns vom Menschlichen ab, es steht nicht mehr im Fokus. In diesen rückt die Optimierung eines unaufhaltsamen Zustands, des Verfalls. Wir passen uns im Denken und Handeln vielmehr technischen Tools an, die wir bereits aus unserem Alltags- und Berufsleben her kennen, die uns auch hier assistieren. Die soziale Interaktion der Menschen passt sich den Algorithmen an, nicht umgekehrt, wie uns die vielen smarten Anwendungen suggerieren. Wir geben Macht an künstliche Intelligenz ab, auch wenn sie uns rätselhaft bleibt.

In wenigen Jahren wird die Welt mit 100 Milliarden mit dem Internet verbundenen Objekten überzogen sein. Alles ist mit allem vernetzt: Sensoren, Prozesse und Menschen. Die Rede ist von einem „Ozean der Daten", der neue Wertigkeiten und Dimensionen des Daseins schafft, die bisher in ihren Auswirkungen kaum beschrieben wurden. Interessant, das Menschen im Anthropozän lebend somit ein eigenes Meer – den Daten-Ozean – erschaffen.

Trotz aller Bemühungen um einen schritthaltenden Datenschutz degeneriert die Privatsphäre in dieser Welt zu einem Begriff aus dem Museum, denn bis dahin werden wir umzingelt sein von wissenden Dingen, die denken und kommunizieren können: Displays, Kleidung, Straßenlaternen, Matratzen. Öffentlichkeit und Privatheit verschmelzen.

Das ist auch in einem vernetzten Zuhause nicht anders. Mit dem Einzug in eine sensorengetränkte Wohnung verändert sich das eigene Bewusstsein, jedenfalls solange noch ein Rest an Reflexionsvermögen vorhanden ist. Das Wissen, dass man nie allein ist, verändert einen selbst sowie die soziale Interaktion. Erfinden wir bei stetiger Beobachtung unsere Identität neu? Sind wir noch, wer wir sind, oder spielen wir eine Rolle? In einer solchen Wohnung lebt der von Pflege und Begleitung Betroffene nicht allein. Immer wieder befindet sich dort auch der Betreuende, der sich zu jeder Zeit bewusst ist, dass er oder sie getrackt und vermessen werden kann. Lebt der Mensch zukünftig in einem Gehege, so wie seine tierischen Kollegen im Zoo?

Die technikbegeisterte Digitalenthusiastin in mir singt ein Loblied auf diese technischen Verheißungen, weil sie überzeugt ist von den Vorteilen und dem Hilfeaspekt, der ein großes Maß an Freiheit und Selbstständigkeit erhält, trotz Überwachung, die auch in einem rein menschlich betreuten Wohnen oder in einem Heim stattfinden würde. Nur eben nicht durch Menschen, jetzt durch lernende Algorithmen.

Gleichzeitig flüstert aber auch die Seele der Kassandra in mir, die davor warnt, dass genau diese digitalen Innovationen in der Informations- und Kommunikationstechnologie aber auch in der Biotechnologie nicht allein dazu führen, das Leben im Alter beschwerdefreier zu machen und qualitativ zu verbessern. Sie machen auch regelrecht unfrei und stellen den Menschen an sich in seinem Sein, seiner Daseinsberechtigung, Selbstbestimmung und seiner biologischen Beschränktheit in Frage. Ans kluge Kabel gehängt, an die Kette der Überwachung gelegt und Handlungshoheit an unbekannte Dritte abgegeben. Weicht die Ethik für Menschliches Computergesetzen?

Es geht um nicht weniger als die Freiheit. Die Freiheit jedes Individuums, das aber wie jeder auf der Welt jeden Tag altert. Verschieben sich die Koordinaten für das Bemessen von Freiheit nicht analog der Alterskohorte, in der man sich befindet? Nur mit dem Unterschied, dass jetzt neue Formate der Freiheitsbeschränkung genau dann greifen, wenn sich der Mensch früher als weise und damit reif empfunden hat? Altern ist streng genommen der konsequente Weg hin zum Tod, den wir alle nicht aufhalten können. Aber der Zustand „Alt-Sein" wird immer länger, wie wir aus dem Begriff der Hochbetagten ableiten können, der die Menschen ab 80 erfasst. Der Zustand „Alt-Sein" steht uns allen bevor und damit auch die Frage, wie wir bis zum Tode leben wollen. Werden wir mit der Möglichkeit, den Menschen zu verbessern, abhängig von Technik – von Weltkonzernen, die diese Chancen erfinden?

Für die notwendige Diskussion über vernetzte Wohnungen im Alter sehr bereichernd ist das „Manifest des Journalismus der Dinge", welches die RiffReporter Michael Gegg, David Meidinger, Hendrik Lehmann, Jan-Georg Plavec, Jakob Vicari, Helena Wittlich und Astrid Csuraji in einem fluiden, also nicht fertigen Arbeitspapier diskutieren. Es liegt eine Arbeitsfassung vor, die auch auf das Internet der Dinge im Sinne der AAL übertragbar wäre. Sie schreiben:

> „Das Internet der Dinge verändert die Welt grundlegend. Es gibt eine rasant zunehmende Zahl und Allgegenwärtigkeit vernetzter Geräte. Ob Drohnen,

Sprachassistenten, Fitnesstracker, Satelliten, Kameras (...). Sie alle sind so verfügbar und billig wie nie zuvor. Durch ihre Vernetzung mit Menschen und anderen Maschinen über das Internet verändert diese Entwicklung weitreichend, wie wir die Welt sehen und welche Informationen über uns gesammelt werden. Wir teilen die Überzeugung, dass diese Entwicklung langfristige Folgen für Gesellschaft, Umwelt und die Verteilung von Macht haben wird. Um diese Entwicklungen sowohl kritisch begleiten als auch kreativ nutzen zu können, braucht es einen neuen Journalismus. Den Journalismus der Dinge."[32]

Die Sensoren in den AAL-basierten Wohnungen sind doch nichts anderes als eine Art Journal, die über uns und unser Dasein mit Inhalt gefüllt werden. Wir müssen uns längst über Datensouveränität unterhalten, die ein viel größeres Maß erfordert, als es bisher den Anschein hat.

Die RiffReporter formulieren weitreichende Rahmensetzungen für das Wesen von intelligenten Dingen, die auch im Kontext „Demenz und Digitales" anwendbar sind und überzeugen: Dinge übernehmen Verantwortung, denn Maschinen treffen automatische Entscheidungen, die auf Daten basieren. Die getroffenen Entscheidungen müssen eingeordnet, den hinter den Dingen stehenden Verantwortlichen zugeschrieben werden. Was passiert, wenn die Dinge widerspenstig werden und aus dem Ruder laufen?

Daten führen zu Aussagen und menschlichen Haltungen. Es muss nachvollziehbar sein, wer sie erhebt, wer sie in welchen Kontext setzt und welche Deutungshoheit damit über ein Thema oder einen Zustand gewonnen wird. Wir alle müssen die Erhebungsverfahren kennen und die Methoden der Auswertung, um sie in ihren Folgen einschätzen zu können. Die vernetzten und intelligenten Dinge sind eine sehr lange Zeit an einem Ort, berichten sozusagen aus erster Hand und direkt in Echtzeit, sie sind an Orten angebracht, an denen Menschen nicht sind oder nicht immer sein können – sogar als Nanoroboter im Darmtrakt oder vielleicht bald im Hirn. Sie werden neue Perspektiven und Erklärungen mit sich bringen. Dinge sind Interfaces, sie erheben, übermitteln und kommunizieren. Erhebt sie das in den Rang eines Subjektes? Smarte Dinge und eine riesige Menge von Daten erzeugen ein Weltbild, eine eigene Sicht auf das Sein. Welche wird das sein und was macht das mit den Beobachteten, was macht das mit den Rezipienten? Könnten smarte Räume ganz neue Dimensionen eröffnen?

Diese Auflistung, dem Manifest der Dinge des Journalismus entlehnt, beflügelt geradezu die Notwendigkeit einer Diskussion über Sensorenresidenzen und eine gesamtgesellschaftliche Zukunftsschau: Agiert mit Künstlicher Intelligenz bereits ein nichtmenschliches Lebewesen, egal wie stark oder schwach die KI ist?

Zunächst erstaunen wir vor so viel Vernetzung und technisch-sozialer Mensch-Maschinen-Interaktion. Dann erschrecken wir vor der dahinterliegenden Kraft und zunehmender Relevanz. Unsere Zukunft verlangt von uns schon jetzt Verantwortung: Ist die Antwort ein real existierender Rückzugsraum für Individualisten und das reine Menschsein – eine Art Insel im Meer der globalen Vernetzung? Vielleicht müssen wir, weil intelligente Dinge nicht aufzuhalten sind, in Zukunft Wohnungen und Seniorenheime bauen, in denen ein Raum „clean" bleibt: keine intelligente Technik, keine Überwachung, also avatar- und roboterfrei – nur Wände ohne Augen, Ohren und Sinne. Nur für uns Menschen.

Oder ist unser Ist-Zustand der vernetzten Eigenheime bereits ein Versagensszenario angesichts der Mahnung von Hans Jonas: „Lasst euch nur auf solche Techniken ein, deren Folgen sich kompensieren lassen. So nämlich, dass sie mit der Rücksicht gegenüber den möglichen Betroffenen – und auch den zukünftig Betroffenen – vereinbar sind (...)"[33]

Können Sie sich die Schuhe zu binden?

Wasser in der Ferne kann kein Feuer in der Nähe löschen.

Wer gepflegt wird, bekommt irgendwann Besuch vom medizinischen Dienst der Krankenkassen oder von einem Gutachter. Dabei geht es um die Inanspruchnahme von Geldern und den Antrag auf Pflegegeld bei der Krankenkasse. Ein Arzt oder eine Pflegefachkraft besuchen die Betroffenen zuhause, um ein Gutachten zur Feststellung der Pflegebedürftigkeit zu erstellen.

Zu Beginn des demenziellen Kreuzzugs Lilos gab es noch Pflegestufen. Die Einteilung in Pflegegrade griff erst Anfang 2017. Damals war Pflegestufe 0 eingerichtet für Personen mit dauerhaft erheblich eingeschränkter Alltagskompetenz, also Demenz mit dem unkontrollierten Verlassen der Wohnung oder dem Wehren gegen Pflegemaßnahmen. Menschen dieser Gattung hatten einen Hilfebedarf im Bereich der

Grundpflege und hauswirtschaftlichen Versorgung, erfüllten die Voraussetzungen für eine Einstufung in die Pflegestufe I aber nicht. Mit dem Pflege-Neuausrichtungs-Gesetz griffen 2013 Leistungsverbesserungen für demenziell erkrankte Menschen: Mit der Pflegestufe 0 verband sich der Anspruch auf Pflegegeld oder Pflegesachleistungen. Eine kleine Grundpflege kostete damals rund 9,50 Euro, je nach Anbieter, mit Teilwäsche inklusive des Intimbereiches sowie An- und Ausziehen. Heute sind es rund 13 Euro. Die große Grundwäsche bringt heute nach der Pflegereform bis zu 25 Euro in die Kasse: Waschen, duschen, baden, Zahnpflege, rasieren, Nagelpflege, Haarpflege, Anziehen, Aufräumen – bei eingeschränkten kognitiven Fähigkeiten gehört die Anleitung dazu: „So, und jetzt mal den Mund auf, ich putze ihre Zähne." Der begleitete Gang aufs Klo kostet aktuell sechs Euro. Eine Wäsche fürs Auto kostet acht Euro oder mehr, je nach Material der Bürsten.

Maßgabe bei allem war damals noch die Uhr, alles lief auf Zeit – Pflege nach Minutentakt. Für die Roboterindustrie lag damit eine Limbolatte bereit, unter der künftige intelligente Leistungen noch billiger sein müssten, um rentabel zu sein. Jeder Roboter hätte zu der Ära schon darüber gelacht, wie dämlich die menschlichen Kollegen waren, wenn es um ihre Bezahlung ging. 2017 griff die Pflegereform, die unter anderem die Minutentakte abschaffte und die Pflegestufen in nunmehr fünf Pflegegrade übertrug. Ein Dschungel an Amtsdeutsch und Verordnungsdeutsch überschwemmte in all den Jahren meinen Maileingang und analogen Briefkasten. Nur mithilfe von Online-Informationsdiensten vieler Betroffenenvereinigungen gelang der Marsch durch dieses Dickicht und das finanzielle Überleben meines Schützlings einigermaßen gut.

Vor den Leistungsanspruch hatten die Götter also die Hürde der Begutachtung eingebaut. In unserem Fall hieß die Hürde Frau Drillisch. Sie war Pflegefachkraft und Gutachterin, kam mit ihrem sauberweißen Dienstwagen vorgefahren, stand in blütenweißer Pflegemontur und einem gewinnenden Lächeln vor der Tür. Angemeldet hatte sie sich auf traditionellem behördlichen Weg per Post. „Bitte halten Sie sich den Vormittag des 15. frei." Konkreter ging es nicht. Ihre Freundlichkeit gehörte zum professionellen Geschäftsmodell der Krankenkassen. Hinter jedem persönlichen Begutachtungstermin stand eine betriebswirtschaftliche Haltung, Formulare, Minutentaktung, Leistungsmessung. Nicht der Einzelne zählt, sondern die Habenseite der Versicherung.

Solche Bewertungsbesuche sind vielen Familien bekannt. Die meisten Erzählungen zu Gutachterprüfungen gehen so: „Sonst kann die Mutter keinen Meter laufen. Als die Dame vom Gesundheitsdienst da war, zeigte sie sich aber von der besten Seite, konnte sich sogar die Schuhe zu machen!" Die Kassen freut dieser punktuelle Seniorenelan. Die Angehörigen müssen zeigen, was bei ihren Schützlingen nicht mehr geht. Die Krankenkasse will beweisen, dass noch viel geht. Eine Stunde X entscheidet über Geldzuwendungen und die Zukunft menschlicher Schicksale: Großen Anstrengungen folgen kleine Pflegegrade, ein willkommenes versicherungstechnisches Naturgesetz. Neben Frau Drillisch saß also auch der unsichtbare „Dritte", Herr Sparfuchs, mit uns am Tisch.

Natürlich muss eine solche Gesundheitsprüfung durchgeführt werden. Manchmal jedoch entstehen so Ungerechtigkeiten, die ganze Familien an den Rand des Wahnsinns treiben. Realität und Vorführeffekt passen einfach nicht zueinander. Kaum ist der Gutachter aus dem Haus, geht bei den Erkrankten nichts mehr. Im Gegenteil, die Anstrengung braucht Tage, bis sie wieder kompensiert ist. Offenbar haben betroffene Menschen einen Instinkt dafür, wenn sie mathematisch vermessen werden, wenn es sich um ihren gesellschaftlichen Restwert handelt, der sich in Minuten und Stufen bemisst: Irgendeine Macht, eine stille Reserve lässt sie geistig helle erscheinen, schneller in den Dingen, die sie im Alltag in der Familie nicht mehr auf die Reihe bekommen.

Die für derartige Unterfangen hochsensible Lilo jedenfalls kehrte ihre beste Seite heraus. Ich hatte es nicht einmal im Ansatz erwogen, mit ihr „Rollenspiele" zu üben, wie es in vielen Ratgebern empfohlen wurde. Das hätte Lilo erst recht verunsichert. Frau Drillisch nahm auf dem grünen Sofa Platz, packte ihre Unterlagen vor sich auf den Tisch. Lilo war augenblicklich klar: Hier ging es um etwas. Eine reservierte Unterhaltung entstand zwischen den beiden. Ich hielt mich völlig zurück, legte aber auch meine eigene Pflegedokumentation auf den Tisch, schon mal gut sichtbar.

„Wie geht es Ihnen denn?", fragte Frau Drillisch die Zu-Begutachtende.

„Danke der Nachfrage. Mir geht es sehr gut!"

„Sie haben ja ein schönes Haus und einen tollen Garten. Schaffen Sie das alles alleine, die Haus- und Gartenarbeit?", interessierte sich die Krankenkassenhürde.

„Ja, sicher!", erwiderte Lilo mit Inbrunst. „Das schaffe ich alles allein, das habe ich ja immer so gemacht."

„In Ordnung. Ich werde Ihnen jetzt fünf Dinge sagen und bitte Sie, sich diese zu merken."

„Warum sollte ich das tun?", zeigte sich Lilo ganz präsent.

„Weil ich das gerne testen möchte."

„Ich bin doch nicht blöd, was hat das für einen Grund, warum fragen Sie das?"

„Wir schätzen ein, wie hoch Ihr Pflegebedarf ist. Daher gibt es Fragen, die wir in dem Zusammenhang immer stellen", erklärte Frau Drillisch.

Sie benannte fünf Begriffe, die auch ich mir merkte: Küche, Radio, Blume, Dienstag und Annegret.

Dann folgte eine konkrete Aufforderung zur Aktion: „Können Sie bitte einmal ins Bad gehen und sich die Hände waschen?", flötete die Dame in Weiß, die sich allezeit fleißig Notizen machte und Häkchen an Textbausteine setzte, die ich ohne Brille nicht lesen konnte.

„Das sind ja seltsame Wünsche, die sie da haben. Ich brauche mir nicht die Hände zu waschen, ich bin sauber!", meldete Lilo Protest an. So viel Geistesgegenwart war nicht selbstverständlich.

„Aber ich möchte einmal sehen, wie mobil und gut zu Fuß Sie noch sind." Unwillig erhob sich Lilo langsam aus dem Sessel und humpelte für ihre Verhältnisse sehr rasch um die Ecke, den Flur entlang zum Badezimmer. Sonst fragte Lilo bei solchen Gängen gerne mal: „Jetzt rechtsrum?". Denn auch in ihren eigenen vier Wänden kannte sie sich nicht immer aus.

Die Begutachtungsspeerspitze des MDK folgte ihr und schaute zu. Dann kehrten beide zurück. Jede von Lilos Handlungen war ein Manifest der betriebswirtschaftlichen Hypothese: „Geht doch!"

Es folgten Fragen zur Verpflegung: „Wie sieht es denn mit Einkaufen und Kochen aus, Frau Himmerich?"

„Wieso?"

„Ich möchte wissen, ob Sie noch für sich sorgen können. Kaufen Sie selbst ein?"

„Selbstverständlich tue ich das!"

„Kochen Sie auch selbst?"

„Was ist das für eine Frage. Das habe ich mein Leben lang gemacht!" Dabei vergaß Lilo, dass längst ich für das Essen sorgte.

„Was kochen Sie denn?"

„Heute Dicke Rippe mit Bohnen. Vorher Rindfleischsuppe, als Nachtisch Welfenpudding." In kulinarischen Welten war sie jahrzehntelang zuhause gewesen. Ich sank derweil zusammen. Im Geiste kramte ich nach den Belegen für den Kauf von Fertiggerichten beim Fleischer, die sie als letzten Akt des Kochens nur noch warm machte.

Frau Drillisch wandte sich jetzt an mich: „Pflegen und betreuen Sie Ihre Mutter – ähm, nein, Sie sind ja die Nichte", bemerkte sie beim Blick auf ihren Belegbogen.

„Ja", antworte ich knapp.

„Sie haben auch einen ambulanten Pflegedienst eingeschaltet? Das hat der Hausarzt verordnet?"

„Ja und ja."

„Wie viele Stunden arbeiten Sie denn in Ihrem Beruf?"

„Ich habe mittlerweile reduziert", gab ich zu bedenken.

„Wie viele Stunden?"

„28." Mir sank der Mut, weil ich selbst realisierte, wie meine Karriere in unbezahlter Pflegeleistung versickerte.

Und schon wandte Frau Drillisch sich wieder Lilo zu. „Können Sie sich eigentlich noch die Schuhe zu binden?"

„Natürlich." Prompt stand Lilo auf, bückte sich langsam, bis beide Hände fast den Boden berührten und blieb so sekundenlang wie ein Klappmesser gebückt vor Frau Drillisch stehen, die begeistert in ihr Heft notierte: „Beweglich bis zu den Zehen."

Kurz vor ihrem Abschied, sie kramte schon die Notizen zusammen, fragte sie beiläufig: „Frau Himmerich, ich hatte Ihnen doch vorhin fünf Begriffe genannt. Wissen Sie die noch?"

„Begriffe? Sie haben mir gar nichts gesagt", wehrte sich Lilo. Ich kramte in meinen eigenen Hirnwindungen, krampfhaft, der Schock über die Leichtigkeit, mit der Lilo alle Aufgaben bewältigt hatte, saß mir in den Knochen, blockierte mein Denken. „Blume", denke ich. Ja,

Blume war dabei gewesen. Der Rest war weg. „Blume" hatte ich mir merken können, weil ich mir geschworen hatte, mir nach dem Termin etwas Gutes zu tun und mir selbst Blumen zu kaufen.

Damit war der Besuch nach einer knappen Dreiviertelstunde beendet. Ich begleitete die Leistungsprüferin nach draußen, neugierig, wie ihre Einschätzung ausfallen würde.

„Und?", beginne ich ostwestfälisch, „was wird das ergeben?"

Ich erhalte keine konkrete Antwort. „Ich entscheide das nicht. Das macht die Pflegekasse. Was ich schon sagen kann, ist, dass es zu Pflegestufe 0 auf jeden Fall reicht."

Das war eine Punktlandung. Mehr als Pflegestufe 0 wurde damals nicht bewilligt. Lilo empfing mich zurück im Wohnzimmer mit den Worten: „Wen hast du mir da ins Haus gebracht? So eine will ich hier nicht noch einmal!"

Was vom Tage übrig blieb, war ihr Gefühl des Misstrauens. An den Besuch konnte sie sich schon Minuten später nicht erinnern. Das war unser nächster Schritt in der mathematischen Berechnung von Demenz.

Digitale Bewertung

Auch ein Affe fällt mal vom Baum.

Bewertung und Einstufung schreien nach digitalen Berechnungsinstrumenten und schlauen Algorithmen. Der rote Teppich für die Maschinen ist bereits ausgerollt: Schon die Begrifflichkeiten, neoliberale Sprachhülsen, zur Bewertung von Pflege, die den Mehrwert herausstellen, werden immer betriebswirtschaftlicher, sind geprägt von Normativen und Standardisierung. Die Pflegereform 2017 spricht etwa von einem „Neuen Begutachtungsassessment" (NBA) bei der Einstufung von Pflegegraden, es erfolge eine strategische „Zuordnung", „Berechnung und Gewichtung" der „Punkte" in den jeweils getesteten „Modulen" – eine Sprache, die an ein Proseminar in Betriebswirtschaft und Grundlagen der Kalkulation und des Controllings erinnert. Das Denken in vergleichbaren Pflegestrukturen, Qualitätssicherung auf der Grundlage gemeinsamer Standards und Richtlinien sowie Transparenzinstrumente wie Qualifikationsrahmen, Credit-Transfer-Systeme oder sogar Credit Points klopft an. Pflegeleistungen sind für die digitale Ermittlung und Beurteilung ganz hervorragend geeignet. Wir sind längst beim Vokabular der Rationalität angelangt. Warum sollte die grassierende Soziometrie ausgerechnet vor der Pflege Halt machen, einem rasanten Wachstumsmarkt angesichts einer ohnmächtigen Bevölkerung, die dem Altern entgegensieht.

Zudem liegt der reinen Messbarkeit seit Jahren eine detaillierte Arbeitsbeschreibung zugrunde, eine umfängliche Portion an Erfahrungsschatz durch die Anwendung sowohl von familiären Pflegenden als auch von professionellen Pflegediensten. Jeder Handgriff ist isoliert betrachtbar, monetarisiert. Teilwaschung 228 Punkte und 13 Euro, Toilettengang 104 Punkte und 5,93 Euro, Hausbesuchspauschale ohne Punkte zu 4,15 Euro.

Dem gegenüber steht jedoch, dass die gesamte Dokumentation durch die Pflegedienste auch heute noch per Hand festgehalten wird. Die Protokolle sehen aus wie niedliche Mandalas, handgemalt von I-Dötzen in der Grundschule, die jeweils unleserliche Kringel auf buntes und rautiertes Papier malen. Minutiös, aber völlig wertlos. Der nächste Schritt ist wirtschaftlich konsequent der der maschinellen Erhebung und Beurteilung. Schlaue Algorithmen werden künftig Frau Drillisch ersetzen, und auch die Dokumentation per Handschrift. Sie werden dann sogar in der Lage sein, den Pflegenden zu orten, ob er auch da eingeloggt war, wo er vorgab, gepflegt zu haben.

Ein menschlicher Hausbesuch des Medizinischen Dienstes wird insgesamt unnötig werden. Pflege individualisiert sich durch den Einsatz von Robotern und digitaler Technik. Naheliegend macht das eine AAL-gestützte Wohnumgebung: Wer seine vier Wände mit allerlei sensorischen Hilfsmitteln ausrüstet, wird kontinuierlich ermittelte Daten von einem Algorithmus der Krankenkasse auswerten lassen (müssen). Digital ermittelte Daten wie Bewegungsprofile in der Wohnung, Vitaldaten, Daten über Lebensführung, etwa zur Ernährung, über einen längeren Zeitraum aufgezeichnet, ersetzen alsbald die bisherigen statischen Bewertungskriterien und helfen den Pflegegrad granularer, also feinkörniger und personenbezogener, festzulegen. Oder auch die Tarife personenscharf anzupassen. Ein solches Raster bedeutet die komplette Veränderung der Prozesse und der Berechnung von Pflege und Demenz: Kein Mensch muss sich mehr einen Schuh für einen Hausbesuch anziehen, der Beurteiler sitzt bereits 24 Stunden, sieben Tage die Woche im Raum. Wir wohnen einem Zwitter aus Fremd- und Eigenüberwachung bei, ohne die dahinter liegenden Mechanismen in ihrer weitreichenden marktrelevanten Wirkmacht abzuwägen, profitieren aber vordergründig von einer evidenten Datenerhebung, weil das vielleicht zu einer kostensparenden Eingruppierung führt.

Menschlicher Ermessensspielraum fällt weg, sensible Abweichungen in der Einschätzung sind bereits eingepreist. Gegen solch profundes Datenmaterial ist kein Kraut gewachsen, es wird entscheidungsrelevant, weil kaum menschlich widerlegbar. Wir erheben einen Algorithmus zur Autorität – und unterwerfen uns einmal mehr. Auch die Anzahl der Widersprüche gegen eine Einstufung wird sich reduzieren, weil sie zwecklos werden. Werden Krankenkassen ihren Intelligenzzuwachs allein für ihre positive wirtschaftliche Bilanz in den Einsatz bringen, sodass Bedarfe passgenau ermittelt und bepreist werden können – oder doch eher solidargesellschaftlich verteilt? Was bedeuten individuelle Tarife für die Versicherten und welchem Legitimationsdruck für eine angepasste gesunde Lebensweise werden sie zur Folge haben? Die Entscheidung über diesen Trend ist längst noch nicht gefallen, aber bereits absehbar. Big Data wäre nicht geboren, wenn man damit nicht auch Geld verdienen könnte. Andererseits lassen sie Versicherte ihrerseits völlig machtlos zurück. Anwendungen, die in der Hand der Versicherten Wirkung zeigen, sind bisher kaum vorhanden, abgesehen von Preisvergleichen. In diesen Tagen wird auf Bundesebene am Aufbau einer Datenbank gearbeitet, die alle Abrechnungsdaten der gesetzlich Versicherten umfassen soll. Alle medizinischen Vorgänge einer Person wären zentral gespeichert. Vorgesehen ist lediglich eine Pseudoanonymisierung der Datensätze. Widerspruch der Versicherten ist nicht möglich. Der Verlust der Privatsphäre ist vorprogrammiert. Versicherte wären sehr bald gläsern. Wer bedenkt, dass etwa Alzheimer unter die Rubrik Erbkrankheiten fällt, möchte als naher Angehöriger sicher nicht, dass er als deshalb als Risikopatient gebrandmarkt wird.

Hochinteressant ist im Zusammenhang der Berechenbarkeit, dass der Begriff der Demenz im Katalog des US-amerikanischen Diagnostik and Statistical Manual of Mental Disorders nicht mehr allein verwendet wird. Die Rede ist nun von „neurokognitiven Störungen". Im DSM 4 werden die Kriterien für ein Demenzsyndrom weiterhin genutzt werden.[34] Gleichzeitig sind längst Hirnareale benennbar, in denen der demenzielle Krieg wütet. Bald, so glaubt man, wird man sie konkreter bekämpfen können, sie werden zunehmend berechenbar. Vor dem Hintergrund der fortschreitenden

Biotechnologie und der vermehrten Einflussnahme der Neurowissenschaften sind diese Erkenntnisse von Relevanz, weil unterschwellig die Chance auf „Meliorisierung" mitschwingt: Ein paar kleine Korrekturen am Hirn, ein paar Implantate und ein „Geht doch" ist die Folge. Unser menschlicher Handwerkskasten für Bewertungen und Kategorisierung nicht nur von Demenz kommt unter die Räder der smarten Technik. Werden wir uns nach der guten alten Frau Drillisch zurücksehnen?

Die Blauback'sche Marie

Auch durch ein Nadelöhr kann man den Himmel sehen.

Es war der schlimmste Tag der Woche. Einmal wöchentlich nahm ich die ausgebildete Kaltmamsell Lilo mit in den Supermarkt. Sie war immer eine begnadete Köchin mit feiner Zunge gewesen. Ich dachte, dass ein Ausflug ins Kulinarische sie fordern und sie an der Welt teilhaben lassen würde, sie motivieren könnte, ein kleines Stück Selbstständigkeit aufrechtzuerhalten. So schrieben wir zusammen einen Einkaufszettel. Ich ließ sie diktieren, was wir brauchten, obwohl sie das schon seit langem nicht mehr einzuschätzen wusste. Artig notierte ich das, was ihr in den Kopf kam.

„Marmelade mit Erdbeergeschmack, Quark", immer das Gleiche. Der eigentliche Einkaufszettel wär längst auf meinem Smartphone gespeichert.

„Was willst du kochen?", fragte ich. Die Antwort blieb stets westfälisch: „Blindhuhn. Dicke Rippe." Die Rezepte waren ihr noch präsent. Den Kochlöffel schwang sie längst nicht mehr. Ihre Versorgung am Mittag sicherte ich durch vorgekochtes Essen, das sie nur noch warm zu machen brauchte. Anfangs gelang das gut, später übernahm unsere Haushaltshilfe.

Der Weg bis zum Supermarkt war gespickt mit Hindernissen. Jedem Aufbruch ging ein Ritual voran: Ins Bad und die Haare kämmen – das konnte ein erstes kleines Drama heraufbeschwören, wenn es nicht möglich gewesen war, einen Friseurtermin einzuhalten und sie jetzt plötzlich im Spiegel bemerkte, dass ihre Haare nicht lagen. „Ich sehe aus wie die Blauback'sche Marie", eine Figur aus ihren Kindertagen, die in der Nachbarschaft dafür bekannt war, ungepflegt zu sein. Eine modische Frisur hatte sie schon lange nicht mehr, und ob sie sich selbst erkannte, blieb ein ungelöstes Rätsel.

Monate später wurde klar, dass es nicht mehr sie war, die da vor dem Spiegel stand. Ein „Ich" formulierte sie gar nicht. Vielleicht nahm sie noch eine Art artifiziellen Doppelgänger aus Erinnerungsfetzen ihrer selbst wahr. Das, was sie da sah, war mehr Gegenständliches als Lebendiges, eine Simulation eines diffusen Bildes aus der Vergangenheit. Später, im Heim, meinte sie beim Anblick ihrer selbst im Spiegel: „Schau, Mutter ist auch hier."

Meistens nahm ich ihr den Stilkamm aus der Hand und richtete ihr das Haar. Ihre eigenen Bemühungen mündeten in einer Endlosschleife, weil sie sich in Details verging und vergaß, dass wir aufbrechen wollten. Am einfachsten war es an kalten Tagen, da zog ich ihr den schwarzen Hut mit den lustigen Federn auf den Kopf an. Ihre Haare waren dann im besten Sinne unsichtbar und damit auch alle Probleme.

Weiter ging es mit dem Mantel. „Ist der nicht zu schäbig? Ist die helle Jacke noch in der Reinigung?" Eine helle Jacke gab es nicht. Während sie unbewusst Zeit schindete, weil ihr dämmerte, dass es nach draußen ging und dort Unsicherheit wartete, war es mein Ziel, möglichst schnell fertig zu werden. Ein gelungenes Übereinkommen beider Wünsche, Aufbruch und Ruhe, war von unserer Tagesform abhängig. Nicht nur sie hatte manchmal keine Nerven, sondern auch ich. Wir waren zur Langsamkeit gezwungen.

Ihre krokolederne Handtasche war der neuralgische Punkt. Sie hatte ihre normale Funktionalität verloren, war vielmehr mutiert zu einem Fetisch. Innen verstaut hatte sie ein uraltes schwarz-weißes Familienfoto mit ihrer Mutter und allen Geschwistern, ein kleines handschriftliches Zettelchen, auf dem in altdeutscher Schrift „Pappa" geschrieben stand, etwas Klimpergeld sowie einen Fünf-Euro-Schein. Ohne ihre schwarze Handtasche machte sie keinen Schritt. Vielleicht lag es daran, dass mit dem Foto ihre gesamte Familie darin wohnte. Und weil ihr eigener Vater schon so früh gestorben war, keine einzige Fotografie von ihm existierte, hatte sie den auf dem Schnappschuss fehlenden Vater schriftlich auf einem Extrazettel festgehalten. Das hatte ich verstanden und respektierte es. Ein Gegenstand mehr auf der Wertvollliste in einem Demenzhaushalt. Und auch er war ständig gut versteckt. Täglich begab ich mich auf die Suche nach der „Familie". „Wo ist Mutter?" konnte später auch bedeuten „Wo ist meine Tasche?".

Die Angst, beklaut zu werden und damit ihre kostbare Sippe zu verlieren, saß tief. Die Suchaktion startete vor jedem Aufbruch. Manchmal hing die Tasche nur im Schlafzimmer hinter der Tür. Manchmal war sie vermeintlich besser vor Diebstahl gesichert, sie hing hinter den Handtüchern im Bad. Ein drittes Mal lag sie unter den Kopfkissen im Bett. Es brauchte Übung, bis ich es schaffte, nicht nach rationalen Kriterien zu suchen. Suchen mit Dementen oder für Demente war losgelöst von allem Sinn – es erforderte Neugierde und den Mut, etwas als Versteck aufzuspüren, das gar nicht mit dem Gegenstand, den man suchte, in Bezug stand.

Wenn die Tasche endlich an ihrer Schulter hing, der Mantel angezogen war, der Hut auf dem Kopf saß, war ich schweißgebadet und überlegte, dass ich eigentlich jetzt duschen müsste. Es sind die stupiden immer wiederkehrenden kleinen Dinge, die den riesigen Canyon glatt schmirgeln. Oder: Steter Tropfen höhlt den Stein. Und mit jedem Tropfen schwanden meine Nerven.

Station Zwei folgte: Das Ritual des Abschließens von Etagentür und Haustür und die Frage, wo der Schlüssel war. Und noch schlimmer: „Werden jetzt Räuber kommen?" „Nein", beruhigte ich, „wir sind nicht lange unterwegs." Hatte ich weniger Langmut, sagte ich auch schon mal: „Wir wohnen nicht in Fort Knox." Solche Antworten waren lustig gemeint und sollten über die zwanghaften Angstsituationen hinweg helfen. Mal gelang es mir, sie zum Lachen zu bringen – und damit auch zum Mitkommen. Häufiger klappte das aber nicht. Es gab zahlreiche Tage, an denen sie an der Haustür umdrehte und zurück auf ihren Hocker in der Küche eilte, um dort stur sitzen zu bleiben. Das ganze Frisieren und Anziehen war für die Katz.

Jede Situation erforderte eine individuelle Haltung. Nichts war gleich, jeder Tag anders, wenn auch die Dinge, die da zu tun waren, gleich blieben und eine Struktur hilfreich war. Was heute als guter Weg oder guter Einfall gelang, konnte morgen schon schiefgehen. Lilo blieb unberechenbar und damit im tiefsten Sinne menschlich, unergründlich und in ihrem Wesen niemals wirklich zu durchdringen. Meine kleine Enigma. Bei allem Wohlwollen meinerseits, ich konnte nur erahnen, was in ihr vorging oder wie sie sich fühlte. Es war Empathie, die mich leitete.

Demenzerfahren ist man nicht. Man wird es. Es sind kleine Schritte, es ist ein tägliches Dazulernen, über die Krankheit, sein schwindendes Gegenüber, über sich selbst. Achterbahnfahren scheint mir eine passende Metapher. Während jedoch Eltern ein festes Ziel im Auge haben, nämlich die Selbstständigkeit der Sprösslinge, die zwangsläufig um die achtzehn bis zwanzig Jahre eintritt, ist das bei der Begleitung von Demenzerkrankten und in der Pflege anders. Hier geht es ums Vergehen. Selbstständigkeit bedeutet, die basalen Fähigkeiten nicht zu verlieren, wie Essen und Trinken. Kinder übernehmen ihre Verantwortung aus den Händen der Eltern, wenn sie achtzehn sind. Demente Menschen legen sie auf unbestimmte Zeit zurück in die Hände der Kinder. Und am Ende steht auch kein Elternstolz als Belohnung für das eigene Engagement. Die Belohnung bei Demenz ist ein flüchtiges Geschenk, ein Lächeln vielleicht, ein Händedruck – man muss gut aufpassen, um das Glück und die Wertschätzung nicht zu übersehen. Diese Momente flüchtig und durch keinen Algorithmus der Welt zu bemessen.

Einsteigen bitte!

Wenn man in ein Dorf kommt, soll man sich ans Dorf anpassen.

Ausflüge mit dem Auto waren eine Odyssee. Mein cremeweißer englischer Zweisitzer fiel als Transportmittel aus. Rein wäre es gegangen, raus niemals. Johannes fuhr einen historischen, englischen Land Rover. Einen Oldtimer also. Eine Ausgabe, wie es die Mitte der 60er Jahre Geborenen aus „Daktari" noch kennen. Um in so ein Gefährt hineinzukommen, brauchte es eine gewisse Akrobatik. Denn das Ding zeichnete sich durch einen enorm hohen Radhochstand aus, was in der der Serengeti hilfreich sein mag, für ältere Damen aber nicht. Für den Gebrauch im platten Ostwestfalen-Lippe benötigte Lilo eine umgedrehte Mineralwasserkiste, auf die sie stieg, um ins Auto zu gelangen. Die Höhe erreichte sie allerdings nie ohne panische Schreie.

Wild fuchtelte sie mit den Armen und suchte nach Halt. Ich hielt sie von unten und schob ihren voluminösen Körper gen Sitz. Auf dem klotzigen Beifahrersitz thronte sie wie die Queen ohne Krone auf einem Trecker. Das Anschnallen mit den urzeitlichen Gurten war ein Problem, ich musste sie erst auf die notwendigen Länge zurecht schieben, wie im Flugzeug. Dicker durfte sie nicht werden, wenn sie mit mir zusammen mobil bleiben wollte. Als es losging, rief sie: „Das ist ja eine Dreschmaschine!" Ganz falsch lag sie damit nicht. Wir tuckerten los, ohne Federung und mit weiten Lenkerschwüngen, um die Kurven zu meistern. Auf dem Parkplatz vor dem Supermarkt sorgten wir für Aufsehen: Ich stellte die Mineralwasserkiste wieder unterhalb der Beifahrertür auf, eine ungelenkige Majestät mit langem Mantel und Hut stieg aus, die immerzu „Hilfe" rief.

„Die Schwerkraft wird es richten", ermunterte ich. Sie und ich, ein groteskes Gespann der Alltagsbewältigung. Genau viermal nahm ich sie im Old Landy mit, dann streikten meine Nerven, während sie alle unsere Fahrten nach Minuten vergaß.

Für die nächsten Ausflüge lieh ich mir extra ein „normales" Auto. An der zweiten Kreuzung fragte sie: „Kennst du den Weg?"

„Ja."

„Und was, wenn wir den Weg vergessen, wer bringt uns dann nach Hause?"

„Ich kenne mich hier aus, hab keine Angst, ich weiß, wo wir hinfahren."

„Und wenn wir uns verlaufen?", kam es angstvoll zurück.

„Dann fragen wir einfach jemanden oder rufen die Polizei an, die soll uns nach Hause bringen."

„Weißt du das bestimmt?"

„Ja, sicher, ich verspreche es dir."

Wenn ich in Erzähllaune war und unserem Ausflug weniger Hektik vorausging, erklärte ich ihr die Funktionsweise des integrierten Navis oder auch mal die von Google Maps. Sie sah mich staunend an: „So ein kleines Ding weiß, wo wir hinwollen? Du bist verrückt."

Eine Gesellschaft im Mobilitätswandel muss sich auch um Mobilität mit Handicap bemühen. Vielleicht gelingt der Umstieg zum Lastenfahrrad für den sicheren und fröhlichen Transport von Älteren, eine Art Demenzrikscha.

Das halbe Schwein geht über die Ladentheke

Tiefe Weisheit wächst aus starken Zweifeln.

Jeder Einkauf dauerte. Trieb ich Lilo zur Eile, wurde es noch schwieriger. Sie konnte meinen Zeitmangel förmlich riechen, was sie völlig aus dem Konzept brachte. Deshalb versuchte ich, betont gelassen zu bleiben, was oftmals grandios misslang. Mit unsichtbarer Hand dirigierte ich sie durch die Regale und versuchte, dass nur das im Korb landete, was sie wirklich brauchte. Sie packte viele Produkte ein, die wir zuhause bereits horteten. Ich legte das Zeug ein Regal weiter hinter ihrem Rücken wieder zurück. Erdbeermarmelade etwa war so ein Produkt, das niemals fehlen durfte, sich aber schon im Vorratsschrank stapelte.

An der Fleischtheke wurde es heikel. Lilo hatte lange Zeit in der Feinkostabteilung gearbeitet. Früher hatte sie als Kaltmamsell hier hinter der Theke gestanden, heute war sie Kundin. Das regte etwas in ihrer Erinnerung. Ich ließ sie ihre Bestellung aufgeben, blieb im Hintergrund, damit sie nicht das Gefühl hatte, beobachtet und kommandiert zu werden. Für Augenblicke blühte sie auf. Die meisten Fachverkäuferinnen kannten uns, nannten sie beim Namen. Doch einmal stand eine Neue vor uns, die unser Handicap nicht kannte. Lilo eröffnete ihre Bestellung – hörte aber nicht wieder auf.

„Bitte Serrano-Schinken, Kalbsleberwurst, Schwartemagen mit Kümmel, dies noch und das da auch." Die Begriffe fielen ihr ohne Probleme ein. Erst als sie eine halbe Schweinerippe bestellte, versuchte ich sanft, aber bestimmt einzugreifen. Die Verkäuferin wollte die Rippe schon zurecht sägen, während ich hinter Lilo winkte, wild gestikulierte und den Kopf schüttelte. Die Verkäuferin schaute mich an, als führte ich einen Veitstanz auf. Sie machte einfach weiter.

Lilo steckte komplett in der Vergangenheit, die Fürsorgliche in ihr bestellte für eine ganze Hofmannschaft: Kamen die Bauern vom Feld, sollten sie ordentlich was im Pott vorfinden! Das war sechzig Jahre her, damals, als sie auf dem elterlichen Hof groß geworden war. Heute war sie ein Eine-Frau-Haushalt. Ich intervenierte: „Das reicht jetzt. Du brauchst keine Rippe!" „Was soll das heißen? Ich muss kochen. Packen Sie das ein! Sofort!" Die Verkäuferin stopfte das halbe Schwein bereits in eine Tüte und reichte es mir über die Ladentheke.

„Darf es sonst noch etwas sein?"

Ich entschied mich für die Flucht. Mit der völlig aus der Bahn geworfenen Lilo am Handgelenk zog ich zur Kasse. Zehn Meter reichten ihr fürs Vergessen. Die Dame hinter dem Verkaufstresen würde ich mir später vorknöpfen, allein. Mittlerweile erwartete ich von meiner Umwelt einen sensibleren Umgang mit offensichtlichen Sondersituationen.

Und mein Entschluss stand fest, das zersägte Schwein gab den Ausschlag. Das hier war der letzte Einkauf für eine einstmals begnadete Köchin.

Ein Stück ihrer Unabhängigkeit scheiterte ein weiteres Mal an unserer Umwelt, die die Situation schamlos ausnutzte oder einfach nur nicht verstand.

Von Klo und Kleidung

Mit den Gedanken entstehen alle Dinge.
Mit den Gedanken verschwinden alle Dinge.

Lilo öffnete die Augen, blinzelte. Ich hatte sie geweckt. Ich war froh, als sie endlich zu sprechen begann. Sie sah aus, als wäre sie tot. In den letzten Tagen war sie sehr erkältet gewesen und hatte viel geschlafen. Ihre zunehmende Gebrechlichkeit rührte mich, es war schwer, sie so hilflos zu sehen. Kraftlos. Dann musste sie aufs Klo, was die peinliche Maschinerie der Pflegenotwendigkeit in Gang setzte. Schon länger war es schwer für sie, aus dem Bett zu kommen. Es trug aber zur Beibehaltung ihrer Würde bei, dass sie überhaupt noch alleine aufs Klo gehen konnte und keine Windeln tragen musste. Erst hievte ich das Kopfende hoch, händisch, denn es gab kein Pflegebett. Wir nutzten immer noch ihr altes Ehebett. Langsam half ich ihr, die Beine aus dem Bett auf dem Boden zu platzieren. Bei fast achtzig Kilo und einer Körpergröße von einem Meter fünfundsechzig schon eine ordentliche Kraftanstrengung für uns beide. Die Beine gehorchten längst nicht mehr so, wie sie es mehr als achtzig Jahre lang gewohnt waren. Ich drehte und hielt. Es war eine schwere Aufgabe, sie half nicht mehr mit. Als sie endlich stand, taumelte sie ein wenig vor und zurück. Sie schaute mich ängstlich an. Wir beide wussten, dass ich sie nicht halten könnte, wenn sie fallen würde. Es dauerte einen Augenblick, bis der Befehl, jetzt loszugehen, in ihrem tauproteinverseuchten Hirn verarbeitet wurde. Ein Bein vor das andere setzen. Sie setzte sich in Bewegung, leicht nach vorne gebeugt und mit schlurfender Fußhaltung. „Atmen!", befahl ich, weil mir nichts Konkreteres als Hilfe einfiel.

Ihr Rollator gab Halt, wir erreichten die Toilette. Auf dem Klo tat ich, was man als Kind gerne vermeiden würde. Ich zog ihr das Nachthemd hoch, die Hose runter, sodass sie sich selbst setzen konnte. Dann schloss ich die Tür, hoffend, dass sie nicht von der Brille fallen und mit dem Kopf auf die Badewanne aufschlagen würde. Ob sie noch Scham empfand, nach Intimsphäre strebte?

„Kann ich wieder reinkommen?", fragte ich.

„Ja", seufzte sie. Als ich die Tür öffnete, sah ich, wie sie mit nacktem Oberkörper vor dem Spiegel stand.

Ich machte sie frisch. Im Pflegedeutsch hieße das „kleine Grundreinigung", wie gesagt, 13 Euro wert. Duschen als Bestandteil der großen Grundreinigung war ein ungleich größerer Aufwand und stand nicht täglich auf dem Programm. Ich machte mich an die Arbeit und versuchte eine professionelle Distanz zu halten. Es machte mich sehr traurig, dass meine rüstige Landpomeranze jetzt so klapprig vor mir stand. In ihren Augen suchte ich nach Antworten auf die Frage, ob auch ihr diese Situation unangenehm war, ob sie sie als unwürdig erachtete. Sie sprach nicht mit mir. „Sie wäre lieber selbstständig", dachte ich und fragte mich, was sie empfand. Sie sah bei diesem Pflegeschritt genauso traurig aus wie ich.

Urplötzlich brach es aus ihr heraus: „Ruhe ihrer Asche." Ich fuhr überrascht hoch: „So weit ist es noch nicht", antwortete ich trocken. „Doch, schau", entgegnete sie und wies auf die vielen kleinen Schuppen auf ihrer trockenen Haut, die sich beim Waschen lösten. Wo kam diese treffende Ironie her? Kopfschüttelnd trocknete ich sie ab, warf zum Schluss das Handtuch über ihren Kopf, zog einen Zipfel hoch und sagte: „Buh", so wie man ein Kind beim Spiel erschreckt, dass dann herzhaft lacht vor wonnigem Schrecken und Spaß am Versteckspiel. Sie kicherte: „Mutter, du bringst mich zum Lachen." Auf einmal stand ein vergnügtes Kind vor mir, ohne Zähne im Gesicht, runzelig und gebrechlich, aber glücklich.

Das Anziehen von Alten unterscheidet sich vom Anziehen eines Kindes. Die kleinen Arme und Beine sind biegsam, vielleicht störrisch: „Ich will diese Hose nicht anziehen, die ist doof." Ein älterer Mensch ist eher steif und bemüht, schnell angezogen zu werden, eine Hülle der Sicherheit als zweite Haut umzulegen. Kleidung bedeutet einen positiven psychologischen Moment. Wer sich anzieht, kehrt dem Bett den Rücken, kann den Tag nutzen. Der Welt einen bekleideten Moment lang angehören und möglicherweise in der Lage sein, als Mensch wahrgenommen zu werden und nicht als dementer Erkrankter im Schlafanzug. Lilos Kleidung wählte längst ich aus, ich fragte aber stets, ob ihr gefiel, was ich aus dem Schrank gezogen hatte. Wie alte Freunde aus Jugendtagen hingen ihre Pullover und Blusen auf ihren Bügeln im Schrank. Bald würde ich sie in den Ruhestand schicken, denn sie passten nicht mehr. „Willst du heute mal was Blaues tragen?" „Wenn du meinst." Es schmerzte sie, als ich versuchte, ihre Arme nach oben zu biegen, damit sie in die Ärmel ihres Shirts passte. Nur ein Seufzer entfuhr ihr. Sofort ließ ich alle Kraft fahren und schaute sie an, in der Erwartung eines neuen Signals, was ich jetzt tun sollte. Schließlich machten wir einen neuen Anlauf. Diesmal klappte es. Ich setzte mich für einen Augenblick über ihre Schmerzgrenze hinweg und streifte die Baumwolle über sie. Fertig.

Wir sahen aus wie ein Ballettduett, wortlos, reagierten intuitiv aufeinander, es war wie eine Choreografie, die täglich wechselte. Ihre Muskeln und Sehnen gaben unser Tempo vor, die je nach Wetterlage mal Rock'n'Roll, mal langsamen Walzer verlangten. Nach Jahren des gemeinsamen Trainings waren wir ein eingespieltes Team im Scheinwerferlicht des Altwerdens.

Brot und Spiele

Wer fragt, gewinnt.

Obwohl ich stets gut und reichlich einkaufte, reichte das Brot nicht. Spätestens nach zwei Tagen fragte ich mich beim Kontrollblick in den Kühlschrank und ins Brotfach: „Wo ist das verdammte Brot?" Lilo konnte doch nicht ein halbes Graubrot innerhalb von achtundvierzig Stunden verzehrt haben. Oder doch? Mittlerweile hielt ich ja alles für möglich. Die reale Welt hatte sich einen Spaltbreit verschoben. Als gäbe es eine zweite Welt hinter einem Schrank, in die nur Eingeweihte oder Kinder vordringen könnten. Narnia kam mir in den Sinn. Was, wenn unsereinem diese Welt gänzlich verborgen blieb und damit eine nächste Dimension des Bewusstseins nur den Dementen offen stand? Gedanken wie diese schleichen sich ein, weil die Welt der Demenz ein reiches Repertoire an Unmöglichkeiten mit sich bringt, die man zuvor für undenkbar hielt. „Bleib mal in der Realität", ermahnte ich mich.

Bei Lilo nachzufragen, brachte nichts: „Ich kann mir nicht helfen, wo bitte ist das ganze Brot geblieben?", versuchte ich es dennoch.

„Was für Brot?"

„Es ist einfach weg, und wir haben doch gerade gestern ein halbes Doppelpack gekauft", gab ich zur Antwort.

„Also das wüsste ich aber. Das bildest du dir ein. Du könntest aber Brot kaufen!"

Ich sagte nichts. Widerspruch putschte die Situation nur unnötig auf und machte sie aggressiv, weil sie fühlte, dass etwas nicht stimmte.

Ich gab erstmal auf. Und fuhr zum Bäcker. Kaufte wieder ein halbes Brot und verstaute es bei ihr im Brotschrank. Diesmal zählte ich die geschnittenen Scheiben ab.

Am nächsten Morgen kam ich in die Küche. Der Brotschrank war leer. Nur die Plastiktüte und der Verschlussklipp lagen einsam am Boden. Ein Rätsel.

„Hast du so viel gegessen? Das Brot ist schon wieder weg."

„Also, ich fresse doch nicht!", entrüstete Lilo sich. „Du erzählst mir hier was! Du hast vergessen, Brot mitzubringen, und jetzt willst du mir das in die Schuhe schieben." Eine Minute später war diese Unterhaltung vergessen.

Wieder verließ ich völlig ratlos das Haus und kaufte ein neues Brot, diesmal weniger Scheiben.

Als ich am späten Nachmittag zu ihr kam, sah ich ihren Nachbarn Hermann unter ihrem Badezimmerfenster stehen. Wild gestikulierte er mit den Armen. Seine Demenz war fortgeschrittener als Lilos. Er wohnte ein Haus weiter und war ein paar Monate zuvor Witwer geworden. Ich schaute der Szene aus einiger Entfernung zu. Lilo stand am Badezimmerfenster, das auf Kipp stand. Ich sah nur ein Viertel ihres Gesichtes. Sie warf etwas aus dem Fensterspalt. Hermann fing einen Teil des Hinausgeworfenen auf, einen anderen klaubte er vom Boden auf.

„Ich kann dir nicht aufmachen, die Haustür ist abgeschlossen", hörte ich Lilo rufen.

„Ich habe aber Hunger", antwortete er, „der Kühlschrank ist leer, ich habe nichts zu essen, ich habe Hunger."

„Hier ist Brot. Iss!" Eine nächste Scheibe Graubrot landete vor seinen Füßen.

Jetzt trat ich hinzu: „Was macht ihr denn hier?" Beide ließ meine Anwesenheit völlig unberührt. Sie nahmen mich nicht einmal wahr. Hermann bückte sich nach dem Brot, sammelte es auf und blieb dann unschlüssig stehen. Die Futterspenderin schloss das Fenster. Sie hatte ihr gutes Werk getan.

Hermann sah mich an. Ich hakte mich bei ihm unter. Mit den Brotscheiben in seinen Händen führte ich ihn durch den Garten in seine Küche. Ohne viele Worte öffnete ich seinen Kühlschrank und fand diesen prall gefüllt vor – auch Hermanns Brotschrank brach aus allen Nähten, vollgestopft schimmelten die Backwaren vor sich hin. Ich beschloss, seine Tochter am Abend anzurufen. Zurück in der Küche meiner Tante erzählte ich ihr: „Jetzt weiß ich, wo dein Graubrot geblieben ist. Du hast Hermann damit gefüttert, der bei dir gebettelt hat."

„Ich? Hermann gefüttert? Ich kenne keinen Hermann."

Daten gestalten die demenzfreundliche Kommune

Besser auf neuen Wegen etwas stolpern
als in alten Pfaden auf der Stelle treten.

Die Anzahl der an Demenz erkrankten Personen steigt weiter an. Das ist kein Geheimnis. Pflegekräfte sind allerdings Mangelware. Gleichzeitig führt der demografische Wandel aber auch dazu, dass die pflegenden Angehörigen immer älter werden. Hochbetagte Eltern nehmen zunehmend Hilfe von den in die Jahre gekommenen Kindern in Anspruch und auch pflegende Ehepartner werden immer älter.

Schon heute finden sich öffentliche Daten zur Alterung in den Städten und Gemeinden. Aus ihnen lassen sich viele sinnvolle Informationen herauslesen, wie ganze Stadtquartiere mit ihren Bewohnern altern und welche Bedarfe das weckt. Mittlerweile flankieren zunehmend feinkörnige medizinische Daten die vorhandenen sozioökonomischen Daten.

In England gibt es die öffentliche Plattform OpenPrescribing. Sie bereitet öffentlich verfügbare, anonymisierte Verschreibungsdaten aller Hausärzte in England auf. Anhand der Daten lässt sich etwa ermessen, wie gut klinische Leitlinien umgesetzt werden, wo Medikamente unnötigerweise verschrieben wurden und wo sie in einer Stadt häufig verschrieben werden. Die Auswertung der Daten erfolgt in Grafiken und Karten bis auf einzelne Stadtteile hinunter gebrochen. Auch die zeitlichen Verläufe sind ablesbar. Die Plattform hat Einsparungen in Millionenhöhe ermöglicht. Wegen ihres hohen Zusatznutzens der Transparenz und der Einsparung wird sie zum Teil durch den National Health Service finanziert.

Ein derart aussagefähiges Datenmaterial wäre auch in Fragen der Demenz insbesondere für Kommunen interessant. Allein der Anstieg von Medikamenten, die im Zusammenhang mit einer Demenzerkrankung kommunal oder regional gebündelt verschrieben werden, könnte wichtige Hinweise für die Steuerung sozialer Dienste und den Aufbau von Netzwerken zur Hilfestellung in diesem Krankheitsfall bieten. Quartiersscharf.

Sie ließen sogar langfristige Strategien für die Stadtplanung entstehen, wenn etwa evident wird, dass Menschen in ganzen Stadtteilen stark altern – spätestens jetzt wäre eine wirksame politische Rahmensetzung erforderlich, die im Sinne einer demenzfreundlichen Kommune greifen könnte. Die Planung für Gesundheit und Wohlbefinden sollte ein zentraler Bestandteil jeder Quartiersentwicklung sein. Nachverdichtung und Zusammenrücken in Quartieren könnte Nähe organisieren statt Einsamkeit, wenn etwa generationsübergreifende oder nachbarschaftliche Hilfe und Pflege gleich mitgedacht werden. Der Verbleib im eigenen Zuhause ist für viele bereits die grundlegendste Form des gesund Alterns. Angesichts der gleichzeitigen politischen Zielvorgabe, Menschen mit Demenz oder mit Pflegebedarf in erster Linie zuhause versorgen zu lassen, ist ein gemeinwohlorientierter Datenschatz mit einer derartigen Deutungsdichte von hoher Relevanz. Die Bündelung und Auslese von Datenmustern kann zu ganz banalen Veränderungen führen, die aber eine enorme Erleichterung darstellen können: Etwa der Aufstellung von mehr Bänken zum Ausruhen in den Wohnumfeldern der Betroffenen oder in der Nähe von Pflegeheimen und Demenzwohngemeinschaften.

Die Verknüpfung verschiedener Datenquellen könnte bisherige Lösungsansätze gänzlich auf den Kopf stellen. Bisherige Grenzen zwischen traditionellen Pflege- und Serviceeinrichtungen und der häuslichen Pflege könnten verschwinden. Etwa, wenn auch die individuellen Körperdaten oder permanente Bewegungsdaten mit einfließen.

Die Pflege zu Hause und in den Quartieren in einer neuen Netzwerkstruktur, auch mit Kliniken und ärztlicher Versorgung verzahnt, könnte individueller und vor allem menschenzentrierter werden. Digitale Werkzeuge könnten Menschen, Strukturen und Versorgungsprogramme neu miteinander vernetzen, in Interaktion bringen, Unterstützung und Hilfe organisieren und dabei auf mehr sorgende Menschen im Umfeld zurückgreifen, als das bisher der Fall war. Die Hochzeit des Sharing ist angebrochen, aber in Fragen der Pflege und Demenz kommt der Gedanke noch viel zu kurz. Digitale Werkzeuge nützen, um die Reichweite des physischen Raumes zu erweitern, sodass Menschen sowohl digital als auch persönlich miteinander in Kontakt treten können. Gleichzeitig wird der Wunsch nach Generationen übergreifenden Räumen und Dienstleistungen lauter, in denen Jung und Alt ihre Kompetenzen füreinander nutzen und teilen können. Strukturen von Gesundheitsversorgung gemeinsam mit neuen Datenmustern und dem Trend des Sharing könnten dazu führen, dass sich neue Formen der zwischenmenschlichen Beziehungen ergeben, die Hilfestellungen und erste Pflege niederschwellig möglich machen und Hemmnisse für den privaten und kurzfristigen Einsatz gering halten. Dazu könnten nachbarschaftliche Mitbring-Dienste oder ein ehrenamtliches Kümmern gehören.

Daten können aber auch dabei helfen, Menschen zu versklaven. Wenn sich ein Quartier etwa durch einen besonders hohen Krankenstand auszeichnet, könnte sich das negativ auf den sozialen Stellenwert der Bewohner auswirken. Denn Krankheit und Siechtum werden durch hohe Versicherungsbeiträge bestraft und erschweren den Zugang zu Chancen. Es kommt darauf an, was Menschen aus Daten und deren Nutzung machen. Sind die Algorithmen toxisch und bringen Bestrafung und Selektion oder Besseres für das Gemeinwohl und den Zusammenhalt? Technik darf Menschlichkeit nicht unterminieren.

1.000 Tage und 1.000 und eine Nacht

Stehe nicht am Wasser und sehne dich nach Fisch. Webe ein Netz.

Längst hatte ich alles in Lilos Leben übernommen, was einen reibungslosen Alltag erforderte: Ich schmiss den Haushalt, kaufte ein, kochte vor, wusch Wäsche, putzte die Wohnung, machte den Garten und unzählige Kleinigkeiten mehr. Auch die Finanzen und das Hausmanagement lagen in meiner Hand. „Ich bin dein Terminkalender und dein Portemonnaie", scherzte ich gern, worauf sie meine Hand nahm und antwortete: „Ich bedanke mich sehr." Alles in allem war ich ein Ordnungsamt für einen Menschen ohne Geist.

Unser gemeinsames Demenzleben lief tausend Tage rund. Die Blätter im Kalender fielen, unsere täglichen Absurditäten reihten sich aneinander wie eine Perle nach der anderen. Wir hatten uns eingerichtet in einer Bibliothek, die täglich mehr Bücher aus ihren Reihen ins Nichts verlor. Von einem Moment auf den anderen aber kippte unser kleines Demenzglück. Ohne Vorwarnung erreichten wir quasi über Nacht das nächste Level, die Tauproteine und senilen Plaques eroberten mit ihrer Armada weiteres Terrain in Lilos cerebraler Büchersammlung.

Bis vor kurzem konnte Lilo ihre Körperpflege und den normalen Alltag bewältigen, wenn man sie nur anleitete und erinnerte. Von einem Tag auf den anderen ging das nicht mehr, diese Fähigkeiten waren verschüttet im Land des vergessenen Könnens. Auch das Essen wurde zum Problem. Sie vergaß es. Was sie nicht vergaß waren Proteste und Aggression: Sie verweigerte standhaft jede Form von Pflegedienstleistungen und vor allem die Tagespflege. Keine tausend Pferde brachten sie dazu aus dem Haus. Überredung, gutes Zureden, nichts half. Und gegen ihren Willen konnte ich nichts machen. Spätestens jetzt hätte ich mich klonen oder einen humanoiden Roboter anschaffen müssen.

Demenzbegleitung, eigenes Leben und Job – so konnte das nicht weitergehen. Dieser entscheidende Wendepunkt fiel mit einer Höhergruppierung von Lilos Pflegebedürftigkeit durch den MDK zusammen. Ich sortierte unser Leben nach neuen Kriterien, die jetzt endgültig ich aufstellte. Nicht, weil ich bestimmen wollte, sondern weil ich überleben wollte. Lilos akut aufgetretene Inkontinenz zeigte wie ein unerbittlicher Wasserstandsmelder die Richtung auf. Wer fünf Mal am Tag bei seinem Pflegeschützling Windeln wechselt, muss rechtzeitig seine eigenen Bedürfnisse in den Mittelpunkt stellen. Sonst würde ich diese langatmige Sorgeaufgabe bald nicht mehr leisten können. Keine Windel wechselte sich von selbst.

Mein erster Schritt zur Selbsterhaltung war, mehr Leistungen durch den ambulanten Pflegedienst in Anspruch zu nehmen. Die Aufwände wurden mehr, sowohl bei der Körperpflege als auch bei der Einnahme der Medikamente. Zum Schluss versenkte Lilo ihre Pillen nicht in sich selbst, sondern ungenutzt im Mülleimer. Oder sie vergaß sie ganz. Nun übernahm es der Pflegedienst, dafür zu sorgen, dass sie ihre Tabletten morgens und abends wie verschrieben einnahm, sieben an der Zahl.

So trat Frau Pepper in unser Leben, engelsgleich landete sie in unserem Alltag. Achtundfünfzig Lenze zählte sie, war sportlich robust, mit einer praktischen Kurzhaarfrisur, lebensfroh, und sie konnte mitreißend lachen. Ein Multitalent, gelernte Altenpflegerin, Gesellschafterin, Motivationstrainerin, fit im Haushalt und erfahren im Umgang mit reizbaren Demenzpatienten und niedergeschlagenen Angehörigen. Ein Juwel. Sie packte überall mit an. Ich offenbarte ihr, dass sie nun mit der Familie alt werden würde, weil ich sie nicht mehr gehen lassen wollte und dabei auch schon an das Altern meiner Mutter dachte, die zwar noch fit war, aber wie lange würde das noch so sein?

Es war ein Segen, dass Lilo finanziell so gestellt war, dass eine Hilfe bezahlbar war. Längst hätte ich diesen Schritt gehen sollen. Natürlich freute ich mich über ausreichende geldliche Mittel – aber noch ausgelassener freute ich mich über den Namen von Frau Pepper, das englische Wort für „Pfeffer", die damit ostwestfälisch übertragen „Schwung" mitbrachte. Und sie hieß genauso wie der smarte Pepper, ein humanoider Roboter aus einer Gemeinschaftsproduktion von Franzosen und Japanern, der darauf programmiert ist, menschliche Mimik und Gestik zu analysieren und als digitaler Gefährte gedacht ist. Das konnte nur ein Glücksfall sein. Frau Pepper half mir in den nächsten Jahren, Mensch zu bleiben.

Als erstes richteten wir eine WhatsApp-Gruppe ein: So chatteten wir, hielten uns in Echtzeit auf dem Laufenden, ohne einen Telefonhörer in die Hand nehmen zu müssen.

Frau Pepper übernahm das mittägliche Kochen und leistete Lilo Gesellschaft beim Essen. Dann erledigte sie die anfallende Hausarbeit. Das Assistenz-Programm für ein autonomes Daheimbleiben im hohen Alter lief auf Hochtouren: Nicht nur die Patientin brauchte Pflege, auch das häusliche Umfeld wartete mit dem Wunsch, gepflegt zu werden. Die groben Arbeiten erledigte weiterhin ich: Gartenarbeit, Rasenmähen, Hecke schneiden, Fensterputzen, Bürgersteig fegen. Jeden Sonntagabend musste gefegt werden, denn montags kam der Fegewagen und kehrte die Regenrinnen! Man bedenke, dass wir in einer konservativ spießigen Umgebung in einer Mittelstadt lebten. Hier hatte alles seine feste Ordnung. Diese Ordnung versuchte ich unbewusst aufrechtzuerhalten, den ungeschriebenen Gesetzen zu gehorchen, sodass Lilos Leben möglichst so weiterlief als gäbe es keinen dementierten Verfall. Irgendwann merkte ich selbst, wie dämlich das war, wie irrsinnig zu glauben, dass ein solches Unterfangen erfolgreich sein könnte. Jäh begriff ich, dass Demenz auch mich verändert hatte.

Als aufgeklärte, feministische Frau saß ich in der Falle und registrierte, wie sehr ich in einem von mir selbst errichteten Geisterdorf und selbstgebauten Gefängnis lebte. Die von mir aufrechterhaltende Fassade einer funktionierenden Lilo brach in sich zusammen, als ich mir endlich eingestand: „Du bist erledigt." Es war ein unglaubliches Aufatmen: Ich konnte nicht für sie leben, alles das ersetzen und vital halten, was mit ihr dahinwelkte. Niemand kann ein Leben eines anderen ersetzen, nicht einmal ein Hologramm, welches den Menschen virtuell auferstehen lässt. Ich handelte nicht mehr in ihrem Sinne, sondern in meinem.

Was scherten mich Normen und Konventionen der Sauberkeit oder die Nachbarn und was sie dachten! Ich musste mir keinen Kopf darum machen. Ich wusste, dass der täglich schwindende, aber noch existente Teil von Lilo gut versorgt war – das war alles, was zählte. Nicht, ob die Hecke nach Maß getrimmt war. Außerdem änderte sich das Gesicht des Stadtviertels insgesamt. Die gesamte Nachbarschaft alterte und ihre Häuser gleich mit. Es gab einen regelrechten Generationenumbruch um mich herum, der eben an solchen Kleinigkeiten wie ungefegten Bürgersteigen erkennbar war. Man musste seinen Blick für diesen schleichenden Prozess scharf stellen, dann entdeckte man vieles, das sich veränderte: Mehr und mehr ambulante Pflegedienste parkten rund um die Uhr im Quartier, Rollatoren schoben sich übers Pflaster, Nachbarn am Steuer, begleitet von wechselnden polnischen Pflegekräften. Einer Drehung eines Kaleidoskops gleich hatte sich die Welt längst verändert. Fortan warf ich viele Aufgaben in die Mottenkiste der Vergangenheit, aus der sie ja auch entsprungen waren: Mangelwäsche, wöchentliches Bürgersteigfegen und das Harken auf dem

Friedhof gehörten dazu. Ich gab das Familiengrab an den Friedhof zurück, ließ den Grabstein abräumen und schon hatte das Unkraut keinen Namen mehr.

Ich besuchte Kurse zu Demenz und Pflege, hörte Vorträge von der Deutschen Alzheimergesellschaft bis zur Diakonie. Surfte im Netz, informierte mich. Suchte nach Wegen der Erleichterung. Ich konnte meine praktische Demenzwelt mit theoretischen Erkenntnissen abgleichen, erkannte, dass ich nicht allein war. Das, was wir als Demenzgespann erlebten, widerfuhr ähnlich millionenfach anderen auch. Das Generalisieren half in den ersten Monaten als Gegengift gegen den krass fortschreitenden Verfall von Lilos Hirnleistungen. Wenn mich auch die Versammlung der Demenzbetroffenen jedes Mal noch matter am Wegesrand zurückließ: Hier waren nicht nur Lilo und ich betroffen, sondern alle. Jeder und Jede sprudelte Geschichten und Gerontoabsurdes heraus, teilte es der Welt mit als wäre das Innere zu klein für diese große Bürde, das Entsetzen über Abnormität als neue Lebensform. Betroffene hielten sich aneinander fest wie Ausgestoßene, gaben sich Zuversicht und Kraft. Wer würde auch sonst verstehen, was Demenzbegleitung hieß. Immer seltener aber fand ich meinen Weg zu Vorträgen solcher Art. Ich zog die Isolation vor, schon deshalb, weil die Kraft und vor allem die Empathie nicht mehr reichte, mir jede Menge Vorschläge und Tipps anzuhören, die im Alltag aber auch nur Gerede blieben. Ich wollte Digitales als Hilfsmittel, was es allerdings in Marktreife nicht gab. Die Aufgabe blieb analog. Jeden Tag. 24 Stunden, sieben Tage die Woche, 365 Tage im Jahr. Unendlich.

Lilo wurde inkontinent. Es war ein jähes Erwachen, als auf einmal alles daneben ging, die Hose nass war, das Sofa, das Bett. Spätestens jetzt führte mich ihre Demenz nicht nur an ihr Hirn, sondern auch an ihren Hintern, der mehr und mehr Aufmerksamkeit auf sich zog: Blase und Darm zeigten sich oftmals nicht geneigt, ihre normalen Aufgaben zu übernehmen. Ihr Körper entspannte sich in all seinen Dimensionen zu einer zu pflegenden Fläche. Ich war ab jetzt für das Dasein von Kopf bis Fuß verantwortlich. Das „Ran ans Körperliche" war wohl der schwerste Lernabschnitt in der Demenzbegleitung.

Täglich beschäftigte ich mich in meinem Beruf als Politikwissenschaftlerin mit Robotertechnik, mit der Frage, was sie alles würde leisten können und wie sie Gesellschaft verändern würde. Auf meinem Tisch lagen Bücher wie „Pflege 4.0", „Roboter in der Pflege", „Smarte Maschinen" und vieles mehr. In den unzähligen Tagen und Jahren der hohen Belastungen habe ich mir mehr als einmal digitale Helfer gewünscht: Angefangen bei einem schnellen Internetzugang, um die zahlreichen Institutionen von Krankenkasse bis Stadtverwaltung zu erreichen, ohne lästiges Laufen und Warten auf Fluren, ohne lästigen Papierkram handschriftlich auszufüllen, auszudrucken, mit einer Briefmarke zu versehen und wegzuschicken, nur um dann die Antwort zu bekommen, dass das Amt, die Behörde, die Kasse weitere Unterlagen brauche, die von mir beizubringen seien. Diese Gedanken gipfelten in dem Wunsch nach einem Roboter, der Angehörige liebevoll grundreinigen konnte.

Aber hier im Feld vor Ort, im Haus und Garten im kleinen Ostwestfälischen merkte ich – nichts davon. Abgesehen von einem Roboterrasenmäher tat sich im Privaten nichts Digitales, was Arbeitserleichterung bedeuten würde. Im Gegenteil. So langsam spürte ich, dass meine eigene Resilienz auch eine Gefahr war – ich fühlte mich selbst wie ein Roboter, der seine Aufgaben abspulte ohne an Freizeit, Erholung oder Auftanken zu denken. Trotz aller Erkenntnisse und der Hilfe zeigten meine menschlichen Batterien längst einen stetig roten Balken.

Einkaufen und Fotografie

Der Mensch stolpert nicht über Berge, sondern über Maulwurfshügel.

An manchen Tagen fühlte ich mich unsäglich alt, verschluckt vom Demenzland. Ständig erledigte ich Dinge, die ich gar nicht tun wollte, während spannende Aufgaben mehr und mehr aus dem Blick gerieten – Musik machen etwa. Eines Tages stand ich an der Kasse im Supermarkt und war drauf und dran, in schwermütige Gedanken zu versinken. Die Kassiererin schaute mich fragend an und hielt mir den Bon hin. Unsere leeren Augen kreuzten sich für einen Wimpernschlag in diesem Kosmos an Banalitäten. Im gleißenden Neonlicht der Einkaufspassage herrschte Leere. Mein Weg führte mich vorbei an einer Lottobude. Vor drei Wochen hatte ich gespielt. Aber nur, weil einer Dame vor mir ein Centstück auf den Boden gefallen war, direkt vor der Lottobude, und ich das als Glückszeichen interpretiert hatte. Die Dame hatte sich nicht bemüht, das Kupferrund aufzuheben – ich schon. Und dann machte ich meine sechs Kreuze. Am Ende hatte ich nichts gewonnen von den 21 Millionen, die es hätten sein können. Ich reihte mich willenlos ein in die Horde Menschen, die in einem Lottogewinn ihr Lebensglück sahen, aussteigen wollten aus einem Alltagsleben, das erdrückte. Als Lottoqueen würde ich eine Armee an Helfern für Lilo einstellen können und Roboter bauen.

Nur wenige Meter weiter stand der Automat für Passbilder. Einen Augenblick hielt ich inne. Wie ich wohl jetzt gerade aussah, fragte ich mich. Ich hielt den Einkaufswagen an und setzte mich spontan in die Kabine, zog den Vorhang zu, kramte die passenden Münzen aus meinem Ledersäckel und schaute in den Spiegel. Ich sah mich, mit meinen 50plus Jahren, die mit einer Schmetterlingsklammer zusammengehaltenen langen braunen Haare, die längst immer mal wieder getönt werden mussten, weil sonst graue Strähnen unerbittlich hervorlugten. Meine traurigen braunen Augen, Falten um die Nase, die steile Stirnfalte. Der Schal aus Schottland, den ich unbedingt mitbringen musste, weil ich überzeugt war, dass er mich in das naturwilde Ullapool zurückbringen würde, aus dem Alltag in das schöne Nichtstun. Der Apparat machte Klick und ich war in diesem Augenblick auf Fotopapier gebannt. Eine Frau mit hohen akademischen Weihen, mit einem Burnout-Syndrom, welches sich noch gut verstecken ließ, vor allem vor mir selbst, in einer Midlifecrisis, die nun schon einige Zeit anhielt und ausweglos erschien. Was, wenn ich in dieser Kabine einfach sitzen blieb? Der Vorhang trennte mich von dem Verfall einer alternden Spezies da draußen. Ihre vorbeihuschenden Beine konnte ich noch sehen. Schlapp raffte ich mich auf, wartete draußen auf das fertige Foto. Es glänzte noch feucht, ich pustete. In der Hand lag das Erinnerungsstück an meinen Seelenzustand. Ich atmete durch und schritt nach draußen, in den dunklen Nieselregen, wo ich meinen Kofferraum bepackte. Auf ging es zu Lilos Kühlschrank, der noch nicht selbstständig bestellen konnte. Mit mir fuhr die Erkenntnis, dass ich so aussah, wie ich mich fühlte.

Digital Mental Health

Denken Sie auch mal an sich selbst.

Termine für eine Psychotherapie sind schwer zu bekommen. Die Warte-listen sind lang. Längst ist der Notstand ein gesamtgesellschaftliches Thema. Die Bedarfszahlen für psychische Hilfe steigen. Für pflegende Angehörige steigt die Gefahr der Erkrankung an Depression oder Burn-out besonders. Bei ihnen geht es um (Über-)Lebensqualität, um simplen „Werterhalt" ihrer Leistungskraft. Psychisch-bedingte Krankheitsausfälle der Belegschaft kosten die Wirtschaft Milliarden. Digitale Tools aus der Sparte der Digital Mental Health sind daher ein willkommener Ersatz für den Therapeuten aus Fleisch und Blut.

Digital Mental Health umfasst die Nutzung von onlinebasierten Techno-logien zur Verbesserung des psychischen Wohlbefindens und der psychi-schen Gesundheit. Die Ansätze sind vielfältig, sie bestehen aus Apps, Vir-tual Reality, Wearables, Onlinetherapiemodulen und auch virtueller Echt-zeittherapie. Sie basieren auf dem grundsätzlichen Einsatz von Telekom-munikation, Big Data Analytics, das auch maschinelles Lernen umfasst, mobilen Technologien und Biosensoren. Die jeweilige Technik kann von den Anwendern selbstständig oder in Kombination mit professioneller Begleitung genutzt werden. Ihr Einsatz ist mittlerweile bereits ein euro-päisches Thema, betrifft nicht nur den deutschen Markt. Demenz ist glo-bal, Depression und Burn-out bei sorgenden Angehörigen sind es auch. Auch hier werden persönlichste Daten preisgegeben, mit dem Ziel, die eigene Wertigkeit im System aufrechtzuerhalten, nicht im tiefen Sumpf von Krankheit und Wertlosigkeit zu versinken. Die Data-Miner, die Daten-schürfer, freut es, wenn sie das bisher wohl Menschlichste, die Seele, mit Nullen und Einsen in ein neoliberales Raster konditionieren können und sich dabei sogar der uneingeschränkten Mithilfe des zu vermessenden Objektes sicher sein können. Das Subjekt will ja überleben, zeigen, dass es den Willen hat, auf der Gewinnerseite zu stehen, egal, wie schwer die Belastungen etwa durch Pflege sind. Das Selbstvermessen ist auch beim begleiteten Vergessen angekommen. Im Zentrum steht also wieder ein-mal die Ermittlung von Daten, die in eine Diagnose münden, den Krank-heitszustand messen und zeitgleich auch personalisierte Beratung und psychosoziale Interventionen anbieten. Sie sind gleichfalls als Frühwarner und Prävention zu verstehen: Nimmt die Belastung bei den Menschen messbar zu und Geist und Körper reagieren darauf, warnt ein solches Sys-tem, den Fuß vom Gaspedal des Lebens zu nehmen – wenn das denn in der eigenen Hand liegt.

Die Methoden, die bei digitalen Mentalhelfern zum Einsatz kommen, basieren häufig auf der Kognitiven Verhaltenstherapie. Meistens ist es ein Chatbot, der Menschen mittels der Dialogfunktion in Gesprächen durch schwierige Zeiten coacht und als Seelentröster fungiert. Das Ziel heißt immer, Widerstandsfähigkeit aufzubauen, also Resilienz. Die intelligenten Systeme selbst brauchen keine Widerstandsfähigkeit, sie wirken 24/7 – jederzeit sind sie für ihre Nutzer erreichbar. Jeder kann sie bei Bedarf nutzen. Adressiert werden Depressionen, Burn-out bei Menschen im Berufsleben, Scheiternspanik bei Schülern und Studierenden, Angstzustände, Stress – ein Potpourri an individuellen Zuständen von Menschen in optimierungsaffinen Gesellschaften.

Woebot oder Tess sind solche Tools. Es sind in Kognitiver Verhaltenstherapie geschulte Bots. Sie chatten mit dem Nutzer, adressieren dessen verzerrte Einstellungen zu sich selbst und finden gemeinsam mit ihm heraus, was und wie er über sich selbst denkt. Nach mehrwöchiger Nutzung soll sich eine veränderte Einstellung zeigen, weniger Angst, weniger depressive Schübe. Woebot etwa fragt jeden Tag: „Wie war dein Tag?" und „Wie waren deine Gefühle heute?" Im Hintergrund werden die gesammelten Daten in eine Art Gefühlsmodell oder -raster übersetzt, die Muster in der Gemütslage erkennen lassen. Sobald der Algorithmus mehr und mehr über den nutzenden Menschen gelernt hat, (be)lehrt er diesen, so wie ein Coach, vermittelt Strategien des „Überlebens" und steigert das Wohlgefühl. So fühlt sich ein Nutzer gesehen und gehalten. Am Ende steigert sich die Resilienzfähigkeit – der Mensch kann Stress besser aushalten. Künstliche Intelligenz wird so aber auch ein Einfallstor so riesig wie ein schwarzes Loch im All für jede Art von Manipulation.

Die smarte Reise ist hier noch nicht zu Ende: Beschriebene Fortschritte in der Neurotechnologie gekoppelt mit den Möglichkeiten der Informations- und Kommunikationstechnologie werden auch auf dieser Seite des Leidens Durchbrüche schaffen. Nicht nur Menschen, die dem Vergessen anheimgefallen sind, werden durch Künstliche Intelligenz optimierbar. Auch die sorgenden Helfer können profitieren: Schlüsseln wir unser Bewusstsein, unser Hirn-Sein, weiter auf, stellt sich vielleicht die Chance, unsere menschlichen Unzulänglichkeiten und Schwächen zu überwinden. Verletzungen oder Dauerstress unserer Seele setzen wir mit künstlicher Technologie Werkzeuge entgegen, die helfen, Erkrankungen wie Burnout oder Depression zu überwinden. „Wer bin ich?" „Was macht mich aus?" „Wie resistent könnte ich im besten Fall sein?" Mit Antworten durch eine übergeordnete Intelligenz stehen wir vielleicht vor der Relativierung menschlicher Individualität. Ja, sogar philosophische Betrachtungen zum freien Willen dürften neu geschrieben werden, bis hin zur Frage, ob es eine freie Entscheidung noch gibt. Wir schauen diesen Prozessen zu, staunen, stellen Fragen, aber lassen sie weiter laufen.

Je besser das Vermessen des Menschen von Biodaten bis Hirnaktivitäten voranschreitet, desto besser ist der Wille fremd steuerbar. In welche Richtung soll es beim Erhalt der eigenen Wertigkeit gehen? Eine unablässige Poolposition im Zugang zu individuellen Lebenschancen ist denkbar. Oder einfach nur bar jedes eigenen Willens, weil mit smarter Technik erreicht. Mit der Einordnung in immer differenziertere Skalen sehen wir zu, wie wir selbst eingeordnet werden, und nehmen ganz freiwillig einen von fremder Seite zugewiesenen Platz in der Gesellschaft, im Leben ein, der durch Daten und Punkte in seiner Wertigkeit und im Rang errechnet wird. Wir sind nicht nur berechenbar, sondern vieles von dem, was wir denken und schließlich tun, wird vorhersagbar. Der Mensch verliert an Überraschungspotenzial. Ein bisher himmlisches Geschenk der Einzigartigkeit, das wir mehr und mehr missachten.

Bekanntschaft mit Wischmopp und Delir

Der Weg ist das Ziel.

Mitten während dieser verwirrenden Veränderungen passierte das Unglück: Omi Ur im Bergischen war gefallen. Beim Überqueren der Straße. Mit ihren 94 Jahren lag sie auf dem Asphalt und schrie vor Schmerz, bis der Rettungswagen eintraf. Die Diagnose: Oberschenkelhalsbruch, an einem Freitagnachmittag im ländlichen Raum. Die Operation erfolgte erst spät am Abend mit einer Notbesetzung.

Als sie anschließend aus der Narkose aufwachte, war nichts mehr wie zuvor. Sie lag im Zimmer und wusste von nichts, erkannte keinen Angehörigen, wirbelte unruhig im Bett hin und her, fand keine Worte. Mehrmals riss sie sich die Infusionsnadel aus dem Arm. Der letzte Versuch, sich von den Kabeln zu befreien, endete in einem Blutbad. Ihr Zimmer sah aus, als wäre gerade etwas geschlachtet worden. Bett, Boden, Wischtücher, Omi – alle blutverschmiert. Wie ein modernes Gemälde eines finalen Kunsthappenings. Die Reinigungsfrau erschien unerschrocken, schwang ihren Wischmopp mit gekonnten Wirbeln über den Boden und Omis Blut vermengte sich mit dem Wischwasser zu einem schaumigen Dunkel.

Wer so viel Blut verloren hat, müsste eigentlich sterben, schoss es uns Laien durch den Kopf, die wir an ihrem Bett saßen. Das Sterben aber blieb unerledigt in erschreckender Desorientierung, Tag und Nacht verschwammen in ihrer Welt, die Omi schien in weite Ferne entrückt. Ihre Versiertheit ließ sich nicht wegwischen oder mit einem Pflaster kurieren. Sie blieb und wir lernten Delir kennen. Der Begriff, aus dem Lateinischen „delirare" entliehen, bedeutet „aus der Furche geraten". Als eine, die auf einem Bauernhof Anfang des letzten Jahrhunderts groß geworden war, hätte Omi diese bildliche Beschreibung bei klarem Verstande vielleicht sogar zum Schmunzeln gebracht. Als jemand, der Reim, Wörter und Lyrik liebte. Jetzt aber *war* sie es: aus der Furche geraten.

Ob sie das selbst realisierte, ließ sich nicht sagen. Im Zimmer allein entspannte sich für sie ein Albtraum, kein Mensch an ihrer Seite – das löste Panik aus. Was lag da näher, als schnellstens das Zimmer zu verlassen, ungeachtet ihrer Operationsfolgen und der Tatsache, dass sie eigentlich gar nicht laufen konnte.

So wenig, wie sie einschätzen konnte, wo sie sich befand, war ihr auch bewusst, dass sie immer noch das gestreifte Engelshemdchen trug: vorne wie ein Kittel fallend, hinten offen und nur mit einer Schleife um den Hals befestigt. Ihr Rücken und ihr Hintern lagen bloß, der Blick auf ihre weißlichen Runzeln und braunen Muttermale war für jedermann frei. So irrlichterte sie barfuß durch die Flure, seltsamerweise vom Personal unentdeckt. Das zarte Geisterwesen humpelte an allem vorbei, schmerzbetört, aber es ging für sie immer geradeaus über die endlosen Flure. Wie durch Geisterhand gezogen marschierte sie, suchte, vielleicht Vertrautes, ihr Bett oder auch ihr Elternhaus, wer konnte das wissen.

Schließlich landete sie im Vorraum eines Operationssaales. Gerade lag ein anderer Patient zur Vorbereitung auf der Pritsche, da richteten sich alle Augen auf Omi, die aussehen musste wie eine Geistererscheinung. Für alle völlig unerwartet, stand sie plötzlich im Raum, zitterte: „Was soll ich?" Zwei Schwestern griffen dem Geist unter die Arme und die Suche nach ihrem Namen und der Zimmernummer nahm ihren Lauf. Zwei der überrumpelten Pflegerinnen meldeten den Menschenfund an der Pforte, damit jemand komme und sie abhole. Im Rollstuhl ging es zurück ins Zimmer. Gleichzeitig piepste das Smartphone der Familie:

„Ihre Mutter geistert halbnackt durch den OP-Saal im Krankenhaus." Es dauerte zehn Minuten, bis Omis Tochter vor Ort war. Wir benötigten drei Stunden, aufgehalten durch Stau auf der Autobahn. Das Gespräch zwischen der Klinik und uns Angehörigen konzentrierte sich darauf, Wege zu finden, die 94-Jährige so schnell wie möglich zu entlassen. „Wir haben hier auf der Station keine Möglichkeiten und kein Personal, auf ihre Mutter aufzupassen", sagte man uns. Jetzt war guter Rat teuer.

Implantate, unterschreiben Sie hier!

Man irrt nie so leicht, als wenn man glaubt, den Weg zu kennen.

Lilo plagten derweil fürchterliche Zahnschmerzen. Davon erzählte sie aber nichts. Ich bemerkte es, als wir beim Abendessen saßen. Vor Schmerz verzog sie das Gesicht.

„Was ist los?", fragte ich.

„Hier tut es weh." Sie griff sich an die Backe und rieb die Zähne.

Wir suchten ihren Zahnarzt auf. Zum vereinbarten Termin schafften wir es mit einer halben Stunde Verspätung. Nur der Vertretungsarzt war anwesend. Auf dem Behandlungsstuhl stellte sich heraus, dass der vorletzte echte Zahn gezogen werden müsste. Keine Rettung möglich. Damit stand die Stabilität ihrer kompletten Zahnprothese in Frage. Die Entscheidung wurde vertagt. Der behandelnde Arzt kam zwei Tage später – zu ihr nach Hause, da sie selbst nicht mehr zu einem Besuch bei ihm zu bewegen war. Er zog den Zahn auf ihrem Sofa, was schon kein Problem mehr darstellte, denn er hing nur an einem einzigen Faden. Jetzt aber eröffnete der Zahnmediziner: „Ihre Tante benötigt ab sofort vier Implantate, um das Gebiss aufzuhängen." Vier unechte Zähne, Kostenpunkt elftausend Euro, weil es schwierige Voraussetzungen waren. Implantate bei einer dementen Dame, mittlerweile über achtzig, die jeweils vier größere Eingriffe notwendig machten. Solch eine Tortur mit Schmerzen und längerer Zeit ohne feste Nahrungsaufnahme, dafür aber der Notwendigkeit, ihre Tabletten abzusetzen – das wollte ich ihr auf jeden Fall ersparen. Das riet mir auch ihr Hausarzt, mit dem ich die Diagnose besprach.

Ich erbat eine zweite Meinung von einem zweiten Zahnarzt. Der winkte ebenfalls sofort ab und stufte die Idee der Implantate als völlig unnötig ein. Wir kommunizierten digital: Er erbat sich ein Foto der Prothese, wir chatteten via Digitaler Sprechstunde. Dann stellte sich Lilo persönlich bei ihm vor, was ihr viel Stress ersparte. Er schlug eine Alternative vor, die ich bei ihm in Auftrag gab. So setzte ich ihren bisherigen Zahnarzt davon in Kenntnis: Erstens wollten wir keine teuren Implantate, zweitens wäre er von seinen Aufgaben ab sofort entbunden. Das wurmte den Geschäftsmann in ihm, er sah seinen Verdienst dahinschwinden. Mehrmals täglich rief der Zahnarzt höchstpersönlich bei seiner ehemaligen Patientin an und forderte sie auf, sofort zu ihm in die Praxis zu kommen. Er entfachte einen regelrechten Telefonterror, den entweder ich, Frau Pepper oder der Pflegedienst annahmen. Wir baten darum, meine Tante nicht weiter zu behelligen.

Zwei Tage später stand Dr. Burcherfink plötzlich höchstselbst und unaufgefordert bei Lilo in der Küche. In der Hand hielt er einen Vertrag über vier Implantate, die er ihr einsetzen wollte. „Sie müssen nur hier unten unterschreiben." Er saß in ihrer Küche und legte ihr den Kugelschreiber in die Hand. In gleichem Moment kam Frau Pepper hinzu, erkannte die Situation und forderte den Zahnarzt auf, sofort das Haus zu verlassen. Dem kam er flink nach, Frau Pepper war durchtrainiert, Herr Burcherfink ein schmächtiger, aschblonder Hänfling.

Noch am selben Abend fuhr ich zur örtlichen Polizeiwache und begehrte, Anzeige zu erstatten. Das war jedoch nicht möglich, wie man mir mitteilte: Das Erschleichen einer Unterschrift, also ein Betrug an einer hilflosen Person, war nicht vollzogen worden. Ein Fall wäre es erst gewesen, hätte Lilo unterzeichnet. „Das sieht ja nach einer betrügerischen Masche aus!", kommentierte der eher stille Beamte. „So was ist mir in den letzten zwanzig Jahren noch nicht untergekommen. Da bekommt man ja Angst vor dem eigenen Altern!"

Besagter Zahnarzt von kleiner Statur fuhr seinerseits bei Lilos neuem Zahnarzt vor und bezichtigte mich der Erbschleicherei, gleiches tat er bei ihrem Hausarzt und in der Gerontoambulanz.

„Ich verlange Einblick in ihre Behandlungsunterlagen. Frau Himmerich ist nicht dement! Sie kann noch selbst entscheiden, ob ich sie behandele oder nicht", forderte er.

Beide Ärzte und die Ambulanz wiesen den Kollegen in seine Schranken und riefen mich entsetzt an. Ich fiel aus allen Wolken. Und ich war um eine Erkenntnis reicher: Menschen mit Demenz sind der Umwelt ungeschützt ausgeliefert. Wenn eine Einbettung in den familiären Kontext fehlt, haben Betrüger leichtes Spiel. Aber dass die auch noch einen weißen Kittel trugen, war mir neu.

Du schaffst das! Resilienz for Beginners

Es führen viele Wege zum Gipfel eines Berges,
doch die Aussicht bleibt die gleiche.

In den letzten Jahren war ich unvermittelt in die Führungsspitze eines kleinen Unternehmens aufgerückt: Meine private Demenzbegleitung. Nicht nur, dass ich einen Menschen Huckepack nahm und ihn mit durchs Leben trug. An Lilo dran hing das wechselnde Personal des Pflegedienstes, Frau Pepper, unsere Haushaltshilfe, Ärzte, Krankenkasse, das Management ihres Hauses und damit Mieter, Handwerker – alles verlangte Strategie, Kontrolle, Entscheidungen. Und ich war Chefin. In der neuen Rolle als Boss, Ordnungsamt und Managerin lief ich täglich zur Höchstform auf. In meinem Angestelltenjob jedoch sank ich von Tag zu Tag auf den emotionalen Nullpunkt. In der Demenzbetreuung merkte ich, dass es umso besser klappte, je klarer die Ansagen an alle Beteiligten und Dienstleister waren. Das galt auch für Lilo: Je deutlicher sie spürte, dass ich die Hosen anhatte, desto sicherer fühlte sie sich. Blieb ich vage in dem, was ich wollte, machte jeder, was er wollte. Die Folge waren Unpünktlichkeit, vergessene Leistungen, Unzuverlässigkeit. Wollte ich überleben, musste ich Chefin sein und das auch nach außen deutlich machen. Zentral dabei blieb die Motivation meines Netzwerkes, da wir allesamt einen sehr schweren Job machten.

Das Wechseln zwischen diesen Arbeitsmodellen, zwischen meinem neuen selbstständigen Chefinnendasein und meiner Beschäftigung in einer stumpfen Hierarchie, musste irgendwann einmal Reibung auslösen. Beide Rollen bekam ich immer wenig gut unter einen Hut, konnte mich als eigene Chefin anderen nicht mehr fügen. Wollte ich weiter diese doppelte Belastung aushalten oder wollte ich handeln? Der Konflikt zwischen mir als „Chef" und „Knecht" spitzte sich zu. Kein Tag verging, an dem ich nicht am angestellten Arbeitsplatz öffentlich Kritik übte, konstruktiv, aber eben kritisch Führung hinterfragte. Gleichzeitig ging mir mit beiden Rollen die Puste aus. Der Berg, auf den ich täglich musste, war zu hoch.

Schon allein deshalb gehören pflegende Angehörige zur Risikogruppe für Burn-out, Sucht oder Depression. Während die Schützlinge mit Lücken und Aussetzern denken und leben, ergibt sich für Betreuende keine solche Lücke mehr, die sich füllen ließe mit Erholung, Muße, abschalten. Das Leben wird lückenlos. Um Pflege und Betreuung zu leisten, braucht es ein gutes Umfeld, gute Gesundheit an Leib und Seele. Das hört sich an wie ein gelungener Werbetext und suggeriert, jeder sei für sich selbst verantwortlich. „Wenn du das nicht hinbekommst, machst du was falsch, beherrschst das Handwerkszeug des Lebens nicht."

Das mit der Seele ist dabei so eine Sache. Die Langzeitwirkung von Pflege und Demenzbegleitung ist toxisch, sie vergiftet nicht von jetzt auf gleich. Das dauert. Mit den Jahren fräst sich das unendliche Überlastet-Sein, der permanente Umgang mit Gebrechen und Verfall in die eigene emotionale Empfindung. Resilienz ist das Stichwort: Wie werde ich immun gegen das Abwärtsdenken? Wie erhalte ich mir meine Lebensfreude? Wie stehe ich wieder auf, wenn ich am Boden liege? Es geht um die Fähigkeit und Methoden zur Aufrechterhaltung oder Wiederherstellung psychischer Gesundheit.

Die Resilienzforschung geht davon aus, dass Menschen über Schutzfaktoren verfügen, die sie aus der Krise führen: Akzeptanz der eigenen Situation, die sich nicht ändern lässt, Optimismus, nach dem Motto: „Auf den Regen folgt der Sonnenschein" und der Glaube an die eigene Gestaltungsfähigkeit. Resilienz ist die Notwendigkeit des Funktionierens in einem generellen Kontext von neoliberalem Allmachtsdenken, alles unterliege dem Markt, alles strebe nach Selbstoptimierung und gesteigerter Leistungsfähigkeit. Das beschleunigte Leben im Hamsterrad steht mittlerweile einem leise aufkeimenden neuen Lebensgefühl diametral entgegen, das sich um die Endlichkeit der Erde, um Entschleunigung, Null-Wachstum und damit einer krassen Veränderung unseres Lebensstils rankt. Resilienz ist für die große Menge, vielleicht sogar ausnahmslos des Mainstreams, der alles zur höchsten Zufriedenheit der anderen schaffen möchte, den täglichen Spagat zwischen Helfen und eigenem Leben fehlerfrei bewältigen kann, um am eigenen Status Quo festhalten zu können. Wenn man schon nicht nach oben kommt, dann bloß nicht abrutschen nach unten.

Wie wenig wunderlich, dass die Neurowissenschaft nach Antworten sucht, nach Nervensträngen, Netzwerken im Gehirn, die in Haftung genommen werden für das Gelingen oder Versagen, beim persönlichen Scheitern und Abschmieren aus luftigen Höhen, weil die neuronale Vernetzung nicht ausreichend resistent ist für die Dauerstrapaze Demenz: emphatisch sein müssen, helfen, mitdenken, heben, schieben, wuchten, riechen, reinigen, durchhalten. Ist daher die Selbstoptimierung durch Eingriffe im eigenen Hirn ein Rezept für pflegende Angehörige? Vielleicht in ein paar Jahren als probate Therapie auf Krankenschein, auch für Kassenpatienten? Ein Chip macht Laune. Oder auch gleich durch einen direkten Eingriff in die Erbmasse: Der Deutsche Ethikrat hält zwar Keimbahneingriffe beim Menschen derzeit für zu risikoreich, aber ethisch nicht grundsätzlich ausschließbar. Seine Kriterien umschließen insbesondere auch die gezielte Verbesserung menschlicher Eigenschaften und Fähigkeiten als Form des Human Enhancement. „Natürliche" Resilienz könnte irgendwann einmal zum gewünschten Grund-Gesundheitszustand avancieren. Das hört sich an wie Science Fiction? Die neue Welt des Brainhacking entfaltet sich bereits.

Wenn heute die Resilienzforschung so hochgejubelt wird, bin ich weniger begeistert, denn das bedeutet: Die Menschen sollen sich selbst optimieren, damit sie noch mehr leisten, schneller, wirksamer, effizienter werden – für wen? Uns geht die Leidenschaft für Menschen verloren. Der Mensch muss im Mittelpunkt stehen, mit seinen Schwächen, nicht die Leidenschaft für Rationalisierung und Effizienz einzelner Vorteilsnehmer. Wir machen uns selbst mit wachsender Begeisterung zum Vollstrecker einer Menschvermessung und damit neuer Wertesetzung, die langfristig Gewinner und Verlierer als Naturgesetz anerkennt.

Die schwarz-weiße Riesenelster

Schlechte Tage schenken dir Erfahrung.

Vielleicht war es ein kleiner Schlaganfall, vielleicht auch nur normaler Schwindel. Oder die Beine bewegten sich langsamer als die Schwerkraft es braucht, um aufrecht zu stehen. Lilo fiel. Mit einem dumpfen Knall sank sie auf den Teppichboden, der Körper blieb bewegungslos liegen, während sich der Kopf auf dem weißen Marmorboden bettete. Ein kleines, blutiges Rinnsal kreiste um ihren Kopf. So blieb sie regungslos liegen, bis Frau Pepper eintraf. Wie lange sie dort gelegen hatte, war nicht exakt nachvollziehbar, es konnte auch schon des Nachts passiert sein.

Schon beim Betreten des Hauses herrschte eine ungewohnte Stille, die nichts Gutes ahnen ließ.

„Um Gottes Willen", rief Frau Pepper aus und bückte sich, um Lilos Vitalwerte zu messen. Sie klopfte ihr ins Gesicht: „Lilo, hörst du mich?"

Zur Antwort bekam sie ein leises Röcheln. Sie lebte also. Schnell war klar, dass sie Lilo nicht alleine wieder aufrichten konnte. Sie wählte 112, dann meine Nummer.

Die Rettungssanitäter waren schnell zur Stelle. „Hallo, Frau Himmerich, wie geht es Ihnen?", erkundigten sie sich. „Können Sie uns sagen, was passiert ist? Haben Sie Schmerzen? Können Sie sich aufrichten?"

Keine Antwort von Lilo, nur abwesende Augen. Wo war sie? Mit Worten konnte sie sich nicht verständigen.

In diesem Moment tauchte ich auf. Schon auf das, was mich erwarten sollte, vorbereitet durch den Rettungswagen vor der Tür mit dem kreisenden Blaulicht und den vereinzelten Nachbarn, die dieses Intermezzo auf die Straße gelockt hatte.

„Was ist denn passiert?", begleiteten mich die ersten Fragen der Nachbarin, die ihre Stirn sorgenvoll in Falten legte. „Ich weiß es nicht", sagte ich wahrheitsgemäß und ging weiter.

Im Wohnzimmer blieb ich auf Abstand, wollte den Sanitätern nicht im Wege stehen. Erst als Lilo gut versorgt auf der Trage lag, meldete ich mich vorsichtig zu Wort. „Wie geht es ihr?"

Der Sanitäter drehte sich zu mir: „Wer sind Sie denn?"

„Ich bin die Nichte, ich kümmere mich um meine Tante."

„Sie ist jetzt stabil. Wir gehen von einer Gehirnerschütterung aus. Wir nehmen sie mit ins Krankenhaus. Dann wissen wir mehr."

Ich nickte und strich ihr über den Kopf. Sie schaute mich an, aber erkannte mich gar nicht.

Ein Mensch mit Demenz ist alleine im Krankenhaus verloren.

Lilo wurde untersucht. Mich fragte niemand, wer ich denn eigentlich war. Ich war Luft und so verhielt ich mich auch. Ein Déjà-vu.

Ihre Untersuchung erschien mir surreal. Sie war ansprechbar, aber auf keine der ärztlichen Fragen folgte eine richtige Antwort. Jetzt erst fragte mich der Arzt: „Kann es sein, dass hier ein dementierter Verlauf vorliegt?"

Ich nickte nur.

„Warum haben Sie das nicht gleich gesagt?", fauchte er mich an.

„Weil das in Ihren Unterlagen steht."

„Und wer sind Sie?"

„Ich bin die Nichte."

Wenn Blicke töten könnten … Aber das ließ mich kalt.

„Haben wir eine Vorsorgevollmacht oder eine Patientenverfügung von Ihnen, die Sie legitimiert?"

„Ja", gab ich knapp zurück. „Haben Sie. Ist schon zweimal gescannt und liegt digital vor. Dafür ist digitale Technik so hilfreich, mit einem Klick abrufbar."

Er schwieg. „Wir nehmen Ihre Tante stationär auf, sie hat eine Gehirnerschütterung und massive Prellungen." Mit ein paar Anweisungen an die Schwester zur Aufnahme auf der Station verließ er grußlos den Raum. Ich konnte mir ein Grinsen nicht verkneifen.

Was jetzt allerdings folgte, bot keinen Grund mehr zum Grinsen. Im Gegenteil. Jeder Angehörige weiß: Ab jetzt beginnt der Höllenritt. Einen Menschen mit fortgeschrittener Demenz und einer zusätzlich akuten Erkrankung im Krankenhaus zu behandeln, bedeutet nichts anderes als Stress. Mir war bereits bekannt, wie das enden würde. Das Kreuz auf ihrem Rücken, es war mir noch präsent.

Ihr Bluterguss hatte ihren Körper verfärbt. Sie sah aus wie eine zweifarbige Riesenelster: eine Körperhälfte weiß und die andere schwarz. Natürlich blieb sie damit nicht im Bett. Im Gegenteil. Bewegung war ihr Elixier. Sie verließ das Zimmer bei jeder Gelegenheit. Daran änderte sich auch nichts, als man sie verlegte, direkt vor die Rezeption der Station, also mit Sichtkontakt zum Schwestern- und Ärztezimmer.

Ihr gelang die Flucht regelmäßig. Mich erreichten die Anrufe über ihre ständigen Aufbrüche auf meinen Dienstreisen, die ich nicht verschieben konnte, in Berlin und Hamburg. Während ich mitten im Verkehrsdickicht stand, in der U-Bahn saß oder aus einer Tagung rausgehen musste, erzählte mir das heimische Krankenhaus, wie oft und wo sie sich wieder davon gemacht hatte und dass man ein weiteres Ausbüchsen nicht würde verhindern können.

„Wir möchten Sie kurz informieren, dass Ihre Tante wieder weggelaufen ist. Wir haben sie in der Kapelle gefunden. Können Sie heute noch kommen? Dann ist sie ruhiger.“

„Ich bin auf einer Tagung, ich bin erst heute Abend zurück. Dann komme ich umgehend.“

Ein nächstes Telefonat verlief ähnlich: „Ihre Tante beschimpft auf den Fluren Besucher und Mitpatienten. Können Sie kommen?“

„Ich kann erst am Nachmittag. Wenn es Ihnen hilft, geben Sie mir doch meine Tante mal ans Telefon.“ Ungeachtet der Situation, in der ich gerade selbst war, sprach ich mit ihr. Über das Wetter. Und dass sie brav sein solle, bis ich käme. Wenn die Sonne tiefer stände und das Licht auf dem Flur angehe, dann wäre ich da. Die um mich Stehenden schauten mich ratlos an – ich hatte längst gelernt, derartiges zu ignorieren.

Mir war jedes Mal ganz elend zumute, weil ich nicht immer umgehend helfen, weil ich meinen Job nicht einfach an den Nagel hängen konnte und weil stets die Angst im Nacken saß, was als nächstes passieren würde. Vielleicht noch ein Beinbruch, eine Notoperation? Ehrlich gesagt, fragte ich mich in diesen Augenblicken der völligen Niedergeschlagenheit, in dem Hin und Her von Sorge und Wut, der Ohnmacht, wie lange das noch so gehen würde. Wie lange würde ich das aushalten können? Meine heiligen Versprechen, sie zuhause zu pflegen, brannten in meinem Herzen und hinterließen mehr Asche als Glut.

In der zweiten Woche ihres Aufenthaltes erreichte ich das Krankenhaus, als es schon zu dämmern begann. Der November zeigte sich, wie man es von ihm erwartete: kalt, regnerisch und nass. Vom Parkplatz aus sah ich, wie eine ältere Dame um die Ecke der Notaufnahme bog. Gebückt, nur mit einem rosa Nachthemd bekleidet, Micky-Maus-Puschen an den Füßen. Eine schwarze Krokodamenhandtasche über der Schulter. Sie schlurfte über den Gehweg in Richtung Haupteingang. Ich traute meinen Augen nicht. Lilo! Aus lauter Überraschung und auch aus Neugierde blieb ich auf Abstand und schaute der Szene zu. Wo um

Himmels Willen wollte sie denn hin? Wie ein Biologe in freier Wildbahn beobachtete ich die Spezies Homo Demenz mit echter Neugierde, die das Gefühl der Sorge für Augenblicke überragte.

Hinter ihr bemerkte ich einen Krankenpfleger in weißer Montur, der
ihr offenbar folgte. Aber auch er blieb auf Abstand, wortlos. Als mir
klar wurde, dass die beiden gemeinsam Akteure dieses skurrilen
Schauspiels waren und hier in einer unsichtbaren Interaktion miteinander standen, sprach ich den Pfleger an.

„Was machen Sie denn da? Es ist saukalt, warum fangen Sie meine
Tante nicht ein? Sie hat doch kaum was an, sie wird sich eine Lungenentzündung holen!", ereiferte ich mich, nachdem mein Forscherhirn
wieder auf Sorge umgeschaltet hatte.

Seine Antwort verblüffte mich. „Ich darf sie nicht einfach einfangen,
wie Sie sagen. Wenn sie das Krankenhaus verlassen will, darf sie das.
Sonst wäre das Freiheitsberaubung. Wir können sie nicht einfach festhalten." Ich zog ein ganz dämliches Gesicht.

„Und wie weit würden Sie sie in dem Zustand laufen lassen? Bis ans
Ende der Welt?"

Eine Antwort erhielt ich nicht. Lilo war derweil stehen geblieben,
schaute sich nach uns um. Ich ging auf sie zu. Unvermittelt sauste die
Krokotasche mit voller Wucht auf mich hinab. Dabei fuchtelte Lilo
wild um sich und schrie: „Hilfe!" Sie war außer sich und erkannte mich
nicht. Geschockt hielt ich Abstand und sprach sie an: „Lilo. Ich bin's!"

„Wer hat hier das Zepter in der Hand? Alle miteinander können ins
Kraut gehen!", kam aufgebracht von ihr zurück. Sacht nahm ich ihr die
Waffe aus der Hand und begleitete sie ins Haus zurück. Mein Oberarm
schmerzte, der Schlag hatte gesessen. Sie war außer Atem, sagte kein
Wort, auch ich schwieg. Der Pfleger folgte uns stumm. Wir fuhren im
Fahrstuhl nach oben, sie, der Pfleger, ihre Verzweiflung und ich. Auf
der Station angekommen, bog der Pfleger wortlos ins Stationszimmer
ab. Ich brachte Lilo ins Bett und deckte sie zu. Ein Wesen, das mir ent-
glitt. Über ihren Ausflug, ihre abgebrochene Flucht sprachen wir kein
Wort. Längst hatte sie alles vergessen. Ihre Handtasche mit Mutter,
Vater und Geschwistern hängte ich ohne Aufhebens zurück in den
Spind.

Das Betreuungsrecht ist eindeutig. Menschen dürfen nicht einfach
festgehalten werden. Selbstbestimmung ist ein hohes Gut, welches jeder Mensch für sich in Anspruch nehmen muss. Unbestritten. Aber es

besteht Diskussionsbedarf. Es gilt, die Würde der Dementen und die Fürsorge der Angehörigen neu in Beziehung zu setzen, sie neu zu vermessen. Wann wird die Selbstbestimmung für den Betroffenen würdelos? Und muss man nicht längst flächendeckend mehr digitale Hilfsmittel einsetzen, die diese Würde und Selbstbestimmung lange erhalten können? Die nächste Generation wird ganz anders alt, viel selbstbestimmter und mit höheren Ansprüchen an Individualität. Da werden Roboter, also insgesamt Künstliche Intelligenz, helfen *müssen*, die Selbstbestimmtheit solange wie möglich zu ersetzen. Sollten wir uns nicht längst über Chips unter der Haut austauschen? Bevor das endlose Suchen nach Hingelaufenen die Generation 50 plus in den Wahnsinn treibt?

Dankbarkeit in Nullen und Einsen

Glück ist das Einzige, das sich verdoppelt, wenn man es teilt.

Das Internet bietet Hilfe. Die Dankbarkeits-App gehört dazu. Get.on ist der Entwickler, der die App zusammen mit der Leuphana-Universität Lüneburg, der Freien Universität Amsterdam und einigen anderen angeboten und getestet hat. Sie kann im Bereich der Gesundheitsförderung, Prävention und Therapie eingesetzt werden, um das Positive im Alltag bewusster wahrzunehmen und wertzuschätzen und dadurch die eigene Lebensqualität und Resilienz zu fördern.

Das Training mit der App soll die erreichen, die „Freude daran haben, auf die guten Seiten im Leben zu achten, oder […] die, die sich Sorgen über die Zukunft machen, grübeln, mit der Aufmerksamkeit da hängen bleiben, wo es unerfreulich ist, durch Sorgen oder Grübeln in ihrer Gesundheit eingeschränkt sind".

Regelmäßige Durchführungen von Dankbarkeitsübungen könnten zu mehr emotionalem Wohlbefinden beitragen. Die App stellt eine Dokumentation der kleinen Glücksmomente bereit. Fotos können hochgeladen werden. Die Fairness der eigenen Aufmerksamkeit wird trainiert, die schönen Seiten verstärkt in die Gewichtung gebracht. Die App soll alles festhalten, was gut ist. Je mehr Likes und Smileys am Ende dabei herauskommen, desto größer ist der Erfolg.

Die positiven Momente lassen sich ganz im Duktus des Social-Media-Gedankens mit anderen Menschen teilen. Das Teilen der Dokumente erlaubt es, andere in die eigenen Gefühle mit einzubeziehen, sie teilhaben zu lassen und ihnen zu kommunizieren: „Alles super hier." Das Ziel der App ist die tägliche Nutzung. Regt das ein Suchtverhalten an? Die positive Sicht auf die Welt wird als Dauerzustand fest installiert. Weg vom Negativen, hin zum glücklichen Menschen ohne zu viel Grübelei. Dann gelingt auch die anstrengende Aufgabe der Pflege. Oder diverse andere schwere Lebensaufgaben. Oder einfach nur das simple Dasein. Alles in allem steht dahinter ein Algorithmus, eine Künstliche Intelligenz, die einen besser versteht, als man sich selbst versteht. Die uns spielerisch manipulieren, verbessern oder ersetzen kann. Ist damit ein sorgender und pflegender Angehöriger nicht gleich seinem an Demenz erkrankten Schützling, nämlich „ohne Geist"? Der freie Wille wird stillschweigend aufgegeben, der Gewöhnungseffekt an eine höhere Macht verläuft schleichend. Früher gab es Pillen, heute eine App in der Sorge um die Seele.

Gerontoabteilung mit Weihnachtsmännern

Erst in einer Zeit der Unruhe kann man Treue erkennen.

Mit riesigen Schritten ging es auf ein Ende von Lilos Lebens in den eigenen vier Wänden zu. Der Aufenthalt im Krankenhaus zog einen zweiten Aufenthalt in der Gerontopsychiatrischen Abteilung nach sich. In der bekannten Raumstation mit dem im Carré angelegten Flur und dem schwarzen Loch in der Mitte der Einrichtung verbrachte sie zur Genesung einige Wochen, bis kurz vor Weihnachten. Nun begrüßten mich also doch die hölzernen Weihnachtsmänner, die aus ihrer Wartburg unter dem gestapelten Toilettenpapier im Waschraum für die Weihnachtszeit befreit worden waren und auf den beigen Linoleumfluren und in den Fensternischen ihren Dienst schoben.

Meine liebenswerte notorische Hinläuferin kam wieder auf die Beine, wenn auch mit immer weniger Substanz. Die schwarze Körperhälfte blieb wochenlang ein hämatombedingtes Souvenir ihres Sturzes. Auf Station 3 als irdische Dependance eines Kosmos ohne Geist ging alles seinen Gang. Glanzlos kauzige Stunden mit einem Potpourri an Demenzstadien glitten dahin. Es war ein Kosmos für sich geblieben. Und immer mehr bekannte Gesichter begleiteten hier ihre alternden Eltern. Lilo warf mehr und mehr durcheinander, war unruhig, reagierte aufgebracht bis aggressiv auf die Pflegemaßnahmen. Bisweilen packte sie eigenständig ihre Sachen in einen Beutel und brach auf. Sie saß dann mit ihrer Krokohandtasche und einem Beutel auf einem Stuhl und wartete. Schon als sie noch zuhause wohnte, vor ihrem Sturz, rief sie mich gelegentlich an, ich solle sie abholen und nach Hause fahren – obwohl sie doch in ihrer eigenen Küche saß, umgeben von ihren Habseligkeiten und ihrer dort verlebten Vergangenheit. Sie war wie ein Puzzleteil, das nirgends mehr hineinpasste.

Zwei Wochen vor Weihnachten bat mich der behandelnde Arzt zusammen mit der Sozialarbeiterin zum Gespräch. Selbstverständlich bat ich um vorherige Prüfung, ob wir auch wirklich über meine Tante sprachen. Ich verglich die Patientennummer, was mir schiefe Blicke einbrachte.

„Wie soll es bei Ihnen weitergehen? Wir sehen einer Entlassung Ihrer Tante entgegen. Am 22. Dezember würden wir sie an den Hausarzt zur Weiterbehandlung entlassen."

Wieder war es die Vertreibung aus dem Paradies. Zwei Tage vor Weihnachten? Ich hatte den Pflegedienst für die Zeit ihres Krankenhausaufenthaltes abbestellt, auch unsere Frau Pepper war im Urlaub – ich war allein mit ihrer Pflege. Rund um die Uhr. Ein nächster Albtraum nahm seinen Anfang. Im Entlassungsbericht fand sich die Diagnose „Delir bei Demenz". Ihre zeitliche, örtliche, situative Orientierung sei gestört, auch die zur eigenen Person. Die Patientin wirke ratlos, ängstlich, bedingt steuerungsfähig. Eine Unterbringung im Heim lehnte sie ab, Tagespflege lehnte sie ab. „Ich kann alles allein!", beharrte sie. Es war ein eingeimpfter Standardspruch. „Allein", das war ich, so die Übersetzung ins reale Leben, die ihr das Leben zuhause bisher ermöglicht hatte, wie durch Zauberei.

Am Morgen des 22. Dezember fuhr sie in einem Liegendtransport nach Hause. Ihre eigenen vier Wände erschienen ihr fremd. „Ist das hier die Küche?", erkundigte sie sich.

Wir setzten sie auf ihren grünen Lieblingssessel vor dem Fenster. Das Vogelhaus war noch da, die Vöglein auch, ihre Katze besuchte mittlerweile andere Nachbarn. Lilo war in Vergessenheit geraten. Allein mit ihr schaltete ich den Fernseher an, was sie maßlos verunsicherte. „Woher kommen die Stimmen?" Es war kurz vor Weihnachten, die

Welt da draußen überschlug sich mit Weihnachtsvorfreude und Jingle Bells. Wir im kleinen Wohnzimmer hatten andere Probleme: Sie und ich, wir waren alleine, ohne fachliche Hilfe, die jetzt nicht mehr zu bekommen war. Den Tag über bestritt ich die Pflege, die Nacht aber würde sie allein zuhause sein. Der erste Tag verlief passabel, wir schafften es: essen einnehmen, waschen, zu Bett gehen, anziehen. Der zweite Tag endete im Demenzmodus unauffällig und ohne besondere Vorkommnisse. Am Morgen darauf, Heiligabend also, klingelte mein Telefon, es war noch dunkel. Lilos Nachbarin aus der ersten Etage meldete sich: „Kommen Sie bitte umgehend. Ihre Tante läuft nackig über die Straße, nur ihre Handtasche hat sie dabei. Und sie hat sich zugekotet." Das Thermometer zeigte drei Grad, nachts hatte es gefroren. Bei meinem Eintreffen ein paar Minuten später war Lilo schon von den Nachbarn eingefangen worden. Blau gefroren und zitternd saß sie in einen Bademantel gehüllt auf ihrem Küchenhocker. An ihren Hausschuhen klebte die Scheiße. „Mehr können wir nicht tun, es war schon schwer genug, sie ins Haus zu befördern", erklärte der Nachbar mitfühlend und ließ uns allein.

Lilo schaute mich an, weinte: „Dich schickt Gott!" Ihre Augen weiteten sich und sie fasste nach meiner Hand. Ich rief den Pflegedienst an: „Bitte kommen sie umgehend, das hier ist ein Notfall." Eine halbe Stunde später stand die Halberfrorene unter der heißen Dusche. Die Pflegerin leistete ganze Arbeit, während ich mich des häuslichen Chaos annahm. Lilo musste in Panik geraten sein, vielleicht weil sie es nicht rechtzeitig zum Klo geschafft hatte, nicht wissend, wo sie sich befand. Im Schlafzimmer türmten sich Jacken und Hosen, wahllos aus dem Schrank gerissen, Handtücher auf dem Boden verteilt, eine benutzte Windel lag zerfleddert auf dem Boden, im Flur war die Lampe umgekippt. Schleifspuren von Kot und Urin in allen vier Zimmern, es war wie die Fährte ihrer bodenlosen Irrfahrt. Ihr Ziel musste „Mutter" gewesen sein, bloß raus aus diesen unbekannten Zimmern hin zu ihrer Mutter, die ihr sicher würde erklären können, wo sie war und was passiert war.

Nach kurzer Beratung mit dem Pflegedienst rief dieser in der Gerontopsychiatrischen Klinik an – sie müssten Lilo nochmal aufnehmen. Ein Notfall. Mit dem Krankenwagen fuhren wir zurück zur Station 3. Im Eingang trafen wir auf den Chefarzt, der sie gerade vor 36 Stunden entlassen hatte. „Hallo, Frau Himmerich, was machen Sie denn hier?"

„Wer sind Sie?", erstaunte Lilo.

Er stutzte: „Ich bin Dr. Machner."

Nun schaute er mich an, zeigte auf mich und fragte seine Patientin: „Und wer ist das hier?"

Ein kurzer Seitenblick auf mich reichte ihr: „Das ist meine Mutter, die kümmert sich um mich. Hat immerhin vier Kinder groß gekriegt." Emotional fiel ich ins Bodenlose. Lilo lächelte mich an. Skurril, das Ganze. Ich schaute einem Geschöpf ins Gesicht, das ich seitdem ich denken konnte in mein Herz geschlossen hatte, zu kennen glaubte – und vor allem kannte sie doch mich. Jetzt war ich jemand anderes. Ein Senile-Plaque-Ich ersetzte Lilo, welches niemand mehr würde ergründen können. Auch ich nicht.

Ihr erschöpftes Erinnerungsvermögen, ihre Verlorenheit im All der Zeit überzeugte den Mediziner zu einer Ausnahme: Sie wurde erneut aufgenommen. Anschließend setzte ich Himmel und Hölle in Bewegung, um schnellstens einen Platz in einem betreuten Demenzwohnheim zu finden. Es sollte ein Haus mit Mitmach-Angebot sein, eines, das die Bewohner integrierte und nicht nur auf einen Hocker setzte. Mit fieberhaftem Eifer klickte ich mich durchs weltweite Internet. Suchbegriff Altenheim. Suchbegriff „demenzaktivierend". Ein gähnender Abgrund an Webseiten tat sich auf mit gefräßigem Schlund. Es roch nach Geschäftsmodellen, nach Rendite, überfüllten Heimen, Personalnotstand, Pflegemissstand, standardisierter Abfertigung, satt und sauber – bei gleichzeitiger Hochglanzbroschur der Werbeauftritte zahlreicher kommerzieller Anbieter. Satt und sauber entsprach der Grundausstattung. Mit Lilo Huckepack sah ich uns in eine tiefe Grube des würdelosen Alterns rutschen. Eine Hilfskraft zuhause blieb bei einer energisch abwehrenden Wütenden wie Lilo unmöglich, es wäre ein täglicher Kleinkrieg zwischen ungekrönter Herrscherin und einer rechtlosen Sklavin – ein solches demenziell bedingtes Weltunrecht entsprach nicht meiner Haltung von Freiheit und Menschenwürde. Ihr Heimaufenthalt blieb alternativlos.

Sogar Weihnachten fand für mich am Abend statt, nachdem ich nach wildem Telefonieren und aus purem Zufall einen Heimplatz bekam, für den die Wartelisten normalerweise sehr lang sind. Bitte nicht missverstehen, nicht ich bekam ein Geschenk, ich würde ab jetzt jeden Monat ein riesiges Geschenk erbringen müssen: Die christliche Preisliste für die Unterbringung und den Zukauf an Pflege lag vor mir, weil es eine ambulante Pflege sein würde. Obendrauf addierten sich die Eigenleistungen für Medikamente sowie Inkontinenzmaterial. Mir blieb die Luft weg. In Zeiten einer Null-Zinspolitik für Otto Normalbürger schien das hier wie ein wirtschaftliches El Dorado für den Anbieter Diakonie, der sich passender Weise schon mal als unternehmerische Diakonie präsentierte, die drei Prozent Rendite erwirtschaftete. Einst mit diakonischem Anspruch angetreten, sich der Notleidenden anzunehmen, den Menschen zu dienen. Apostel Paulus beschreibt das gegenseitige Lastentragen als Erfüllung der Gesetze Christi. Heute schien die Erfüllung der Marktkriterien an Christus Stelle gerückt zu sein. Ein neuer Dreiklang des Evangeliums schwante mir, den es nicht nur in Wort und Tat umzusetzen galt, sondern auch in Euros. Bares für Rares: schwindende Alltagskompetenz, fortgelaufenes Denkvermögen und Pflegenotstand.

Am ersten Januar schon würde Lilo in eine der wirtschaftlich lukrativen Demenzwohngruppen einziehen können. Von der Klinik erhielt ich ein Gutachten: Schwarze Sätze auf weißem Papier besiegelten das Ende ihrer Selbstständigkeit. Ein Alleinleben ohne Rund-um-die-Uhr-Betreuung war nicht mehr möglich. Der Weg von der Vermutung, da müsste Demenz sein, über die Diagnose Demenz bis zur Entscheidung, dass sie ins Heim müsste, die richtungsverändernd für ihr Leben war, hatte mehr als vier Jahre gedauert. Rückblickend erkannte ich uns auf einem Marathon, bei dem die wirkliche Marschlänge in den Sternen stand, und fühlte mich in diesen Tagen, als hätte ich an jedem Rastplatz eine riesige Portion von Lilos Persönlichkeit zurück gelassen. Jeder Tag war ein Abschied auf Raten. Teile ihres Selbst blieben wie selbstverständlich sitzen, winkten uns schattengleich hinterher, wenn wir in unserem ermattenden Lebenslauf gemeinsam weiterzogen. Obwohl meine liebe Lilo in ihrem Sein dahinschwand, nahm unser Marschgepäck mit den senilen Plaques, den Tau-Proteinen und meiner Schwermut exponentiell an Gewicht zu.

Umsatteln auf ein überlegenes Trägermedium

Tu was du willst – aber nicht, weil du musst.

Kann man einen Menschen lebend konservieren? Wenn der menschliche Geist bei Demenz oder Alzheimer schwindet, ist das bisher ein unaufhaltsamer Prozess. Vielleicht verlangsamen Medikamente den Verfall, aber gänzlich reparieren lässt er sich bisher nicht. Wäre es daher sinnvoll, über das frühzeitige Umsatteln des Geistes oder der kompletten menschlichen Wesensart auf ein überlegenes Trägermedium nachzudenken? Ginge das auch mit dem Gefühl der Liebe? Wir lesen in diesen Tagen häufig etwas über unsere „Zukunftsverantwortung" – entspricht nicht ein frühzeitiges menschliches Backup auf einem solch unbeschadeten und haltbaren Datenträger gerade dieser Denke? Zu handeln, bevor die Krankheit unwiderruflich alles verwüstet, was den Menschen an kognitiver Leistungsfähigkeit, Erinnern und Artikulieren ausmacht? Die Selbstwirksamkeit erhalten? Spätestens jetzt wäre es soweit: Jeder Mensch braucht einen Menschen – und jeder Mensch braucht einen Roboter. Oder jeder Mensch wird selbst ein halber.

Die Menschheit sucht seit jeher nach Lebensraum, um ihre Gattung am Leben zu erhalten. Warum sollte das nicht auch für den individuellen „Geist" im Hirn möglich sein, jetzt, wo das Gehirn als die höchste Instanz im Menschen immer mehr an Huldigung erfährt. Und nicht nur das Retten von dem, was ist und bleiben soll, wäre eine Motivation. Es geht hierbei immer auch um die Verbesserung, die Erweiterung der Fähigkeiten, den Menschen 2.0 als die leistungsfähigere Version seines jetzigen Zustandes zu entwerfen. Bewusstsein, Körper, Material, verwoben in Hybriden. Die Neurowissenschaft verlockt mit der Verheißung, natürliche Grenzen zu überwinden. Was passiert mit unserer Gesellschaft, wenn Transhumanismus keine Fiktion mehr ist?

Nick Bostrom ist schwedischer Philosoph, lehrt u.a. an der Oxford University und er ist Direktor des Future of Humanity Institutes. Er beschreibt Szenarien dieser kommenden Revolution in seinem Werk „Superintelligenz". Er unternimmt einen Streifzug durch die Labore der Welt, ordnet Superintelligenz in ihrer Entstehung und möglichen Entfaltung ein, grenzt diese ab zu einer eher „menschlichen" Intelligenzexplosion, beschreibt Technikfolgen und mahnt schließlich, dass wir unsere Menschlichkeit nicht verlieren dürfen.[35] Er geht von der technologischen Vollendung aus

– wenn Forschung und Entwicklung nicht ganz zum Erliegen kommen, werden alle Fähigkeiten, die durch Technologie erlangt werden könnten, auch erlangt werden. Es geht also nicht darum, ob eine Technik entwickelt wird, sondern wann und in welchem Zusammenhang.[36] Was möglich ist, kommt.

Die Materie ist komplex, Bostrom öffnet einen ganzen Reigen, dem ich hier nur in Ansätzen nachspüren kann. Aber Fragen stelle ich mir viele, zumal ich als Pflegende betroffen bin und zukünftig Kundin wäre im großen Segment der künstlichen Assistenz – ob für Lilo oder schon für mich. Was ich in diesem Kapitel anreißen möchte, ist ein kurzer Blick durch das Zukunftsfernrohr auf künftige Auswege aus der Demenz oder auch einen Weg, der der nächsten Demenzgeneration beim eigenen Altwerden bevorstehen könnte.

Es führen demnach mehrere Wege aus der Falle des Vergessens: Einerseits könnte man das Gehirn nachbauen. Wäre diese Schaltzentrale künstlich nachzubilden, bliebe es beim Umsatteln anfänglich auf dem gleichen Level des „Menschlichen", befände sich auf bekanntem Terrain der menschlichen Intelligenz. Menschliche Motivation wäre vererbbar.[37] Auf der Werkbank der Forscher steht bereits die Aufgabe, eine Kopie oder ein Modell des Hirns anzufertigen und in ein anderes Medium zu übertragen. Wir bewegen uns auf dem Forschungsterrain der „Whole Brain Simulation".

Anders wäre es, würde man für das Umsatteln auf die Entwicklung von Künstlicher Intelligenz als Trägermedium setzen, die maschinell nachgebaut und programmiert würde, als Software beginnt, selbstständig lernt und vielleicht sogar zu einem Bewusstsein, einer Singularität finden könnte. Möglicherweise findet gleichzeitig eine Technikkopplung statt von Gehirnemulation und Künstlicher Intelligenz, die sich gegenseitig pushen.[38]

Was, wenn „wir" in der Lage wären, Verhaltensmuster, Erinnerungen, das Gedächtnis von Demenzkranken aus dem eigenen Körper zu extrahieren – und in einen Avatar als einen externen „Körper" übergehen zu lassen? Welche Funktionen würden dann migrieren, alle oder nur ausgewählte? Womöglich wären einige Eigenschaften und Motivationen menschlichen Handelns gar nicht transportierbar. Es bleibt insbesondere die Frage, ob auch Menschen mit moralisch als gesellschaftlich geächteten Eigenschaften ihr gesamtes Sein würden übertragen dürfen: Ein guter Mensch darf migrieren, ein schlechter eher nicht? Andersherum ginge es auch: Wenn ein Mensch in einem Avatar verkörpert werden kann, könnte dann ein Roboter oder Avatar auch rückwirkend einen Menschen steuern, der selbst nicht mehr entscheiden kann, aber externe Impulse erhalten würde? Die gleiche Frage nach Gut und Böse schlösse sich an: Wer steuert und entscheidet mit welcher Haltung und welcher Philosophie?

Miriam Meckel, Publizistin und Kommunikationswissenschaftlerin, beschreibt in ihrem Buch „Mein Kopf gehört mir"[39] zahlreiche solcher Projekte und Firmengründungen der Stoßrichtung „Verbesserung des Hirns". Sie beschreibt einen ganzen Reigen an Geschäftsmodellen, die mit dem Hirn und seiner „Erweiterung" künftig Geld verdienen. Sie gehen weit über medizinische Anwendungen wie Neuroprothetik, Behandlung von Verletzungen am Gehirn etwa in Folge von Unfällen, Schlaganfällen oder Schmerzbehandlungen hinaus. Das neue Businessmodell umfasst vielmehr das Tuning des Hirns: Neurostimulation, Neuromodulation, Hirn-Apps und vor allem das Tüfteln an Hirn-Computer-Schnittstellen, den Brain Computer Interfaces. Der Wunsch ist der direkte Zugriff auf die Schaltstelle des Menschen. Wenn das Hirn diese denn überhaupt ist. Meckel schreibt, dass die Erneuerung des Denkens zu einem neuen Kampfplatz um regionale Vorherrschaft werden könnte, um wirtschaftliche und kulturelle Überlegenheit im Neurokapitalismus[40] – und nebenbei einige unserer Grundannahmen über das Menschsein hinwegfegen dürfte, bevor die Auswirkungen überhaupt allgemein verstanden wurden.

Auf dem Forschungszettel der Europäischen Union findet sich eines dieser besonderen Projekte, die so bildlich beschreiben, was künftig passieren könnte: Die menschliche Verkörperung in einem Avatar. Ein menschliches Ich-Gefühl soll dauerhaft an Avatare oder Roboter gebunden werden. Das Projekt „Virtual Embodiment" and „Robotic Re-Embodiment" (VERE) wurde bereits 2010 ins Leben gerufen. Es baut auf der „Illusion der Gummihand" auf, in der gezeigt werden konnte, wie das Gehirn den Körper darstellt und wie plastisch diese Darstellung ist. In besagtem Experiment hatten Psychologen der University of Pennsylvania Menschen davon überzeugen können, dass eine Gummihand ihre eigene war. Sie legten die Gummihand vor sich auf einen Tisch und streichelten darüber auf die gleiche Weise wie über ihre echte Hand. Das Gehirn erkannte diese „falsche Gummihand" als die eigene an, reagierte in gleicher Manier als wäre es die eigene.

Das VERE-Projekt versucht diese Erkenntnisse auf den ganzen Körper anzuwenden. Unter Verwendung sensorischer Kanäle und unter Einbeziehung von Virtual Reality und Robotik vermittelten die Forscher dem Menschen die Illusion des „Eigentums" an einem Körper in der virtuellen Realität oder an einem tatsächlichen Roboter-Körper, der sich in Übereinstimmung und synchron zu ihren eigenen Bewegungen verhielt. In der immersiven virtuellen Realität kann ein virtueller Körper den realen Körper ersetzen.

Schaut man auf sich selbst, sieht man den virtuellen Körper. In dem virtuellen Spiegel ist er lebensgroß und bewegt sich mit den Bewegungen des realen Körpers. Berührt ein Gegenstand den virtuellen Körper, so ist es, als spüre man dies am eigenen Körper. Die dafür eingerichtete „Embodiment Station" liest elektrische Hirnsignale und andere physiologische Signale der Teilnehmer, überträgt aber auch die visuellen, akustischen und taktilen Signale des Ersatzkörpers und versorgt den realen Körper mit entsprechender Muskelstimulation. Verschiedene Module sind integriert, die sensorisches Feedback liefern und die motorischen Absichten des Teilnehmers auf Gehirnniveau durch Dekodierung von EEG-Gehirnsignalen entschlüsseln. Ein Patient in Israel wurde erfolgreich in einem Roboter verkörpert, der gar nicht in Israel war, sondern in Frankreich. Ein Patient mit Rückenmarksverletzungen lebte in Italien, während der Roboter in Japan agierte.[41] Wir lösen uns vom biologischen Körper und wandern in künstliche Handlungsmuster.

Die Verkörperung in einem Avatar ist nur „einfach", da nicht alle Sinne und Handlungsoptionen wirken, sondern nur ein Teil. Wer bin ich dann noch, wenn nicht alles emigriert ist – nur ein Teil meiner Selbst? Welchen Einfluss hat die virtuelle Verkörperung auf das Menschenbild? Der sogenannte „Proteus-Effekt" beschreibt das Phänomen, dass Menschen in der virtuellen Welt abhängig von der Gestalt ihres Avatars ihr Verhalten verändern. Ein Grund ist die Zuschreibung bestimmter Verhaltensmuster zu eben dieser Umwelt und Erscheinung. Die eigene und die fremde Erwartungshaltung passen sich an. Wir wären also nicht mehr dieselben.

Zudem ist ein weiteres Ziel der Verkörperung, dass der Mensch in seiner Einzigartigkeit duplizierbar würde. Am Ende wäre er sogar unsterblich, wenn auch nur teilweise. Die Frage ist dann aber, wer eigentlich noch das „Ich" ist. Und ist es überhaupt möglich, den Menschen nur auf sein Hirn zu reduzieren, ist der Mensch nicht als Einheit von Körper, Geist, Seele und Gedächtnis zu sehen? Eine uralte Diskussion wird wieder aktuell.

Je älter die Gesamtgesellschaft wird, desto intensiver wird darüber nachgedacht werden, die eigene Persönlichkeit frühzeitig auf ein überlegenes Speicher- und Trägermedium zu übertragen. Wenn nicht bereits irgendwann in naher Zukunft Demenz durch frühzeitige genetische Intervention vermieden wird. Die nächste Generation der Alten hat bereits ausreichend Erfahrungen mit Demenzerkrankungen – und sieht ein Leben in hoher Selbstbestimmtheit und Freiheit hinter sich, das niemand gerne freiwillig aufgeben wird. Möglicherweise klammert sich die nächste Generation beim eigenen Altwerden genau an diesen Strohhalm des technischen Fortschritts der Auslagerung von „Geistesleistung" nebst Erinnerung und Gefühlen, weil sie bereits im digitalen Zeitalter groß geworden ist und mit den Errungenschaften wie selbstverständlich lebt.

Vielleicht wollen Menschen aus eigenem Antrieb umsatteln auf einen Datenträger, der sie sicher fürs Alter konserviert, als letzter Ausweg, um nicht im schwarzen Loch der Demenz zu versinken. Vielleicht beginnen die, die Demenz in der eigenen Familie erlebt haben. Möglicherweise gibt es das bald auf Kassenrezept? Möglicherweise wird die Transformation ein festes Angebot in der Gesundheitspalette. Ein Avatar ist ein perfekter Ersatz für jede Patientenverfügung oder juristische Vollmacht. Hinterlegt sein könnte die Verfügung, dass zur Pflege ein Roboter eingesetzt werden soll, dass der Avatar ab jetzt die Handlungshoheit ausübt. „Fragen wir doch das digitale Hirn des dementen Menschen, dort sind alle Wünsche abgelegt, sie sind dynamisch anpassbar." Bisher undenkbar – aber wie lange noch, wenn immer mehr Menschen vor dem Altern und Vergessen stehen, aber „frei" bleiben wollen vom Einfluss unbekannter Dritter? Eine riesige Herausforderung und gleichermaßen ein Markt.

Damit ließe sich gleichfalls auch die Biografiearbeit in der Betreuung und der Pflege erleichtern. Lebenslauf und Lebensumstände vergessen – schnell den Avatar fragen, dort ist alles hinterlegt. Das zweite Ich als digitales Abbild ist überlebensfähiger als das Original. Ein Avatar könnte sogar noch wählen und als Staatsbürger 2.0 wahlentscheidend Kreuze machen. Vorausgesetzt, dieses Abbild wäre fälschungssicher. Ein digitales Wasserzeichen müsste her, welches die Echtheit und Authentizität prüfen ließe: ein DIN-Zertifikat für die Echtheit des Menschen 2.0 wäre ideal.

Vielleicht müsste man in einer nicht mehr demokratischen Welt sogar Strafe zahlen für das aktive Verweigern der Transformation des eigenen Geistes. Möglicherweise werden technische Betreuer irgendwann vorgeschrieben und ersetzen den Faktor Mensch auch im juristischen Berufsfeld. Die Freiheit zur Entscheidung wäre längst Geschichte, weil sich das generationenübergreifende Kümmern nicht fortsetzen ließ. Wer weiß das schon. Technische Möglichkeiten schaffen Fakten. Was zu erfinden ist, wird erfunden, so wie das auch Bostrom formuliert. Möglicherweise wird das frühaktive Übertragen auf einen Speicher bis dahin durch Pluspunkte beim Social Scoring belohnt: „Sie bekommen 100 Bonuspunkte gut geschrieben. Sie erhalten dafür Trinkwasserrationen für drei Tage zusätzlich und eine extra Portion Proteine." In einer globalen Gesellschaft, die selbst die Erde zum Kochen bringt und Artenvielfalt millionenfach dezimiert, dürfte der Mensch in Freiheit die nächste in Frage gestellte Spezies sein.

Auch Yuval Noah Harari, einer der führenden KI-Philosophen, spricht in einem Interview darüber, wie notwendig es sei, sich frühzeitig Gedanken zu machen: KI-Praktizierende, Politiker und Öffentlichkeit, alle sind ein wichtiger Teil der globalen KI-Debatte. Dabei sei bereits Eile geboten. Er schlägt in die gleiche Kerbe wie Bostrom: „Die Ingenieure werden nicht warten. Und selbst wenn die Ingenieure bereit sind zu warten, werden die Investoren hinter den Ingenieuren nicht warten. Das bedeutet also, dass wir nicht viel Zeit haben." Wir sollten uns aus dem Zustand der „Nachher-Bedenker" lösen. Die gemeinsame Entwicklung von Biotechnologie, Rechenleistung und Datenanalyse könnte bereits für Hack Humans (HH) verwendet werden, sagt Harari. Vom Menschen für Menschen erfunden – was bedeutet dann noch Menschlichkeit?

Die Zeit im Heim

Ankunft im neuen Leben

Je stiller man ist, desto mehr kann man hören.

Den Kosmos der privaten Pflegehaushalte hatten wir verlassen und landeten Anfang 2016 in der kirchlich getragenen Demenzwohngemeinschaft. Eine eigene kleine Welt empfing uns unter einem Holzkreuz in der Küche und hinter einem Gartenzaun, der mit einem Fahrradschloss gesichert war. Rein und raus kam nur, wer den Zugangscode kannte: vierstellig, die Jahreszahl des vergangenen Jahres. Das kleine Stück Stahl und die richtige Zahl erlaubten ein Hinlaufen nur noch ums Haus, einmal im Kreis, das war's an Freiheit im Gehege. Für die Erkrankten schrumpfte ihre Welt, für die Angehörigen weitete sich die Freiheit, weil die Angst wegfiel, ein erschöpftes Hirn in unendlicher Weite suchen zu müssen.

In dem neuen Kosmos lebten fünfzehn Mitbewohner, mit Lilo sechzehn, die den Code nicht kannten, sowie die wechselnden Pflegekräfte, je nach Schicht. Nachts schob nur eine Seele Wache, die ich aber nie sah.

Das Fahrradschloss funktionierte wie ein Verkaufsschlager: Angehörige entschieden sich nicht zuletzt aufgrund dieser juristischen Grauzonen-Sicherheit für die WG als Ort des Bewahrens ihrer Lieben. Drinnen saß sie, die Generation Wiederaufbau, die Jahrgänge 1930 bis 1945. Heute zählte nicht ihr Geburtsjahr, sondern ihr Pflegegrad. Die Wirtschaftswunderverursacher, die den alten Adenauer noch im Kopf hatten, nachdem sie zu Hitlers Zeiten in die Schule gegangen waren. Die Gewissheit „Der Krieg ist schrecklich" einte sie, wenn auch trotz des Zurückgleitens in die Vergangenheit selten die Rede davon war. Was sie in all den Jahren ihrer Lebensleistung errungen hatten, als Schneider, Bäuerin, als Polizist, als Hochschullehrer, als Kaltmamsell, als Hausfrau – es verschaffte ihnen heute den Luxus, sich ein Heim leisten zu können.

Im Grunde war die Wohngemeinschaft eine Kommune. Nur nicht mit Sex, Drugs and Rock'n'Roll, sondern mit Latexhandschuhen, Beruhigungspillen und Schlagerparade. Jeder Pflegebedürftige wohnte in seinem eigenen kleinen Reich, Lilo in Zimmer Nr. 12, mit Bad, altengerecht und pflegeleicht. Sie gab ihr eigenes Haus auf, mit Garten, Keller, Dachgeschoss und Garage. Jetzt verkümmerte ihr Wirkungsraum auf Picknickdeckengröße, ein Pflegebett, ein Kleiderschrank, ihr Ohrensessel, eine Kommode, die Stehlampe mit den Troddeln dran. Ein paar Bilder an der blassgelben Wand. Den Teppich musste ich gleich wieder einrollen – Stolpergefahr. Lag sie im Bett, sah sie direkt ins Grün der Birken und Buchen, jedenfalls im Sommer. Heute aber war Neujahr, da gab es nur braune, kahle Äste und Nieselregen. Was fehlte, war ihr Vogelhäuschen für die gefiederten Freunde, die hier nur am Himmel kreisten, und der Besuch der Streunerkatze. Ansonsten war es genau so fremd wie bei ihr zuhause.

Die Gemeinschaftsräume nutzten alle: Küche, Wohnzimmer, Terrasse, Gärtchen, Treppenhaus und Fahrstuhl. In der Wohnküche hing ein Holzbrett mit Datum, Wochentag und Jahreszeit, dazu ein passendes Bild mit Baum ohne Blätter. Nebenan im Wohnzimmer reihten sich Sessel und Sofas, der Blick ins Grüne frei. Ein Duftmix aus Reinigungsmittel, Mittagessen und nasser Hund schwebte omnipräsent durch die Luft. Luftanhalten war zwecklos.

In einer Wohngemeinschaft zu leben bedeutet, dass das Zimmer gemietet wird. Die Pflege wird ambulant hinzugekauft. Lilos WG lag in einem anderen Ortsteil als ihr Heimatquartier. Mein Weg zu ihr führte mich nun quer durch die Stadt. Klein schmiegte sich der Neubau in die bauliche Umgebung aus Mehrfamilienhäusern der späten 60er Jahre. In der Nachbarschaft lebten Menschen ohne Demenz ihren Alltag, manchmal schauten sie über den Zaun und winkten. Im Sommer entwich die eine oder andere Geruchsbelästigung, weil der Windeleimer draußen stand und stank. Die Nachbarn revanchierten sich mit penetrantem Grillgeruch an heißen Wochenenden. Beide Welten führten ein unberührtes Miteinander. Demente waren nicht exkludiert, aber sie wurden auch nicht inkludiert.

Der Besuch im Heim ist ein Ankommen im ewigen Gestern. Die Pforte eine Schleuse vom schnellen Leben da draußen mit dem gehetzten Antlitz der Veränderung, der beständigen Häutung von Moderne und Vielfalt hinein in die Vergangenheit, ausgebremst bis zum Stillstand.

Sechzehn Vergangenheiten bildeten eine Gemeinschaft, die hier wieder zu einer Welt von gestern zusammengesetzt wurde, und deren Zukunft auf einem Holztischchen endete, dekoriert mit batteriebetriebener Kerze und einem Foto in schwarz-weiß, nämlich dann, wenn man hier verstarb.

Und bereits zu Lebzeiten schaute ich in so viele tote Augen, dass ich mich erschreckte. Denn dahinter war nichts mehr, die schwarze Leere des Alls verewigt in einem einmal einzigartigen Seelenspiegel. Ist das ein vorweggenommener Tod? Ein Mensch, der zwar physisch noch anwesend ist, aber doch unempfänglich für menschliche Reaktionen bleibt und sich dabei ganz einsam und verlassen vorkommen muss, weil ihn nichts und niemand mehr erreicht. Wieviel Einsamkeit kann ein Mensch ertragen? Die letzten vier Jahre der Demenz verbrachten wir auf einem herbstlich abgeernteten Acker der kognitiven Kompetenz oder, um im Bild zu bleiben, in einer Bibliothek des Wissens, die auf wenige Regale und Buchrücken zusammen schrumpfte. Jetzt rückten wir einen Schritt näher an die schwarze Kuhle hinter der Abbruchkante des Seins.

Unsere ersten Schritte im neuen Heim und damit im Abklingbecken des Lebens fühlten sich beängstigend an, lösten Schmerz aus und Wut. Lilo war wütend und aggressiv, sie fand sich nicht zurecht, wusste nicht, wo sie war, ahnte, dass es nicht ihre Küche war, in der sie sich auf einem gepolsterten Stuhl wiederfand, konnte aber auch nicht genau sagen, wo sie denn hinwollte. Ihre Adresse fiel ihr ein, Straße und Hausnummer, aber schon im Wohnzimmer des Heims glaubte sie sich plötzlich genau dort. Ihr Zimmer erkannte sie nicht als ihres, die behagliche Dekoration, die Fotos ihrer Mutter, ihres Gatten und ihres Elternhofes an der Wand registrierte sie nicht. Auch ihr Heiligtum, die schwarze Krokotasche mit Mutter, Vater und Geschwistern im Innern, verlor von einer Sekunde auf die andere an Bedeutung. Anfangs lag sie gut sichtbar im Sessel gegenüber ihrem Bett, dann hing sie einsam an ihrem Pflegebettpfosten. Störte dort die Routine und verschwand ohne Aufsehen in den weißen Schiebeschrank. Am Ende war ihre Familie unsichtbar.

Ich dagegen erlag meiner Erschöpfung der letzten Wochen. Zwei Besuche bei ihr im neuen Heim brachte ich auf die Reihe, wusste sie sehr gut versorgt, dann legte ich mich einfach ins Bett – schlief tagelang. Es schmerzte. Mein Versprechen, sie zuhause zu betreuen, hatte ich gebrochen, vermochte es nicht aufrechtzuerhalten. Ich war überfordert, gescheitert. Bleischwer lag unser Los auf mir. Ein gelber Zettel erlaubte die Abwesenheit vom Arbeitsplatz – die Krankschreibung verschaffte mir eine Verschnaufpause. Im Heim hieß es: „Wir kennen das. Ein bekanntes Phänomen, wenn sich Angehörige jahrelang allein verantwortlich gefühlt haben. Die Last fällt ab, wenn wir Profis rund um die Uhr da sind."

Einige Monate später war klar, dass sie im Heim bleiben würde. Die Probezeit bekräftigte meinen Entschluss. Wir lösten Lilos Hausstand auf. Fast sechzig Jahre ihres Daseins erwarteten uns zum Loslassen, manifestiert in Porzellan, Bildern, Sofas, Schränken, Kleidung, Kleinkram und unzähligen Dingen, die keiner im Leben mitnimmt, wenn das Lebensende sich zwangsweise auf wenige Quadratmeter Heim verschlankt. „Der Tod hat keine Taschen, der Sarg kein Regal", heißt es. Aber wer dachte schon an die Station dazwischen? Jedes ihrer zigtausend Besitzstücke aus ihrem Haus glitt einmal durch meine Finger. Einiges blieb, vielem sagte ich „Adé" und „Mach's gut". Jede Menge Möbelstücke fanden ein neues Heim. Mit ihrer Küchenzeile kocht nun eine alleinerziehende Mutter, in ihrem Kleiderschrank hortet ein junges Mädchen Klamotten von Markenanbietern, an ihrem Esstisch büffelt ein Student und das helle Sofa mit dem passenden Eckschrank schmückt das Wohnzimmer einer syrischen Familie. Unbrauchbare Stehrümchen landeten in der Presse der städtischen Sperrholzsammler. Drei Monate dauerte es, bis alle Zimmer geleert waren. Besenrein. Die neuen Mieter fuhren mit dem Möbelwagen vor.

Lilo lebte jetzt in Zimmer 12. Bis ihre Zeit gekommen wäre. Es sollte ihre letzte Wohnstätte sein, so der Plan. Für diesen finalen Fall rettete ich ihr festliches blaues Lieblingskostüm aus dem Altkleiderstapel. Darin würde sie in den Sarg gleiten, entschied ich. Als Bestatterkind behielt ich kleine Aperçus des immer möglichen Todes im Blick.

Ein beklemmendes Gefühl der Endlichkeit und des Abschieds griff mir ans Herz, weil mit dem Verschwinden des Materiellen auch eine Familiengeschichte abgeschlossen war, gelebtes Leben unwiderruflich graue Vorzeit wurde, welches sich ab jetzt nur noch in alten Fotoalben farbenfroh aufleben ließ. Lilos Biografie und damit auch Teile meiner Kindheit, abgebildet in Schwarz-Weiß, Polaroids mit dem rötlichen Stich der 70er-Jahre-Fotografie, in glänzenden, modernen Fotos mit unseren gealterten Gesichtern, die in modischen Fotoboxen gestapelt lagen, bis die Digitalkameras nichts mehr auszudrucken brauchten. Unser Leben gespiegelt in der rasanten Entwicklung der Technik. Ein real existierendes Leben verflüchtigte sich in die Hirnwindungen von Angehörigen und Freunden, die einmal Teil dieses Daseins waren. Nie mehr würde ich mit Lilo Rasen mähen, nie mehr würde ich durch ihr Wohnzimmer gehen oder mit ihr am Küchentisch Schnittchen schmieren, mundgerecht. Aus lauter Wehmut und als Zeichen, dass ihr „Geist" dann doch noch im Haus walten würde, hängte ich ihre verschlissene Gartenjacke in den Heizungskeller an die Garderobe. Ich transformierte Lilos Regiment im Haus und ihre Attitüde der Kriegskindergeneration und des Wirtschaftswunders in einen veritablen Kellergeist. Ihre blau-rot-weiße Strickjacke erinnerte an sie, war mir Symbol für ihr Wirken und verbunden mit der Hoffnung, ihr guter Vibe bringe dem Haus und seinen Bewohnern weiterhin Segen. Davon, dass ihr altes Leben sortiert und entsorgt wurde, bekam Lilo nichts mit. Fernab der Zerspanung ihrer Habseligkeiten lebte sie sich im neuen Demenz-Drumherum ein, genoss es, Menschen um sich zu haben, die sie zwar nicht kannte, aber immer wieder neu kennenlernte. Später mäanderte das Gefühl in wachsende Gleichgültigkeit bei gleichzeitiger Streitlust, etwa der Köchin gegenüber: „Das Essen schmeckt nicht. Verlassen Sie meine Küche! Dahinten hat der Zimmermann das Loch gelassen!"

Wir nahmen die Farbe unserer Umgebung an, verwurzelten als Teil der Heimkultur. Im Heim waren wir ein Teil des Ganzen, sie und ich. Ab jetzt fand alles öffentlich statt, die Pflegekräfte gehörten zu unserer neuen Familie. Gespräche, Interaktionen, unsere Beziehungs- und Familiengeflechte, alles geriet öffentlich, weil sie auch ein Schlüssel für die pflegenden Fremden zu Lilos Identität waren und ihr Umsorgen erleichterten. Die Pflegekräfte kümmerten sich rührend und liebevoll um sie – mit mir als gesundem Zwilling, die ich über alles wachte, aber eben auch hier wieder ein Teil von allem wurde.

Alltag im Heim

Die Wahrheit kommt mit wenigen Worten aus.

Unser Leben im Heim unterschied sich von dem zuhause. Lilo und ich, wir waren ein Team gewesen, eingespielt in unseren beiderseitigen Unzulänglichkeiten, umgeben von Gewohnheit und steigender Alltagsuntauglichkeit. Allein auf uns gestellt, bis auf die willkommenen Unterbrechungen der Hilfen durch den Pflegedienst und der fürsorglichen Frau Pepper. Jetzt kam ich nicht mehr täglich für viele Stunden zu Lilo. Jetzt fiel ein Großteil der täglichen Arbeit für mich weg: Wäscheberge versorgen, putzen, einkaufen, Nahrung jagen, nachts wachliegen und hoffen, dass sie nicht wandern ging – das lag in diesem Land hinter den Dingen in den Händen der Pflegekräfte. Und doch blieb sie, die notwendige Mithilfe, die Belastung, die Verantwortung, die Notwendigkeit, jeden Tag aufzupassen, zu kontrollieren und einzuspringen, wenn das Heim kein Personal für Botengänge hatte, jeder Gang kostete. Mitwirkung war im Konzept des Wohnheims eingepreist. Die Anstrengung verlagerte sich jetzt auf zunehmende Bürokratie: Kontrolle der Pflegeleistung, Kontrolle der Medikamentenbestellungen, Arztbesuche für Rezepte, Begleitung zum Arzt und ins Krankenhaus. Nur weil ein Mensch im Heim lebt, heißt das nicht: Aus den Augen, aus dem Sinn. Die „Fallnummer" will weiter gemanagt bleiben. Zentral blieb: Menschlichkeit, Gefühl und Zuneigung. Empathie auf Hochbetrieb. Das umfängliche Da-Sein blieb. Diesen Umstand hatte ich unterschätzt. So schaufelte ich nach wie vor an zwei beachtlichen Baustellen: Meinen eigenem Job und der unbezahlten Care-Arbeit in der Familie. Work-Work-Life blieb Realität.

Lilos und meine Beziehung veränderte sich ebenfalls. Demenzpoesie fasste Fuß, weil mehr Zeit war für Unterhaltungen, aufmerksames Zuhören oder einfach nur Händchenhalten. Demenzpoesie ist eine eigene Gattung der menschlichen Verständigung, die nur versteht, wer im Land der Demenz unterwegs ist. Es ist eine entgleiste Codierung, auf die man sich rückhaltlos einlassen muss, um ihren Charme zu erkennen. Das Losungswort, um Zugang zu dieser Welt zu erhalten, lautet: Liebe. Einfach da sein, wie ein Zenmeister im Hier und Jetzt, und den Dingen ihren Lauf lassen. Das galt vor allem, weil wir im neuen Heim nicht mehr allein waren – ein ganzes Kaleidoskop an Demenzerkrankungen umgab uns, alle Pflegegrade von eins bis fünf lebten in unserer Mitte. Meistens saß Lilo mit allen anderen Bewohnern in der großen Wohnküche, jeweils zu viert gruppiert am Tisch. Jeder Tisch eine Scholle mit besonderen Eigenheiten, geordnet nach Pflegegrad – wer konnte noch selbstständig essen, wer nicht. Wer saß im Rollstuhl, wer im Liegerollstuhl. Lilos Tafelrunde lernte ich schnell kennen: Es stellte sich stets die gleiche Ewigkeitsaufgabe des gegenseitigen Kennenlernens von Menschen mit Demenz. Und doch waren alle individuell. Der Mikrokosmos hier drinnen glich dem da draußen: In meinen beruflichen Meetings erkannte ich Spuren des Heimlebens wieder, von allen Charaktergattungen schlurfte ein Exemplar auch durch die Gemeinschaftsunterkunft, genau wie über die Flure von Unternehmen.

Je nachdem, wie schnell die Bewohner starben, verbrachten wir an der Tafelrunde eine längere oder kürzere Zeit zusammen. Jeden Tag wurde ich aufs Neue gefragt, wer ich denn sei. Oft schauten meine Tischnachbarn einfach durch mich hindurch. Manchmal sahen sie die Retterin in mir, manchmal ein menschliches Gegenüber: „Zieh mir mal die Hose hoch", bat eine Dame über 90. Sie stand vor mir mit heruntergerutschtem Rock und Windel. Ich half, die Schwerkraft für sie zu überwinden, legte Hand an eine mir völlig Fremde. Eine andere Bewohnerin stand häufig lautlos hinter mir und zog kräftig an meinen Haaren, bis ich vor Schmerz aufschrie. Ein großgewachsener Herr mit Rollator fragte mich: „Muss ich meinen Kaffee bei Ihnen bezahlen?", während eine Dame im Rollstuhl mit wie bei einem jungen Mädchen geflochtenen Zöpfen auf mich zurollte und mit fiepender Stimme klagte: „Sprich mit mir, es ist so schlimm, abgeschoben zu sein. Tot, warum bin ich nicht tot." Der Tod saß mit am Tisch. Er saß als Vorgeschmack im Körper der Anwesenden, die zu Halbwesen mutierten. Es dauerte, bis ich meine Angst und Scheu vor dieser Form des Daseins verlor. In manchen Leibern belauerten sich Leben und Tod im unentschiedenen Wettstreit, es glich einer Symbiose: Beim Einatmen gewann das Leben, beim Ausatmen der Tod. Ich sah viele sterben. Eben noch huschten sie an mir vorbei, griffen nach mir, sprachen Sätze ohne Sinn oder schauten mich flüchtig an. Am nächsten Tag stand eine Kerze vor ihrem Bild und die Traueranzeige mit Datum für die Beisetzung lag darunter.

Gespräche und Handlungen, sie gerieten aus dem Lot – nie war ein Besuch bei Lilo vorhersehbar. Mal war kein begleiteter Toilettengang notwendig, manchmal musste ich sie komplett umziehen, weil alle

Körperflüssigkeiten daneben gegangen waren. Die Demenz-WG war eine Wohnstätte für das Sonderbare und Gefühlslagen aller Art. Weinen oder ausgelassenes Lachen, hier war alles zuhause. Eine Wundertüte an allzu Menschlichem, das ungefiltert in die kleine eigene Welt drang. Der Tod inbegriffen. Genau wie das Vergessen, jede Sekunde, Millimeter für Millimeter, in allen sechzehn Köpfen gleich. Hier lebten Menschen ohne Filter. Menschen, die direkt unter die Haut gingen und von den Pflegenden alles abverlangten.

Die Osterdekoration auf den Tischen hielt nicht lange. Die eine Tischgemeinschaft fand das Gesteck zu unordentlich und zupfte die Äste heraus, ich fand sie auf dem Boden liegend, als hätte jemand Tauben beim Nestbau gestört.

Die anderen versuchten stetig, die Dekoglasdose zu öffnen. In dem österlichen Aquarium bewohnten der Osterhase und ein Huhn ihre kleine Welt. Doch ein Kenner hatte mitgedacht und den Deckel mit bombenfestem Kleber angeklebt. Das Innenleben blieb unfassbar. Ein Synonym für Menschen mit Demenz, in deren Kopf man nicht hineinschauen kann, deren Anomalie vielleicht erst in Scheiben erkennbar wäre, wenn man sie denn sezierte.

Der dritte Tisch behielt nur das Grün im Topf. Die vielen kleinen weißen und roséfarbenen Blüten der Bellis wurden gepflückt und in den alten, knorrigen Händen von Frau Meißner zu einem entzückenden kleinen Sträußchen. Sie hielt es mir mit ihren arthrosegeplagten Fingern entgegen. Für einen Augenblick nahm ich an, das sei eine freundliche Geste, bis sie sich die Blümchenköpfe in den Mund steckte und genüsslich zu kauen begann. Schnell überprüfte ich mein biologisches Wissen. Hatte sie sich in meinem Beisein wohlmöglich vergiftet, musste ich einschreiten? Nein, das musste ich nicht. Ich lächelte, sie kaute.

Im Heimuniversum warfen sich universelle Fragen des Seins auf, die andernorts philosophische Seminare füllen: „Woher kommen wir? Wohin gehen wir? Warum sind wir hier?" Essentielles nahm Platz. Gerne wurden diese Fragen thematisiert, wenn es draußen schon früh dunkel wurde. Die welke Frau Böhmer mit ihrer viel zu großen Brille meinte, es sei dunkel. „Zeit, nach Hause zu gehen, lasst uns gehen."

Frau Mettmann, die schief in ihrem Rollstuhl saß, griff die Ansage auf: „Wir sind doch von dort hinten gekommen! Warum sind wir hier?" Frau Böhmer insistierte: „Wir gehen zum Ausgang!"

Eine Dritte im Bunde, die gerade genüsslich ihren Kaffee mit der Handfläche auf dem Tisch verschmierte, wunderte sich: „Aber wie kommen wir nach Hause?"

Lilo stimmte ein: „Wir nehmen den Bus. Los, kommt, wir laufen, der fährt gleich."

„Wir sind hier, um zu laufen", sagte Frau Reinhard und nahm einen Stuhl als Gehhilfe, weil sie keinen griffbereiten Rollator fand. Sie folgte der Karawane ihrer Vorgängerinnen, die wie eine Osterprozession im langsamen Pulk zur Küchentür aufmarschierten. „Wohin gehen wir?", wurde die Frage der Fragen von allen Aufbrechenden wiederholt. Lilo: „Wir wissen es nicht."

Satt und sauber, diese Grundbedürfnisse wurden in der Regel erreicht. Das Wesen des Menschlichen rückte in den Blick: Im Spiegel erkannte sich kaum mehr jemand, so, wie es seit jeher war, dass der Mensch sich nicht selbst sehen konnte. Dazu brauchte es eine Pfütze oder einen Spiegel, aber was sah man da? Ein Abbild seiner selbst, nie aber sich selbst. Warum sollte das hier anders werden. Die Zeit in Raum und Erleben beugte sich, keine Zelle unterlag der Beschleunigung, wenn auch die Uhren an der Wand und die fünf Messingstanduhren auf dem Kamin jede Sekunde verstreichen ließen, Altern kroch bedeutungslos dahin, denn alt war als Zustand bereits erreicht. Im Heim regierte eine immerzu schwebende Uneindeutigkeit des Seins. Nicht immer war klar, was senile Plaques waren und wo die Grauzonen des Hirnabbaus begannen, die ihren schützenden Schatten gerade noch über den Menschen warfen und ihn freisprachen von komplettem Versagen. Die Situationskomik stand am Rande der Genialität. „Ich suche den gestrigen Tag und kann ihn nicht finden", antwortete Lilo, als ich sie fragte, wo sie gerade mit ihren Gedanken sei.

Gott und Zeitensprünge

Nur im ruhigen Teich spiegelt sich das Licht der Sterne.

Die Tafelrunde hielt Hof. Lilo und ihr gramgebeugter Nachbar, Herr Sänger, saßen sich am Tisch gegenüber. Er hielt seinen eigenen Finger.

„Hast du einen schlimmen Finger?", fragte Lilo.

„Ja."

„Was hat er denn?"

„Was hast du?", fragt Herr Sänger, an den Finger gerichtet.

Die beiden Alten schauen sich an. Stille.

Es gab Kaffee und Kuchen. Obwohl alle drei Damen verwirrt waren, wussten sie genau, dass der einzige Herr am Tisch nicht richtig war. Sonst saß da ein anderer, der war aber heute in seinem Zimmer geblieben. Sie waren argwöhnisch, beschimpften den unbekannten Neuen, weil er das Wasser aus seinem Glas verschüttete. Herr Sänger war der „Läufer", stets mit Jacke, Schal und Mütze mit integrierten Ohrwärmern bekleidet, egal zu welcher Jahreszeit. Es hielt ihn nicht lange auf dem Hocker. Er musste laufen. Er kreiste wie der Mond um das Universum Heim, umrundete das Haus auf dem kleinen Trampelpfad. Ab und zu klopfte er an die Fenster, wollte rein. Anfangs standen noch alle Pflegerinnen auf und öffneten ihm die Bodenfenster. Auch die Mitbewohner scheuchte er auf, aufgeregt wurde diskutiert. „Das darf der nicht! Wo kommen wir denn da hin?" Andere machten sich Sorgen: „Der erfriert draußen!" „Der wohnt hier nicht, ruf die Polizei", äußerten viele. Nach zwei Wochen des Dauerlaufens klopfte er alle zehn Minuten. Teilnahmslosigkeit war der Aufregung gewichen. Niemand öffnete mehr, er musste die Tür allein finden. Auch die kollektive Empörungswelle der Mitbewohner hatte sich gelegt, trotz Demenz hatten sie sich gewöhnt.

An diesem Tag saß ich wie stets auf dem Rollator meiner Tante am Vierer-Kaffeetisch. Einen Stuhl nutzte ich nicht, die konnten eine nasse Sitzfläche haben. Der Läufer schaute mich an. Er war riesig, kräftig wie ein in die Jahre gekommener Boxer. Er lächelte.

Dann sprach er mich an: „So, ich muss jetzt gehen." Dabei nickte er im Takt mit dem Kopf zu seinen Worten.

„Dann mal Tschüss!", antwortete ich.

„Grüß Gott", erwiderte er grinsend.

Jetzt grinste ich. Bevor ich etwas sagen konnte, setzte er nach: „Ja, wenn ich ihn sehe." Damit wendete er den Standardkalauer für alle Westfalen an, die die bayrischen Grußformeln verballhornen. Ich grinste noch breiter. „Hast du Gott schon mal gesehen?", fragte er unvermittelt. Ich war sprachlos. Wir saßen in einem kirchlich getragenen Haus, das Christentum lugte aus allen Ecken. Zwei Meter hinter uns hing ein riesiges Holzkreuz an der Wand und breitete seine Holzarme um alles und alle im Zimmer. Ich schluckte. Dachte nach. Vor Jahren hatte ich mir diese Frage selbst gestellt. Gibt es Gott, glaubte ich daran? Das war, als ich am Bett meines todkranken Mannes saß, er Mitte dreißig, ich Anfang dreißig und unser Kind gerade eben vier geworden. Als mein Mann starb, hatte ich mich entschieden, dass es keinen Gott gibt.

In den letzten Jahren war ich versöhnlicher geworden. Ich entschloss mich also mit „Ja, habe ich" zu antworten. Der Läufer ahnte nicht, was er bei mir für Gefühle in Gang brachte. Unsere Begegnung dauerte nur wenige Augenblicke. Diese Sekunden nahm er, der Rastlose, sich Zeit und wartete wahrhaftig auf meine Antwort, obwohl er sonst keinem Gespräch folgen konnte. Meine Antwort interessierte ihn. „Und, wie sieht er aus?", fragte er.

Die Unendlichkeit des Alls, die Philosophie vieler tausend Jahre, sie bündelte sich in den forschenden und fragenden Augen eines an Demenz erkrankten Mannes, der unter dem Kreuz auf sein Ableben wartete. Es blieb mir nur, tief Luft zu holen. Der Läufer stand vor mir, schien unsicher. Er warf mir einen letzten Blick zu, als hätten wir noch eine Rechnung offen. Das stimmte ja auch. Im normalen Leben hätte sich jetzt ein tiefsinniges Gespräch entspinnen können. Doch Herr Sänger machte kehrt und begann zu laufen. Unsere Unterhaltung hatte nie stattgefunden.

Die Demenzligaspieler lotsten Angehörige und Besucher in ihre Vergangenheit. Es war wie eine Zeitreise, wenn sie von den Verwandten erzählten, als lebten diese noch. Eine Rückkehr ins Damals. Wir plauderten in der Vergangenheit weiter, standen vielleicht an einer Straßenecke aus den späten 50ern. Lilo kommentierte mein Sommerkleid: „Der Rock dürfte länger sein." Sie rempelte mich in die Moral ihrer vergangenen Zeit.

Durch ihr Hirn tauchten meine verstorbenen Familienmitglieder in völliger Zufälligkeit auf. Beiläufig erweckte Lilo die Toten zum Leben und baute sie in ihren aktuellen Tagesablauf ein. „Mit Tante Mariechen sprach ich gerade an der Haustür." „Mein Mann bügelt die Wäsche im Keller, der soll mal zum Kaffee kommen." „Mutter erntet gerade Erdbeeren auf dem Acker."

Sie schob sich ein Stück Kuchen in den Mund: „Den hat mein Bruder gebacken." Das erstaunte mich, denn von ihm hatte sie lange nichts erwähnt. Ich antwortete: „Heiner konnte weder backen noch kochen." „Doch, das konnte der!" „Wer ist denn Heiner?", mischte sich die Tafelrundennachbarin Frau Baumann ein.

„Lilos Bruder", antwortete ich.

„Nein, der konnte nicht kochen", bestätigte Frau Baumann fest – ohne Heiner je kennengelernt zu haben. Lilos Bruder war lange schon beerdigt.

Scheitern, jeden Tag scheitern

Die eigenen Fehler erkennt man am besten mit den Augen anderer.

An manchen Tagen wog die Bürde des Daseins unendlich. Wie Blei im Körper. Dann machte ich um Mitmenschen und ihren Wunsch nach Kommunikation einen Bogen. Egal, ob sie mir sympathisch waren oder eher nicht – soziale Kontakte, die Empathie oder Small Talk erforderten, das konnte ich an solchen Tagen nicht. Es waren Tage, an denen der Gestank von Durchfall aus dem Heim nicht von den Händen wich, an denen die Krankenkasse nervte, weil sie wieder nicht antwortete oder ellenlange Formulare schickte, Tage, an denen Lilo krank war und das intensive Kümmern wieder alle Kraft kostete. Eine emotionale Zerreißprobe. Wunderbar, wenn die Außenwelt von diesen vernichtenden Strudeln in mir nichts bemerkte und meine Fassade aufrecht blieb. Hinter mir lagen 2.920 Tage permanentem Ausnahmezustands. Eine Existenz auf einem Nebengleis.

Meistens ging ich mit Blick auf den kaugummiverklebten Boden durch die Stadt und erledigte das, was notwendig war, möglichst schnell. Ich mochte keine weiteren Sinneseindrücke aufnehmen. Jeder Kontakt kostete Energie, die ich nicht hatte. Menschen, die mich ansprachen, sah ich zwar freundlich an. Doch bei jedem ihrer Worte dachte ich, dass ich mir nicht merken wollte, was sie gesagt hatten, nicht darauf antworten wollte, weil ich nicht nichts zu antworten wusste, weil ich keine einzige Silbe an Mitgefühl übrig hatte. Oft schaute ich einfach durch die Sprechenden hindurch und malte mir aus, wie wunderbar es wäre, wieder für mich zu sein, in meinem Auto, ganz für mich allein, oder auf meinem Fahrrad davon fahren zu können, blitzschnell zurück in meine vier Wände, wo ich dann nicht mal mehr den Hörer abnehmen würde, wenn das Telefon klingelte. Es sei denn, es war das Heim.

In all den Jahren hatte ich mir abgewöhnt von meinem Alltag zu erzählen. Dass ich mich fast jeden Tag mit Dementen umgab, meine Lebenszeit im Vergessen spendete, wie die vielen Geschichten und Schicksale mich belagerten wie Krimskrams in einem Setzkasten, das die kleinen Öffnungen vollstopfte. Ich war randvoll mit Menschlichem. So randvoll, dass ich selbst kaum menschlich mehr war, sondern herumwanderte wie ein halbtoter Zombie. Es waren die Tage, an denen ich dachte, wie es gut sei, dass manche nicht einmal merkten, dass ihr Gegenüber gar nicht zuhörte. Dass viele keine Notiz davon nahmen, wie das Leben dreißig Zentimeter vor ihnen an einem Menschen komplett vorbeizog und dieser Zombie sich nur danach sehnte, ins Bett zu fallen und traumlos zu schlafen.

Härtetage waren auch die Erkältungszeit. Lilo hustete ohne Unterlass, wie alle im Heim. Ich bat sie, dabei ihre Hand vor den Mund zu nehmen. „Welche?", fragte sie.

„Die rechte", antwortete ich. „Nimm die rechte Hand vor den Mund, wenn du hustest."

Sie schaute auf beide Hände. Wo ist rechts? Sie vergaß es jedes Mal.

Ich erinnerte sie bei jedem Husten und wiederholte: „Nimm die rechte Hand vor den Mund." Nach unzähligen Wiederholungsschleifen schaute sie mich ruhig und feindlich an: „Wenn du noch einmal sagst, ich soll die rechte Hand nehmen, hast du die gleich in der Fresse!"

Nachts im Heim und mystische Kräfte erwachen

Du kannst den Hahn zwar einsperren, die Sonne aber geht doch auf.

Nachts im Heim war es ein klein wenig wie im Kinohit „Nachts im Museum". So jedenfalls lasen sich die Pflegeberichte, und so hörten sich die Geschichten der Nachtwachen an, die ich in der handschriftlichen Pflegedokumentation nachlesen konnte. Die dementen Dinos erwachten aus ihrem Schlaf und geisterten durchs Haus. Die Nacht schien ungeahnte Kräfte freizusetzen, die normalerweise verschüttet waren, auf dem Altar des Alterungsprozess geopfert, aber in der Finsternis in die Körper und Seelen wie nach einem Bad im Jungbrunnen zurückkehrten. Nicht selten sind Demente nachtaktiv, sie vertauschen den Biorhythmus.

Meine kleine Sängerin war so eine, in bester Manier nachtaktiv. Wer so früh zu Bett gebracht wurde wie im Heim, musste bei einem geringeren Schlafbedürfnis zwangsläufig in der Nacht wach werden. Sie rief manchmal nach einer anderen Seele, las ich, wähnte sich allein. „Hallo? Ist hier jemand? Hilfe!" Wenn es gut lief, hörte die Nachtschwester sie und konnte sie beruhigen. Die einzige Schlafbereitschaft für sechzehn Bewohner war jedoch häufig mit anderen Patienten beschäftigt, sie bekam nicht alles mit, konnte ihre Anwesenheit und Hilfe nicht teilen. Manchmal stand Lilo, weil sie ohne ein menschliches Echo blieb, tatkräftig auf. Es musste doch ein anderer Mensch in dieser dunklen Welt zu finden sein, der die Einsamkeit im Nachtdunkel vertrieb. Sie wuchtete sich selbst aus dem Bett, stand wahrscheinlich schwankend auf, Puschen ignorierte sie, blieb barfuß und machte sich auf den Weg ins Irgendwo. Ein bemerkenswerter Umstand, wenn man wusste, wie schwer es ihr bereits mit Hilfe fiel, überhaupt aus dem Bett zu kommen.

Frau Himmerich, also Lilo, war stets gegen drei Uhr nachtaktiv. Solche wertvollen Daten vereinfachen die Nachtwache: Wer häufig aufwacht und wandern geht, wird frühzeitig medikamentös ruhiger gestellt, passgenau, sodass die Wirkung dann eintritt, wenn Bedarf ist. Weil „Drogen" zur Ruhigstellung zum Geschäft von Pflege und Demenz dazu gehören. Damit ist die dritte Säule der Grundversorgung erreicht: Neben satt und sauber auch still. Wer ruhig gestellt ist, verlangt nichts, kann warten, wird dann versorgt, wenn die Pflegekraft Zeit hat – der Ablauf ist nicht mehr bestimmt durch individuelle Bedarfe, sondern künstlich verschoben.

In unruhigen Nächten versuchte Lilo sich im Toilettenalleingang. Sie stand auf. Was als Hindernis im Weg stand, wurde verschoben. Die lästige Windel fand sich in mehreren Zügen vom Po gerissen. Ein Umstand, der bei Tage besehen seine fatalen Spuren hinterließ. Kotspritzer, Hände, die tastend im Dunkeln an allem alle Körperausscheidungen verteilten. Interessanter aber waren ihre nächtlichen Erkundungsirrgänge durchs Haus, die sie sogar freihändig bewältigte. Es brauchte keinen Rollator als Gehhilfe, die Geländer an den Fluren reichten. Vielleicht waren es okkulte Kräfte, die ihr zuflogen. Ab und zu saß sie nachts auf den Stufen im Treppenhaus, nachdem sie sogar den Fahrstuhl ins Erdgeschoss wie durch Zauberhand in Bewegung setzte. Manchmal nahm sie Platz im dunklen Speisesaal, wartete auf ihr Frühstück und wunderte sich, dass alles um sie herum totenstill und düster war. „Mutter, hilf." Nächtliche Mysterien im Demenzwohnheim übersteigen den menschlichen Verstand.

Gelegentlich besuchte Lilo ihre Mitbewohner in ihren Zimmern, die Türen standen ja offen, warum also nicht hineingehen? Auch für die Besuchten war es Nacht, also finster in den Zimmern. Lilo rüttelte die Schlafenden in ihren Betten wach: „Wann stehst du endlich auf! Ihr Langschläfer!" Die unsanft aus dem Schlaf Gerissenen schrien vor Angst um Hilfe. Einige Male legte sich Lilo aber auch zu der Person ins Bett und forderte die Schlaftrunkenen auf: „Rück doch mal, du machst dich so breit." Am folgenden Morgen traf die Frühschicht nicht eine Patientin, sondern zwei, die tief und zufrieden schliefen, nicht selten Arm in Arm. Gelegentlich meinte es die Nachtgeisternde aber nicht so gut mit denen, die sie im Bett vorfand. Dann beanspruchte sie das Bett, vor dem sie im fremden Zimmer stand, als ihres. „Raus aus dem Bett. Das ist meins!" Die so rüde Geweckten gehorchten – die Schwester fand eine von ihnen in einen Sessel in ihrem Zimmer gekauert, aber auch in dieser unkommoden Haltung selig schlafend, während Lilo es sich wie ein Kuckuck in der geraubten Koje gemütlich gemacht hatte und schnarchte. Der nächste Morgen brachte wieder Ordnung in die anarchische Bettenverteilung. Schon beim Frühstück war die nächtliche Odyssee vergessen. „Bist du heute Nacht wieder gewandert?", fragte ich. Sie sah mich nur mit großen Augen an und schüttelte entrüstet den Kopf: „Wer erzählt denn so was?"

Peinlich war dieses Gebaren vor allem für mich. Denn auch die Angehörigen der Bettvertriebenen wurden informiert. Trafen wir uns in der Küche oder im Wohnzimmer, verspürte ich ein Schuldgefühl wie damals, wenn mein Sohn mal Ärger im Kindergarten oder in der Grundschule angezettelt hatte und ich im Lehrerzimmer aufschlagen musste. Deshalb freute ich mich, wenn auch andere Heimbewohner dem Kinohit „Nachts im Museum" Leben einflößten und ihrerseits auf Wanderschaft gegangen waren, ich diesmal nur Zuhörerin war und nicht die Nichte der Hauptdarstellerin.

Kollege Roboter rockt das Altenheim

Es ist besser, eine Kerze anzuzünden,
als sich über die Dunkelheit zu beklagen.

Hier käme wahrscheinlich die smarte Bettmatratze der Zukunft in den Einsatz. Sie ist mit einem intelligenten Bezug überzogen, kann dank Vernetzung mit smarter Technik denken und steuern. Sensoren messen Körperdaten – Temperatur, Atmung, Herzschlag. Lebenserhaltend wird es bei Matratzen, die Hitzeentwicklung und damit Feuer frühzeitig erkennen können – je früher Alarm geschlagen wird, desto besser ist die Aussicht auf Rettung in einem Demenzheim. Bei so viel Mitdenken ist dann auch der Schlafrhythmus ist kein Geheimnis mehr, die Matratze weiß, wer wann wie unruhig schläft. Muster lassen sich erkennen: Frau Müller dreht sich fünf Mal in der Nacht, schon mal ein Pluspunkt für die pflegenotwendige Dekubitusprofilaxe. Herr Meier hat Alpträume. Selbstverständlich wäre in einer solchen Matratze ein Mikrofon zur Sprachsteuerung eingebaut. Wer also ruft, wird gehört.

Vielleicht erscheint durch eine mitdenkende Matratze dann ein Avatar auf einem Display, der beruhigend auf den Patienten einredet, während die Pflegekraft selbst noch anderweitig beschäftigt ist: „Du hattest einen Traum, es ist alles nicht so schlimm. Leg dich wieder hin und schlaf weiter", könnte das künstliche Etwas flüstern. Möglicherweise wird es aber sehr bald der humanoide Roboter sein, der tröstend die kalte Hand auf die Schulter legt.

Viele der smarten Kulleraugenhumanoiden testen bereits ihre Fähigkeiten im echten Feld. Roboter sind in zahlreichen Altenheimen unterwegs, erkunden den späteren Ort ihres Einsatzes, lernen ihre Klientel und Bedarfe kennen: Pflegerinnen und Pfleger, Pflegebedürftige und natürlich Menschen mit Demenz im Pflegealltag. Und umgekehrt: Die Pflegewelt lernt Roboter kennen. Die smarten künftigen Kollegen heißen Emma, Thea, Anna oder Alice, sind intelligente Multitalente und lernen stetig dazu.

In erster Linie sind die schlauen Servicekollegen programmiert auf Kontakt. „Möchtest du ein Lied hören?" Mit dieser Frage stellt sich eines dieser Exemplare vor eine demente Dame in einem rot-weißen Ringelpullover, die erstmal nichts sagt. Der Robo wartet artig. Dann aber reagiert die Menschin: „Wer bist du denn?"

„Ich bin ein Roboter", antwortet der Gefragte.

„Hast du eine Mutter?", geht es weiter.

„Ja, geboren bin ich in Paris, ich wurde programmiert", folgt die Antwort auf dem Fuße. Als Eisbrecher spielt der kleine Roboter ein Lied: „Du, du liegst mir am Herzen; du, du liegst mir im Sinn." Ein Lächeln entspannt sich im menschlichen Gesicht seines Gegenübers. Die kleine Demenzgruppe freut sich über die Roboteransprache, begeistert wird in die Hände geklatscht, während der kleine Sängerbote von einem zum anderen fährt und ihn oder sie ansieht, mit den lieblichen, sensorbestückten Augen, die jeden in den Bann ziehen und Angst überwinden. Ein Roboter kann das Lächeln nicht erwidern, er hat keine Mimik. Ihm ist keine Emotion ins Gesicht geschrieben. Jedenfalls nicht in der Pepper-Ausführung. Aber auch das wird sich bald verbessern. Und trotzdem vermag er Sympathie zu erzeugen.

Musik ertönt aus seiner Box, sie ist ein guter Seelenfänger, braucht kein intaktes Hirn, um anzukommen, direkt im Herzen der Menschen. In der Demenzbetreuung ist nichts so wichtig wie starke Emotion, ein Gefühl, das lange bleibt, so wie der Geschmack auf der Zunge. Doch noch ist das Gefühl ungerecht verteilt, nur der Mensch fühlt, der Roboter hat keines. Bei Menschen mit Demenz braucht es immer noch einen Menschen als Bindeglied zwischen Technik und Seele. Hilft ein Roboter, ist es für Demente schwer, seinen Anweisungen zu folgen. Die Aufforderung „Jetzt tanzen wir mal links herum" wird nicht immer verstanden.[42] Es braucht Menschen, Seele und Gefühl auf dem Weg zwischen Mensch und Maschine in der Pflege.

Praktischer wird es damit: Roboter können dokumentieren, wie viel Wasser der Demente getrunken hat. Die Flüssigkeitsversorgung ist in einem Heim, in dem das Trinken von den Patienten oft vergessen wird, ein wichtiger Aspekt der Pflege. Die Tagesmenge fließt am Abend als numerischer Wert automatisch ins Pflegeprotokoll mit ein. Wenn das Trinken zu messen ist, wäre das Anreichen von Essen auch kein Problem mehr.

Auch die notwendige Biografie-Arbeit könnte in der Pflege künftig durch Roboter möglich sein: Individuelle Lebenswege und persönliche Erlebnisse der Heimbewohner passen auf jede Platine, können jederzeit abrufbar sein, in Texten, Bildern, vielleicht auch in Videos oder Sprachproben. Biografiewissen ist ein Schlüssel in die Welt der Dementen, die sich nicht selten ausgelöst durch etwas Wiedererkanntes für Momente öffnen und teilhaben im Jetzt, erreichbar sind für das Draußen. Biografiearbeit leistet einen unschätzbaren Mehrwert in der Pflege, wird immer mehr auch in der Aus- und Fortbildung berücksichtigt. Ein Roboter hat ein besseres Gedächtnis als Pflegekräfte, die über weniger Speicherplatz für jeden Einzelnen verfügen.

Der so eingeführte Dritte im Pflegebunde, der Roboter, bedeutet einen dramatischen Eingriff in das Leben der an diesem Pflegekosmos Beteiligten. Wir stehen an der Schwelle der Neurordnung einer sozialen Mensch-Maschine-Interaktion.

Könnten die Pflegerinnen und Pfleger den Stecker ziehen, wenn ein Roboter aus der Art schlägt – oder sie einfach keine Lust mehr haben auf ihren künstlichen Kollegen? Etwa im Streikfall? Wer weiß das. Auf jeden Fall wird sich eine neue Steuerung von Arbeit und Arbeitsabläufen durch KI und Roboter einstellen. Irgendwann wird es vielleicht einen Passus der Mitbestimmung geben, wenn der Humanoid eingestellt wird. Gibt es Solidarität mit ihm? Wird er ein Spion sein und die Kollegen aushorchen, ihr Arbeitsverhalten aufzeichnen, petzen beim Chef, wenn schlecht über den Arbeitgeber gesprochen wird? Widerspricht er, wenn den Angehörigen Lügen erzählt werden über die erbrachten Leistungen? Welche Identität wird ein Roboter in einem Team von Pflegenden haben? Wer stellt sicher, dass nicht irgendwo versteckt ein Softwarefehler den Luzifer-Effekt in Gang setzt, dank geschickter Manipulation ein solches Ding veranlasst, gegen die Robotergesetze zu verstoßen – und dem Menschen Schaden zuzufügen?

Es braucht mehr Transfer von Wissen und Anwendung in die Pflegeheime und Pflegedienste, mehr Zusammenarbeit mit Forschung und Start-ups – und nicht zuletzt ein Schaufenster für die breite Zielgruppe der Nutzer und Kundschaft. Der Brückenschlag zwischen Forschung und praktischer Anwendung verläuft über die positive Einstellung von uns als künftiger Zielgruppe. Es ist also eine Frage unserer Teilhabe und Mitgestaltung, wie Altern und Demenzbetreuung künftig unter Mithilfe der Roboter aussehen wird.

Gleichzeitig wird Pflege teurer, ein Markt mit knappen Gütern entsteht, aber mit der Aussicht auf satte Gewinne: Privat-Equity-Firmen drängen auf den Gesundheitsmarkt. Altenheime, Krankenhäuser, Pflegeheime stehen längst auf ihrem Einkaufszettel. Die immer größere Leistungsfähigkeit von Robotern sowie sinkende Kosten für deren Einsatz und Programmierung sind zwei Leitplanken, die das Altern zur Goldmine machen.

Ein Problem schließt sich an: Bisher werden Roboter in der Regel von einer eher homogenen Gruppe programmiert: Weiße, männliche Programmierer mit hohem Bildungsabschluss. Die vermutlich eigenwillige Perspektive dieser Aktiven ist nicht unbedingt kompatibel mit der der Zielgruppe. Nicht zuletzt werden damit unterschwellig auch Rollenzuschreibungen der Vergangenheit transportiert. Perpetuiert sich damit ein System, welches strukturell misogyn wirkt? Es braucht Formen des Voneinander-Lernens, praktische Anwendungen direkt aus dem realen Leben und vor allem die Zuschreibung von Verantwortung. Bisher steht der Vorwurf der Entmenschlichung der Pflege durch Roboter im Raum, insbesondere in Heimen. Aber welche Alternative gibt es angesichts der Tatsache, dass heute Pflegepersonal fehlt, eine schlechte Qualität von Pflege vorherrscht und Pflegewerte pulverisieren angesichts einer schlechten Bezahlung und gleichzeitig höchster Belastung der Pflegekräfte?

Ein Roboter- oder Algorithmus-TÜV als Kriterium für die Auswahl eines Heimes wird nicht lange auf sich warten lassen: Was leistet der Humanoid? Kann man sich von außen in ihn einwählen, die Pflegedokumentation stundenscharf nachlesen? Wird die Zeit der menschlichen und roboterhaften Zuwendung aufgelistet und nachgehalten? Wird einmal ein Heim prämiert, welches den best-programmierten Roboter beschäftigt – menschlich, zuverlässig, kostensparend?

Der Einsatz der smarten Helfer wird mehr werden. Menschen, die professionell pflegen, geraten an ihre Grenzen, sind mit steigenden Aufgaben und Leistungsansprüchen aufgerufen, Selbstfürsorge zu leisten, denn Scheitern ist für sie im System angelegt: Viele der Profi-Pflegenden leiden unter dem schnellen Umgang mit den Patienten in einer auf Profit ausgerichteten Leistungsgesellschaft, die sich Kriterien der Messbarkeit und Zeituhren für die Berechnung zur Messlatte des Alterns zurechtlegt. Viele Pflegekräfte verhärten emotional, lassen das Leid an sich abperlen, vermeiden menschliche Nähe, weil sie sonst selbst ausbrennen. Das, was den Pflegeberuf ausmacht, nämlich Menschlichkeit, macht ihn umgekehrt sehr gefährlich für die eigene seelische und körperliche Gesundheit. Aber auch bald noch begehrter, denn Liebe ist ein rares Gut im aufkommenden Markt der denkenden Helferdinge.

Fragen ohne Antworten.

Bis wir Antwort finden werden, braucht es viele Stunden weiterer Diskussionen, Forschung, Schulungen, die Verankerung von digitaler Technik in Pflegeberufen, mit Sicherheit ganz neue Pflegeberufe, ein gegenseitiges Kennenlernen, Vertrauensaufbau, Beherrschung der Technik, auch durch ältere Menschen. Und Zuversicht, dass Künstliche Intelligenz eines vielleicht niemals wird erlernen können: Liebe. Liebe als Garant dafür, dass der Mensch mehr zählt als ein noch so schlaues Ding. Und menschliche Zuneigung ein Zaubermittel bleibt, das nur Menschen spüren und geben können. Mit der marktverneinenden Gewissheit, dass echte Liebe kostbarer bleiben wird als ein Augenzwinkern von einem Automaten. Roboter und KI sind schließlich nur eins: Die Imitation von Leben.

Wird es irgendwann eine Frage des Geldes sein, wer durch echte Menschen, wer nur durch humanoide Roboter versorgt wird? Werden wir die freie Wahl haben? Eins ist sicher: Bis es soweit ist, werden Roboter und Menschen sich gefahrlos umarmen können.

Wann spricht man vom Sterben – und wie lange dauert das?

Das Abschiednehmen von Zurückbleibenden ist das Los der Vorwärtsschreitenden.

Omi schwächelte besorgniserregend. Abschiednehmen stand auf dem Programm. Eine Woche lang gab es jeden Abend eine Telefonkonferenz. Um 19:30 Uhr klingelte das Telefon. Der Inhalt der Gespräche war jedes Mal der gleiche: Die gesamte besorgte Familie sprach über die Ur-Omi, über ihren grippalen Infekt und wie es jetzt weitergehen sollte. Zum ersten Mal überhaupt fiel das Wort „Sterben". Dieses natürliche Ende eines jeden menschlichen Lebens hatten wir bisher nicht thematisiert, obwohl die Ur mittlerweile 96 Jahre alt war. Sterben galt für alle anderen, nur nicht für Omi mit ihrer unerschütterlichen Rüstigkeit und ihrem unbändigen Willen, uns alle zu überleben.

Die Stimme von Johannes Schwager am Telefon war nachdrücklicher als sonst: „Wenn es meine Mutter wäre, dann würde ich kommen." Es war kein Ratschlag, sondern eine Aufforderung.

Nach ihrem Sturz und dem Oberschenkelhalsbruch vor zwei Jahren war sie wieder auf die Beine gekommen, mit Mühe und der aufopfernden Pflege von Tochter und Schwiegersohn zuhause, aber es ging. Allerdings galt das nicht für ihren Kopf. Omi lebte seit einem Jahr im Heim, wobei wir seit Anbeginn dieses Umstandes das Wort „Heim" tunlichst vermieden. Es war die „Marienstraße", in der sie jetzt wohnte. Wenn ihre Nerven blank lagen, weil das Wort „Heim" bei ihr einen Schock auslöste, sagten wir einfach „Krankenhaus". Omi fragte in Endlosschleife: „Wo bin ich? Muss ich hier bleiben?" Ihr Erwachsenenleben hatte sie ausgeblendet, erinnerte sich nur punktuell dran. Selbst ihren geliebten Ehemann hatte sie vergessen – „Gustav? Nie gehört!" Ihr früheres Zuhause war also relativ. Unseren Antworten lag die Erkenntnis zugrunde: Es war nicht die Information, die gefragt war. Es war das Gefühl, die Stimmung, die bei ihr haften blieb, wenn man mit ihr sprach. Schwindet der Verstand, bleibt das Herz.

An einem Sonntag kurz zuvor hatte sie wie aus heiterem Himmel gemeint: „Man kann nie wissen, es gibt die Zeit, da ist die Welt weg." Johannes, ihr Sohn, fragte nach: „Du meinst, wenn man tot ist?" „Ja", sagte sie nickend, ihr Blick bereits wieder ins Dunkle ihres Innenlebens gerichtet.

Im Heim grassierte die Grippewelle. Anfangs waren es nur zwei, dann schon vier, dann zehn, die danieder lagen. Die Infektion hielt sich nicht an kalkulierbare mathematische Zuschreibungen. Nach einer Woche lag die gesamte Station flach und siechte in den Betten dahin. Die Flure lagen wie ausgestorben. Dieser Umstand erlangt in einem Heim eine ganz eigene Bedeutung. Niemand betrachtete die Bilder aus den frühen 50er Jahren an der Wand, Modezeichnungen, Marylin. Alles auf eine Generation der Nachkriegszeit ausgerichtet, sogar die Möblierung, die an Wohnstuben von früher erinnerte. Altengerecht, was in merkwürdigem Kontrast zum pflegeleichten Plastikflur stand. Was wäre wohl dekoriert, wenn die 68-Generation hier nachrücken würde. Hinge dann Che Guevara an den Wänden und eine Attrappe Hanf mit Umtopf auf den Fensterbrettern? Ein Heim wächst mit seinen Herausforderungen und Insassen.

Die Desinfektionsspender warteten an jeder Wegbiegung mit ellenlangen Bemerkungen zur Handhygiene. Das half allerdings wenig, die Seuche siegte. Die Spender dienten lediglich der Psyche der Besucher.

Nachdem die gesamte Abteilung des „Rosengartens", so hieß die Station, erkrankt war, griff die Epidemie am nächsten Tag auch auf das bisher als resistent eingestufte Personal über. „Wir haben einen zweistelligen Krankenstand erreicht, Sie müssen helfen", hieß die knappe Info am Telefon. Bis eine der letzten zwei standhaften Pflegerinnen erklärte, sie sei auch krank. „Aber die Heimleitung hat mir verboten, mich ebenfalls krank zu melden. Dann können wir den Laden hier dicht machen", lachte sie sarkastisch.

So packten wir die Koffer für eine Fahrt ins Schwarze hinein. Für wie lange musste man den Koffer bestücken, würden zwei Tage ausreichen? Wie lange dauert der Tod? Oder waren die Meldungen vielleicht doch übertrieben? Wünschten wir uns alle vielleicht etwas herbei, was bisher unmöglich erschien, nun aber in die Welt der Möglichkeiten wechselte? Erstmal für drei Tage denken.

Auf der Fahrt waren Johannes und ich schweigsamer als sonst. Was würde uns erwarten? Die Schwester und der Schwager hatten von ihrem Nachbarn erzählt, der schon angefragt hatte, ob etwas mit der Ur-Omi sei: „Da standen zwei schwarz gekleidete Herren vor eurer Haustür?" „Nein, das waren keine Bestatter, das waren zwei Vertreter einer Versicherung."

Omi lag vom Virus geschüttelt in ihrem Bett. Ihr kleiner Körper wirkte unwirklich, ihre weißen Haare, ihre Blässe im Gesicht kaum noch zu unterscheiden vom Weiß des Betttuches. Unsere Methusalem mit ihren 96 Jahren. Zum ersten Mal dachte ich, dass sie aussähe wie der Tod.

Vorsichtig versuchten wir sie aufzurichten, damit sie wenigstens ein wenig Tee zu sich nehmen konnte. Ihre Hände und Arme blieben merkwürdig schlaff. Grunzlaute signalisierten ihr Desinteresse an Flüssigkeit. Sie drängte mit dem Kopf zurück auf ihr Kissen und dämmerte vor sich hin. Sie erkannte uns nicht, wie auch, wir trugen Mundschutz, Handschuhe und Schutzkleidung in leuchtendem Blau, in der Hoffnung, uns so nicht anzustecken. So verbrachten wir täglich mehrere Stunden in diesem Babylon der Viren und bündelten unsere Kräfte, um Omi am Leben zu erhalten.

Nach vier Tagen kreuzte eine Ärztin auf, die es bisher nicht geschafft hatte, im Heim vorbeizuschauen, obwohl sie dort gleich mehrere ihrer Patienten auf einen Schlag hätte behandeln können. So viele Ärzte gibt es nicht mehr im ländlichen Raum. Die fragliche Ärztin zog es vor, ihre

Praxis zu versorgen, die auch schon mit grippal geplagten weniger Alten und Jungen rappelvoll war. Die ganz Alten standen am Schluss ihrer Liste. Nun also war sie da, zeigte sich entsetzt ob des rapiden körperlichen Verfalls und ordnete ein Antibiotikum an, um einer möglichen Lungenentzündung vorzubeugen. Dann gebot sie, die Omi ins Krankenhaus einzuweisen. Bei einem Schwächeanfall war sie gestürzt. Jetzt wollte man überprüfen, ob sie nicht Kopfverletzungen hatte. Das bedeutete, dass die schwer von Grippe geschwächte alte Dame mit einem Liegendtransport drei Häuser weiter ins Krankenhaus gefahren werden musste. Das Heim zumindest schien sehr erfreut über diesen lebenden Abgang. So waren es nur noch neunzehn Patienten mit Grippe für zwei Pflegerinnen. Jedes leere Zimmer war eine Erleichterung.

Im Krankenhaus setzte ein, was stets im Krankenhaus einsetzte: Die Bemühungen um Heilung. Nur mit dem Unterschied, dass es sich diesmal um eine Patientin von 96 Jahren handelte, deren Körper alle Symptome von Abtretungswilligkeit signalisierte. Doch ein Krankenhaus handelt nach der eingepflanzten DNA, die es ihm vorgibt, zur Gesundung beizutragen. Mit allen Mitteln. So wurde die Ur-Omi gleich mit einem weiteren Antibiotikum behandelt, diesmal, um eine Blaseninfektion zu vermeiden. Fieber hatte sie ohnehin schon seit Tagen. Dann folgte die technische Armada des Hauses: Röntgen, Ultraschall, Untersuchung. Sie landete in einem Zimmer mit einer frisch Operierten: Dass die Omi dement war, war dem Haus klar. Dass sie seit Tagen Durchfälle hatte, auch darüber hatte die Tochter nicht geschwiegen.

Der Durchfall zeigte sich hartnäckig. Die alte Dame schied ihr Verdautes aus, ins Bett, weil natürlich keiner so schnell helfen konnte, damit sie auf die Toilette konnte. Die erfahrene Schwester ahnte Unheil und nahm eine Stuhlprobe. Omi hatte auch bereits Kontakt mit der Frischoperierten aufgenommen und erhoffte sich in ihrer Schwäche gerade von dieser einzig sichtbaren menschlichen Erscheinung Hilfe. Die Schwestern handelten sehr schnell und verlegten die Omi auf ein Einzelzimmer. Es war die Rede von Clostridienbefall.

Trotz des Verdachtes auf resistente Keime stand die gesamte Mannschaft ungeschützt um das Bett, wir, die Pflegerinnen und der Chefarzt. So verging der Vormittag. Am Nachmittag kamen wir zurück. Diesmal empfing uns die Schwester mit besorgtem Blick: „Bitte legen Sie die Schutzkleidung an. Die Bestätigung liegt vor: Clostridien!" Ein

Besuch war also nur mit Hygienemaßnahmen möglich: Schutzmaske, Handschuhe, Schutzbekleidung, wieder in leuchtendem Blau. Es folgte ein kleiner Disput auf dem Flur. Warum erst jetzt?

Die Antwort war wenig erquicklich: „Jetzt ist es bestätigt und damit vorgeschrieben. Mittlerweile haben viele Menschen diese Bakterien in sich, so ganz vermeiden können wir die ohnehin nicht." Und das in einem Haus, in dem die Schwestern gerade eben munter von einer infizierten Patientin zur nächsten gewandert waren. Wir vermummten uns schließlich, daran zweifelnd, ob nun überhaupt noch Schutz möglich wäre. Eine Pille danach gibt es für Clostridien keine, wie auch für alle weiteren resistenten Keime.

Clostridien sind Bakterien, die sich im Darm befinden. Jeder Mensch kann sie in sich tragen. Unter bestimmten Umständen können sie sich vermehren und die Oberhand im Körper erlangen. Der Keim sondert Proteine ab, die den Darm entzünden. Das führt zu Darmbeschwerden, Krämpfen, Fieber, möglicherweise zu Darmentzündungen, die entfernt werden müssen. Im schlimmsten Fall entsteht eine Sepsis, also eine Blutvergiftung. Besonders gefährdet sind ältere Patienten. Ist der Wasser- und Elektrolytverlust hoch, können Clostridien tödlich sein. Möglich ist eine Stuhlspende, um Leben zu retten. Eine merkwürdige Vorstellung, die auch bei Omi diskutiert wurde.

Am Abend begann ein Trauerspiel trotz körperlicher Schwäche. „Ich muss nach Hause", flehte Omi. Ausnahmslos alle Frauen mit Demenz oder im Altenheim, die ich kennengelernt habe, haben Angst, den richtigen Zeitpunkt zu verpassen, um heil nach Hause zu kommen. Alle paar Minuten die gleiche Frage, oft verbunden mit: „Wo bin ich hier?" Alles Erklären führt zu nichts. Immer die gleichen Wiederholungen. Als derjenige, der zu beruhigen versucht, kann einem nur der Mut sinken. „Du musst heute hier bleiben, du bist im Krankenhaus." Hat man das zwanzig Mal gesagt, fällt das Sprechen bei allen weiteren Sätzen sehr schwer und die Beherrschung nicht zu verlieren ist eine emotionale Daueraufgabe.

Wir wollten so lange bleiben, bis sie eingeschlafen war. Dafür dimmten wir das Licht. Jetzt glaubte sie uns zumindest, dass sie in ihrem eigenen Bett lag. Skurril war das, weil es uns an die elterlichen Strategien erinnerte, die wir nutzten, um unsere Kinder ins Bett zu bringen, als die noch klein waren und nicht einschlafen wollten. Diese Erfahrungen waren jetzt hilfreich, sie passten auch auf demente ängstliche

Eltern. Ich hielt Ur-Omis Hand. Langsam schloss sie die Augen. Der Tag war lang, sie war erschöpft. Auch die Medikamente, die durch die Schläuche liefen, machten müde. Wir hofften, dass sie sich die Schläuche nicht raus riss, wie schon mehrmals geschehen. Bei jeder Bewegung aber wachte sie wieder auf und setzte an: „Ich muss nach Hause."

Wir schalteten den Fernseher ein, der beruhigt. Es war gut, dass sich etwas im Zimmer bewegte, sodass sie nicht das Gefühl hatte, allein zu sein. Johannes tauchte aus ihrem Sichtfeld, damit sie ihn beim Rausgehen nicht sehen konnte. Auf allen Vieren kroch er zum Ausgang und entledigte sich dort der Schutzkleidung in einem eigens dafür vorgesehenen Mülleimer. Ich löste ihre Hand, huschte ihm hinterher. Auch ich schmiss die Schutzkleidung in den Mülleimer. Wir ließen die Tür einen Spalt breit auf. Eine Schwester fanden wir nicht. Nur eine Nachtschwester war im Einsatz, für eine volle Station. Beim Rausgehen sahen wir das Hinweisschild an Omis Tür: Hier war nur nach Rücksprache mit den Schwestern Eintritt erlaubt. Quarantäne im höchsten Stadium. Wir desinfizierten uns und sprachen erst draußen wieder miteinander. Noch im Aufzug plagte uns die Angst, sie könne uns hören und wieder aufwachen. Draußen atmeten wir tief durch, als sei es das erste Mal, dass wir frische Luft atmeten. Später fielen wir ins Bett, hörten zu denken auf.

Am nächsten Morgen begann die Wache bei Omi von neuem. Den Schutzanzug anziehen, Omi erklären, wo sie sich befand. Währenddessen rann ein weiteres Antibiotikum in ihre Venen. Es war ein Langzeitkatheter gelegt worden. Abgesprochen mit uns Angehörigen war das nicht.

Am Nachmittag saßen wir wieder zu zweit um ihr Bett. Jetzt war der Schutzanzug gelb, blau war aus, so schien es. Das leuchtende Gelb passte gut zur Deko des Raumes. Das Gelb und Grün erinnerte an den Frühling, der sich draußen von seinem schönsten Gesicht zeigte. Es kam mir wiedersinnig vor: Draußen erwachte die Natur von ihrem langen Winterschlaf, hier drinnen bereitete sich jemand auf seinen ewigen Schlaf vor. „Wo bin ich?", fragt Omi wieder. „Im Wartesaal des Todes", lag mir auf der Zunge. Aber das sagte ich nicht. Auf einmal hatte sie einen klaren Moment. Mehr ins Leere als zu uns sprach sie: „Ich habe nicht mehr das Leben, das ich mal hatte." Diese Weisheit war so wahr und doch so unwirklich, wenn man wusste, dass sie ihre eigenen Kinder nicht mehr erkannte. Wir mussten schlucken.

„Sie befinden sich in einem Kreislauf", erklärte der behandelnde Arzt. „In einem Kreislauf der Versorgung." Eigentlich wollten wir längst abgebogen sein auf die Straße des Sterbens, aber die Medizin hielt Omi am seidenen Faden. „Sie haben mehrere Optionen", ging es weiter. „Auch eine Stuhl-OP ist noch dabei, mit Vollnarkose." Wir schauten uns staunend an. Was man mit 96 noch alles erdulden musste. Die Ur-Omi hatte eine Vorsorgevollmacht mit Patientenverfügung, solche Maßnahmen hatte sie schriftlich abgelehnt. Trotzdem fiel die nun fällige Entscheidung sehr schwer. Lehnten wir alles ab, auch die Schläuche, würde sie sehr wahrscheinlich entschlafen. So nennt man das, wenn man sich ängstigt, das harte Wort „Tod" auszusprechen.

Wir beratschlagten und zogen sogar eine erfahrene Frau aus der Hospizbewegung hinzu. Sie saß mit uns am Tisch. Auf dem Tisch standen Gläser mit Wasser, sehr nüchtern, denn wir sprachen über Sterbebegleitung. Gestern noch war es klarer Schnaps gewesen, den wir trinken mussten, in der Hoffnung, das werde die resistenten Krankenhauskeime schon vernichten.

Wie lief eine Sterbebegleitung eigentlich ab, was passierte da? Was musste man dem Krankenhaus, dem Heim und der Hausärztin mitteilen, damit nur noch palliativ gehandelt und keine Hightech-Medizin eingesetzt wurde. Wir diskutierten, es flossen Tränen. Wenn wir entschieden, alles abzustellen, dass keine Antibiotika mehr gegeben würden, dann würde sie sterben, so wie die Natur es vorgesehen hatte. Sie sollte keine Schmerzen haben. Das war unser Ziel, aber sie sollte auch gehen können.

Jeder hat wohl schon einmal darüber nachgedacht, was er für sich selbst möchte, wenn er selbst mal alt ist und andere für ihn entscheiden müssen. So weit weg von der Ur-Omi waren einige am Tisch nicht, auch sie waren schon pensioniert und statistisch gesehen „alt". Ein seltener Umstand, dass jemand im Alter immer noch eine lebende Mutter hat und über hochbetagtes Leben und Sterben entscheiden soll.

Die Hospizerfahrene berichtete, sie könne nicht einschätzen, wann jemand gehe. Das Sterben sei bei jedem Menschen individuell. Sie erklärte, was der Hospizverein anbot: Handhalten. Schmecken von Dingen, die man gerne aß. Singen. Vorlesen. Düfte bereitstellen. Und warten auf den Tod. Gemeinsam. Entlastung der Angehörigen, die das nicht ganz allein leisten können, die Hilfe in Anspruch nehmen, damit ein Sterbender nicht allein sein muss. Wenn er das möchte. Die Omi fürchtete sich vor dem Alleinsein. Wir verabredeten, diese Hilfe in Anspruch zu nehmen. Morgen würde sie im ehrenamtlichen Hospizzirkel angemeldet werden. Der Arzt begrüßte unsere Entscheidung. Aber im Krankenhaus konnte sie nicht bleiben, im Hospiz war derzeit kein Platz frei. Das Heim, in dem sie lebte, und das Krankenhaus spielten seit Tagen Bingo mit ihr: Weder das eine Haus noch das andere wollte sie über Ostern behalten, zu zeitaufwändig, zu pflegeintensiv, weil viele der Kollegen noch krank waren oder sich über Ostern in den Urlaub verabschiedet hatten. Es war kein Personal da, das sich kümmern konnte. Und auch die Kräfte der Angehörigen wuchsen nicht nach, schon gar nicht, wenn man bedachte, dass die Pflegepersonen selbst schon um die siebzig waren. Dann ging Omis Entlassung sehr schnell. Die Durchfälle ließen nach. Clostridien waren nun kein Thema mehr. Ihr Transport zurück ins Heim wurde veranlasst. Die Angehörigen erfuhren dies durch die Heimleitung.

Vom Singen und Zwischentönen

Vögel singen nicht, weil sie eine Antwort haben,
sondern weil sie ein Lied haben.

„Gib mir deine Hand!", forderte die resolute, aschgraue Frau Meier-Merkling.

„Die kriegst du nicht. Das ist meine!", entgegnete Frau Büscher barsch und hielt sich ihre bandagierte Hand.

„Sie will dir nur ein Spiel zeigen", mischte Streitschlichterin Lilo mit.

Frau Meier-Merkling drehte ab und schob den hölzernen Stuhl durch den Raum.

„Wer Pippi will, soll laufen lassen", rief Frau Büscher.

Es ist fast unmöglich, Demenzpoesie zu konservieren – zu eigenartig fallen Gelegenheit und Sprache auseinander. Demenz gleicht Eiskristallen im Sonnenlicht.

Nach dem stressigen Wochenende am Krankenbett von Omi ging es nahtlos weiter. Seit Tagen hatte ich Lilo nicht gesehen. Je länger ich sie mal nicht sah, so meine Erfahrung, desto größer fielen die Probleme aus. Ihr Verstand konnte nicht mehr ermessen, wie lange ich nicht da war, aber das Gefühl war ausreichend gesund, dass sie mich vermisste.

Blieb ich länger als drei Tage weg, erhielt ich einen Anruf, dass ihr Zustand sich verschlechtert habe. Das Herz weiß mehr als das Hirn.

Ich hatte vergessen, dass am Nachmittag der große Singkreis stattfand. So platzte ich mitten in die singende Schar von Dementen, die allesamt im Kreis saßen, aufgereiht nach Chemie: Wer konnte mit wem und wer glich wessen Defizite aus. Am Kopfende thronte und sang die erfahrene Chorleiterin Regina, als Musiktherapeutin eingestellt, um die langen Nachmittage im Heim zu beleben. Kein Roboter in Sicht, der hier assistierte, außer dass die Melodie vom iPad kam.

Man gab gerade „Die Vögel wollten Hochzeit halten". Leise rutschte ich aufs Sofa neben Lilo, die mich längere Zeit anstarrte, bis sie flüsterte: „Meine Anna." Dann ließ sie wie selbstverständlich meine Begrüßung ausfallen. Sie vergaß mich. Es war eines dieser vielen Reaktionsmuster, überraschend und aus der Ordnung gefallen. Mal begrüßte sie mich mit „Du bist ein Arschloch", mal mit „Du bist ein Geschenk des Himmels". Ich saß nun auf dem Sofa in der Mitte. Rechts meine Vergessliche, links Frau Reinhard.

Frau Reinhard war gerade mal siebzig, grauer Bob, dicke Brille, unscheinbar, aber fest im Griff der Demenz. Ihr Hobby war das Vorlesen. Egal, was im Heim passierte, sie las: Zeitung, Werbung, die Speisekarte an der Wand. Sie las nicht für sich, sondern laut und gut verständlich für alle. Ihre Worteinlagen flochten sich in die Alltagsunterhaltungen im Raum, in die Anweisungen der Pflegerinnen wie Dauerbeschallung im Supermarkt. Es hatte etwas von Dadaismus in einem Theaterlabor. Pflegerin Christiane teilte ihrer Kollegin mit: „Ich versorge jetzt die Patienten hier unten." Die Stimme von Frau Reinhard webte sich dazwischen: „Prinz Harry und seine Gattin erschienen in glänzender Robe." „Dann machen wir oben weiter", setzte die Fachkraft fort. Die lesefreudige Demente schob ein: „Verblüffende Wahrheit, der Rosenkrieg in Hollywood."

Nun teilten wir drei uns das Sofa, Lilo, die Laut-Leserin und ich. Jauchzend schritt die „Vogelhochzeit" strophenweise voran, alle im Saal hielten mit, Lilo mit phantastischer Chorstimme, jahrelang trainiert. Sie brauchte kein Liederbuch, sie sang auswendig. Gerade gelangten wir zum „Das Finkelein, das Finkelein, das führt das Paar ins Kämmerlein", da brach Protest aus. Frau Reichert, Mitbewohnerin im dritten Jahr, entschied energisch, es sei genug gesungen: „Los, genug jetzt, wir gehen zurück ins Kämmerlein." Sie blies zum Aufbruch: „Wer nicht sofort aufsteht, muss zur Strafe hier bleiben!" Lilo machte sich sofort auf zu folgen. Ich hielt sie auf dem Sofa zurück.

Frau Reinhard hatte derweil längst eine andere Seite in der Liederfibel aufgeschlagen und las nun ihrerseits den Text vor, ungeachtet dessen, dass der übrige zehnköpfige Demenzchor die Vogelhochzeit feierte. Unsere Lesefreundin gab die Zeilen vom „Jäger aus Kurpfalz": „Er reitet durch den grünen Wald und schießt sein Wild daher, gleich wie es ihm gefällt." Herr Grünger hörte nur das Wort „Schießen" und rief: „Hier wird nicht geschossen!" Karl-Heinz, der noch recht gut beieinander war, gebot: „Ruhe jetzt!" Mit dem letzten Ton verhallte die Vogelhochzeit.

Der beißende Geruch in meiner Nase verstärkte sich. Erst dachte ich, er käme von meiner Tante. Dann sah ich, dass die Leserin verantwortlich war. Ihre Hose färbte sich dunkel. Ich rückte zur Seite. Wir sangen passend ein Lied mit den Zeilen: „Laue Lüfte fühl ich weben / goldner Frühling taut herab / nach der Ferne geht mein Streben / reichet mir den Wanderstab!" Es geht weiter mit den Worten: „Leben quillt aus tausend Bronnen / frisch gewagt ist halb gewonnen." Meiner Nase ward befohlen, nicht an mein Hirn zu senden, dass ich flüchten sollte.

Das digitale Klavier wurde ausgestellt, der Notenständer eingepackt. Die holde Chorleiterin ging reihum und verabschiedete sich von jeder Person. Bei Frau Reinhard verzog auch sie keine Miene, obwohl die Stuhlprobe in der Hose unerträglich roch. Eine Pflegekraft begleitete die Riechende gesichtswahrend zur Toilette: „Reich mir die Hand mein Leben, komm auf mein Schloss mit mir", sang sie und rettete ihre Würde.

Es war schon beeindruckend, wie alle Chormitglieder aus der Musikwelt zurückkehrten in ihre Heimwelt und von nun an wieder kaum etwas behielten. In der fröhlichen Singrunde kannten sie alle Zeilen und waren beschwingt, als wären sie wieder Kinder ihrer Zeit und säßen im Musikunterricht der kriegsbedingt oft ausfallenden Volksschule. Musik wirkt tiefer als der Verstand.

Job adé – unbezahlte Care-Arbeit juchhe!

Einen Fehler begangen haben und ihn nicht korrigieren:
Erst das ist ein Fehler.

Am Tag 2.920 der ununterbrochenen Anomalien wachte ich mit der Entscheidung auf: Ich hänge meinen Job an den Nagel! Zwei gesamtgesellschaftliche Mammutaufgaben zwangen mich in die Knie. Mein nimmermüdes ehrenamtliches Missionieren für Digitalisierung und das Tingeln von Konferenz zu Konferenz war die eine. Gepaart mit der zweiten, Lebensqualität bei Demenz zumindest für Lilo, ein Leben einer alternden Bevölkerung, zu erhalten – das hatte mich direkt in eine dritte Herausforderung katapultiert: Rette deine Resilienz. Da half auch die Dauernutzung einer Dankbarkeitsapp, die mich hätte aufrichten können, nicht. Es half nur, die eigene Bedeutungslosigkeit zu erkennen. Ich war gestrandet.

Auf direktem Weg landete ich beim Personalchef meines Unternehmens, kein Umweg über Chefs oder Teamleiter, erklärte ohne Umschweife: „Ich habe keine Lust mehr. Ich will raus." Er muss sich riesig gefreut haben, eine festangestellte Frau, 50 plus, verließ das Haus ganz ohne Druck seiner Personalabteilung. Keine Nachfrage, kein Interesse an meiner Lebenswirklichkeit. Ich glich einem Fest für jeden, der sich die Verjüngung seiner Belegschaft wünschte. Eine Kohorte junger Akademiker folgte mir, die Schlange stand, um schlecht bezahlt in kurzfristigen Projektlaufzeiten aus der Hauptstadt in die Provinz zu pendeln.

Ab dem Tag war ich freigestellt. Kehrte der sozialversicherungspflichtigen Berufswelt den Rücken. Burn-out. Was verbrannt war, war mein berufliches Ich und die Balance von Work-Work-Life. Die Konsequenzen meiner Entscheidung lagen vor mir ausgebreitet wie eine Landkarte im Faltformat: Altersarmut drohte; organische Erkrankungen, wenn ich jetzt nicht auf meine Seele hörte, Versagen, individuelles Scheitern. Auswege als alternative Wegrouten: keine. Der Ausstieg aus dem Job verlief einfacher als ich das gedacht hatte. Es brauchte nur meine Willensentscheidung, den Laden hinter mir zu lassen, mich zu fragen, warum ich jahrelang in diesem Hamsterrad derart rasend unterwegs gewesen war, ohne Ausblick auf „Erfolg": als teilzeitarbeitende Frau Anfang fünfzig, alleinerziehend mit permanenter Pflegeleistung zuhause, keine Chance. Jedes berufliche Engagement nützte dem Unternehmen, schwächte aber mich. Das zu begreifen, hatte Jahrzehnte gedauert. Betretene Gesichter meiner Kollegen verfolgten mich auf dem Flur – aber insgeheim zeigten sich alle erleichtert, dass ich mit meinem Lebensmodell des Turbos, meinem Streben, alles unter einen Hut bringen zu wollen, und vor allem mit meiner Dauerpredigt von Digitalisierung in der Pflege gescheitert war. Mit meinem stillen Abgang versaute ich nicht weiter ihren Rhythmus und verschob mögliche Dystopien ihrer eigenen Zukunft wieder ins Unsichtbare. Mein Lebensnavi hätte sagen müssen: „Wenn möglich, bitte wenden. Sie haben ihr Ziel nicht erreicht." Als meine Bürotür hinter mir ins Schloss fiel, steuerte ich auf andere Ziele zu: gesund bleiben und meine Aufgabe der Betreuung auf die Reihe bekommen. Im Heim war ich mit meiner beruflichen Bruchlandung als sorgende Angehörige kein Einzelfall.

Damit wenigstens ein kleiner Anteil zur künftigen Rentenversorgung erhalten blieb, stellte ich frühzeitig den Antrag auf Rentenversicherung als Pflegeperson. Eigentlich hätte mich meine Krankenkasse von sich aus darauf hinweisen müssen, als meine Tante in den entsprechenden Pflegegrad eingestuft wurde. Das tat sie aber nicht. Pflegende Angehörige haben Anspruch auf Rentenversicherung, wenn ihr zu pflegender Angehöriger mindestens den Pflegegrad 2 erlangt, was bei meiner Tante mit Pflegegrad vier längst der Fall war. Mein Anliegen lag elf Monate zur Bearbeitung bei der Krankenkasse vor. Jeden Monat rief ich an, fragte tapfer nach dem Stand der Dinge: „Welchen Antrag meinen Sie, hier liegt nichts vor", hörte ich, oder: „Wir bearbeiten Ihr Anliegen", „Das Aufkommen der Anträge ist hoch, wir melden uns bei Ihnen". Elf Monate schmorte meine Rentenvorsorge auf Wiedervorlage. Sogar leiblich marschierte ich in die örtliche Zweigstelle, ohne Erfolg. Dem Vertrösten folgten meine Erinnerungsbriefe, eine Schlacht an Korrespondenz. Als ich eine Beschwerde beim Bundesversicherungsamt einlegte, ging alles sehr schnell. Positive Post von der Kasse trudelte ein, meine Pflegetätigkeit werde anerkannt, man zahle meine Beiträge zur Rentenversicherung. Selbstverständlich ab dem Zeitpunkt der Einstufung meiner Tante. Das aber heilte meine Erschöpfung nicht. Meine Nerven, mein Vertrauen in ein System der Absicherung, alles futsch.

Eine Tür schlug zu, eine andere öffnete sich. Mein neues Ich war geboren, noch auf wackeligen Füßen betrat es das Neuland aber festen Schrittes: Ab jetzt lebte ich von meiner schmalen Witwenrente – ein

Bonheur geboren aus meinem tragischen Lebens-Malheur, ein Segen, dass es die gab, aber reich war ich jetzt nicht. Karriere hatte ich nicht gemacht. Dafür aber viel über Demenz gelernt. Über mich. Und über gesellschaftliche Fehlerkultur und ein weites Feld des Transhumanismus, der angesichts seines Aufkommens umso mehr dazu aufrief, Menschliches neu zu bewerten und zu bewahren. Wer werden wir künftig sein wollen? Jetzt hatte ich die persönliche Chance, das zu testen.

Nach 2.920 Tagen Hektik saß ich auf einmal stressfrei im Heim neben Lilo. Ich schaute nicht mehr hektisch auf das Dienstsmartphone. Musste abends nicht noch alles nachholen, was ich geglaubt hatte, im Beruf versäumt zu haben. Ich war frei – gefangen im goldenen Käfig einer Demenz-Wohngemeinschaft, aber grundsätzlich frei. Meine neuen Meetings an der Tafelrunde mit erschöpftem Geist der Heimbewohner und mir wurden zu meiner unvorhergesehenen Berufung. Anfangs hatte ich gegen die Krankheit angekämpft, sie war stärker, jetzt nahm ich sie mehr und mehr an. Als gestrandete Akademikerin mit Burn-out nahm ich wehrlos die Farbe meiner Umgebung an. Äußerlich war ich vielleicht sinnentleert – wie Lilo und der Rest der Heimbewohner. Innerlich jedoch erreichte ich einen neuen Erkenntnisstand, erarbeitete mir neuen Sinn. Mein Tun hatte einen Sinn, ich machte einen Menschen froh und glücklich. Ließ ihn in Krankheit nicht allein. Konnte Erfolge erkennen, wo früher keine waren, war ganz nah dran, an dem, was ich leistete. In meinem früheren Beruf erlebte ich selten Erfolge oder als Ergebnis meiner Bemühungen Veränderung. Hier schon. Es war manchmal nur ein Lächeln. Oder eine hochgezogene Hose.

Trockene Tage und Nächte: Windeln wickeln

Sie stehen kurz vor einer knisternden Begegnung.

Früher oder später macht die Blase oder der Darm des Schützling einen Angehörigen zum Experten in Sachen Saugstärke und Superabsorber in Hygienematerialien. Wir sprechen von Windeln für ausgewachsene Menschen, wir sprechen über Inkontinenz. Die Herausforderung heißt Blasenschwäche oder Stuhlinkontinenz, manchmal beides. Im Kern geht es um den Verlust der Fähigkeit, Harn oder Kot zu speichern und Ort und Zeit der Entleerung selbst zu bestimmen. Das erledigt nicht mehr der Wille, sondern der Zufall. Körper und Wille, beide unzuverlässig. Blase und Darm treten in den Rang von Entscheidern.

Bisher trug Lilo „Pants", das Einsteigerset für Neuankömmlinge im Reich der Blasenschwäche. Pants sind Höschenwindeln für Erwachsene. Im Grunde sind es simple Plastikunterhosen, die Urin im normalen Umfang aufsaugen. Sie tragen sich wie früher die normale Unterwäsche und vermitteln den an Demenz Erkrankten ein Gefühl der Normalität beim An- und Ausziehen, was nicht zu unterschätzen ist, denn näher kann einem ein Kleidungsstück kaum auf die Pelle rücken und das Wohlbefinden in Frage stellen. Solche Höschenformen kennen wir von Babies, die zu krabbeln anfangen. Nur sind die Hosen für Erwachsene weniger bunt. Bei Damen zeigt ein lila Faden im Hosenbund vorne an, damit die Dinger auch richtig sitzen. Sonst taugen sie nichts. Schnell zeigt sich bei unprofessioneller Handhabung, was buchstäblich in die Hose gegangen ist.

Aber irgendwann reichten diese Plastikhosen nicht mehr. „Wir versuchen es jetzt mal mit einer anderen Größe an Flügelwindeln und Vorlagen, die man schneller wechseln kann – ohne viel Ausziehen", erklärte mir eine erfahrene Pflegerin und hielt mir einen Bestellschein zur Unterschrift hin. Hygienedinge sind keine Kleinigkeit. Sie müssen von einem professionellen Anbieter besorgt werden, der sich auf die Blasenschwäche der älteren Generation spezialisiert hat: Auch die Inkontinenz der Nation wird verordnet, bestellt und dokumentiert. Meistens manuell.

Der Gesundheitsmarkt wartet auf mit Kundenbindung, professioneller Beratung und Werbesätzen wie: „Gemeinsam mit Ihnen wählen wir Ihr individuelles Produkt aus." Ähnliches fiel früher, wenn man sich etwas Besonderes leistete, eine Hochseejacht oder eine goldene Armbanduhr. Heute zählt nur noch die Saugleistung von Windeln mit ärztlicher „Dauerverordnung". Wie jeder Luxus kostet auch die höhenwertige Versorgung mit Sondergrößen oder sogenannten Superabsorbern extra: Absorber ist ein Bindemittel, das Urin in Gel umwandelt und den Geruch von Harn in sich bindet – „Super" hätte ich als Hersteller übrigens auch davor gesetzt, denn diese Erfindung ist nicht nur leistungsfähig, sondern ein Segen und verdient ein Prädikat.

Windeln im Zusammenhang mit Kindern sind selbstverständlich. Sie haben ihren berechtigten Platz in der Wahrnehmung von Alltagsgegenständen. Mit Schmunzeln schauen wir uns sogar die lustige Werbung an, mit den herzigen Kleinen, die durchs Bild krabbeln oder auf dem Wickeltisch strampeln, dass selbst bei den menschlichen Ausscheidungen, die dieses Material entgegennehmen muss, das Herz aufgeht. Kaum jemand, der dabei nicht lächelt, kaum jemand, der da nicht rührselig an die eigenen Kleinen zurückdenkt. Auch die städtische Infrastruktur ist auf die Grundbedürfnisse des Wickelns von Säuglingen und Kleinkindern eingerichtet. Jede öffentliche Toilette, jedes Restaurant ist mit einem Wickeltisch ausgestattet.

Niemand aber würde ein solches Unterfangen für Erwachsene in Betracht ziehen – obwohl auch das in einer alternden Gesellschaft längst angebracht wäre: Die Zahl derer, die unter Inkontinenz oder sogar Stuhlinkontinenz leiden, ist hoch. In stationären Pflegeheimen sind rund 77 Prozent aller Bewohner betroffen. Niemand aber spricht offen darüber, würde einen herzigen Werbespot drehen oder die städtische Infrastruktur anpassen wollen. Aber der Markt ist da. Das Material auch – nur unterscheidet sich dasselbe in der Kategorie der Anwender, und nicht zuletzt nach der Größe des Trägers: Einlagen, Vorlagen, Windeln, dicke, dünne, mit Flügeln und welche ohne, mit Superabsorber und ohne – und nicht zu vergessen „Fixierhosen" für das Festhalten von Einlagen. Fixierhosen sind mit Sicherheit von Sadisten erfunden worden. Der neueste Schrei ist eine Art „Einkaufsnetz" mit besonders großen Löchern, um wenig Material verwenden zu müssen. Es erinnert an den Fadenüberzug einer Roulade. Dieses Geflecht wird über die zwischen den Beinen angelegte Einlage angezogen und soll diese an ihrem Platz fixieren. Die Fäden sind jedoch so dünn, dass sie schmerzhaft ins Fleisch schneiden und rote Striemen hinterlassen, wenn man darauf sitzt. Noch beklemmender sind die Fixierhosen als eine Art abgeschnittene Nylonstrumpfhose, an denen die Beine fehlen. Diese sind, wie ich lernte, in einer solchen Barbiepuppen-Größe konfektioniert, dass mir die Luft wegblieb, als ich zusehen musste, wie sie Lilo übergezogen wurden. Wurst wird schonender in ihre Hülle gepresst als Fixierhosen über Popos gezogen werden. Diese Art von Fixierung lehnte ich augenblicklich für Lilo ab und ließ einen dicken Vermerk darüber in den Pflegeplan eintragen. Sollte doch der sie anziehen, der sie als Folterinstrument erfunden hatte.

Nach der Einführung in die stoffkundliche Materialschlacht von Windeln, folgt der weitaus anspruchsvollere Part, nämlich die praktische Anwendung: Eine Babywindel ist klein, handlich, schnell anlegbar. Bei einer Erwachsenenwindel in XXL sieht das anders aus. Mit dem Trägerobjekt und der riesigen Materialmasse wächst die Herausforderung für den Anbringer. Kaum vorstellbar, wie es gelingen soll, ein zeltgroßes Stück Plastik in angemessener Weise um das Hinterteil eines Erwachsenen zu wickeln, sodass es seinen Zweck erfüllt. „Um das Durchnässen der Windel zu vermeiden und den Tragekomfort zu sichern, sollte beachtet werden, dass die Windel gut an den Körper angepasst ist, die Windel die entsprechende Saugkraft hat und die seitlichen Auslaufsperren richtig am Körper anliegen und nicht verdreht sein." So formulieren es die Profis. Das ist die Theorie – in der Praxis bewegt sich der Träger.

Niemand schreibt eine verfluchte Bedienungsanleitung für die Benutzung von Windeln mit Flügelverschluss links und rechts für altersschwache und demente Menschen. Ich kenne kein Tutorial dazu auf YouTube. Ich kenne keinen Erklärpodcast. Alles Wissen muss man sich selbst aneignen. Durch Übung, durch Zuschauen bei den Profis. Zukünftig könnte das durch das Tragen von Virtual-Reality-Brillen gelingen. Dennoch gilt: Jede Pflegerin, jeder Pfleger (und jeder Angehörige) entwickelt ihre oder seine eigene Technik. Kreativität ist Voraussetzung, die zum Gelingen beiträgt. Nicht selten auch Spontaneität, denn ein Mensch, den man ankleidet, interagiert, er bleibt nicht einfach reglos stehen oder liegen. Körperbeherrschung und Fähigkeiten im Limbotanz, das Benutzen des eigenen Beckens und der Hüfte als Haltehilfe, bevor die Klebeflügel greifen, ist hilfreich: Man schlage das Plastikzeltflügelungetüm zunächst auf, sodass es für kurze Augenblicke seine gesamte Größe und Fläche entfalte. Wohl dem, der diese beeindruckende Präsens im Kampf mit dem Zweifel gewinnt, sonst besteht angesichts der Materialmasse die Gefahr, auf der Stelle mutlos zu werden. Tapfer daran glauben, dass am Körper eines Gegenübers christoähnliche Verhüllungskünste vollbracht werden können. Ein Trick, den ich liebgewonnen habe, ist das Drehen des „Dings" in der Mitte unter dem Körper hindurch, sodass es zunächst in ganzer Länge durch die Beine des Tragenden hindurchgeschoben wird. Nun hängt ein beträchtlicher Teil nach vorne und nach hinten raus. Gut ist, wenn die Längen in etwa gleich sind. Drehen ist angesagt, sodass die Auffangfläche nach oben zeigt und die Schutzhülle nach unten. Da der

Mensch nur zwei Hände hat, ist der Einsatz besagter Hüfte ein Segen, denn diese lässt sich hervorragend dafür nutzen, den hinteren Teil nach oben am glatten Hinterteil des Trägers festzuklemmen, solange man den vorderen Teil hochzieht, gleichzeitig die Person festhalten und sie im Stehen stabilisieren kann. „Hilfe, du schmeißt mich ja um, ich falle!", schrie Lilo häufig panisch. Befinden sich die Plastiklängen vorne und hinten auf Bauchhöhe, beginnt das Wickeln im engeren Sinne. Die Seiten geklappt, werden nun die Flügel umschlungen, sodass die jeweiligen Klebestreifen am hinteren Teil auf den vorderen Lagen aufgeklebt werden. Sie sind auf den sonst blütenweißen Plastiklagen wunderbar blau markiert. Doch Achtung! Einmal abgezogen sind sie klebebereit, gerne verheddern sie sich und kleben auf den Gummihandschuhen fest, die die Pflegenden tragen. Gelingt das Aufkleben auf der dafür vorgesehenen Fläche, gilt es, die eigene Hüfte vom Körper des Tragenden zu lösen. Die Windel-Hose, die es nun geworden ist, hält jetzt im besten Falle von selbst. Es folgt die Kür: Zurechtrücken und Zurren des Materials am menschlichen Körper mit der gleichzeitigen Versicherung, dass es nirgendwo kneife oder drücke, und der Hoffnung, der Superabsorber möge in seiner passenden Lage Wirkung entfalten. Erfolgt eine positive Rückmeldung vom Träger, folgt der finale Schritt: Anziehen und überstreifen von Hemd, Hose, Strumpfhose oder Rock, je nach Person und Witterung. Im Sommer ist es einfacher.

Natürlich sieht das gesamte Unterfangen nochmal anders aus, wenn der zu Versorgende liegt. Das kann einfacher sein, wenn die Person nicht zu schwer ist. Die Königsdisziplin jedenfalls ist das Anbringen der Montur im Stehen, gerade in sehr engen Toilettenzellen, in Heimen, zuhause oder unterwegs.

Nachdem sich der Patient aufgerichtet hat, ist es an der Zeit, den Schweiß von der Stirn zu streichen. (Vorsicht vor dem, was an den Handschuhen kleben könnte.) Gleichzeitig gilt es, den eigenen Rücken zu strecken, ihn von der nachhaltigen Bückleistung zu befreien und ihn gerade zu ziehen. Das Werk ist vollbracht. Es gibt allerdings keine Garantie dafür, wie lange das Wickelwerk trocken und sauber bleibt. In Zeiten von Magen- und Darmerkrankungen schnellt der Konsum dieser Flügelwesen drastisch in die Höhe. Wer auch immer diese Übung künftig mit VR-Brille lernen wird: Am Ende steht die Praxis inklusive Geruch, der niemand virtuell entkommen kann.

VR/AR-Lernen – Digitales Lernen im Pflegebereich

Nur ein schlechter Handwerker schiebt die Schuld auf sein Werkzeug.

Am besten lernt es sich in der Praxis. Wenn die nicht auf Anhieb und ohne Risiko für Menschen zugänglich ist, wie etwa im Gesundheitsbereich, helfen Lernsysteme unter Zuhilfenahme von Virtual Reality (VR) oder auch Augmented Reality (AR): Virtuelle Realität kennen wir aus Computerspielen, bei denen sich Spielfiguren am Rechner durch Sticks steuern lassen. Zentrale Neuerung ist die Immersion als das Verschmelzen der realen und virtuellen Welt. Das bedeutet, dass wir mitten in diesem animierten Daseinsraum stecken, das Gefühl haben, vollständig in eigentlich nur errechneter Materie integriert zu sein. Erlebbar wird diese Welt durch den Blick durch VR-Brillen, in 3D, unterstützt durch Scanner und Sensoren, die es dem Menschen erlauben, auch haptisch in der Wolke aus Nullen und Einsen unterwegs zu sein. Konkrete Vorhaben wie das Bauen von Häusern, Reparieren von Maschinen oder Untersuchen von Menschen werden virtuell planbar und vor allem einüb-, erleb- und gestaltbar. Lernen mit der Immersion brennt sich ein in die Hirnwindungen des Lernenden, weil nicht nur Theoretisches gemeistert, sondern auch praktisch umgesetzt wird. Die Bandbreite der visuellen und virtuell haptischen Möglichkeiten erweitert sich rasant, insbesondere im Gesundheitsbereich. Eine schwierige Operation am Herzen wird so simulierbar, Fehler bleiben für einen virtuellen Patienten ohne Folgen. Auch Augmented Reality ist als Tool im Einsatz. Es erlaubt die computergestützte erweiterte reale Wahrnehmung des Menschen um virtuelle Aspekte.

Noch vor kurzem fand diese Technik vor allem im militärischen und zivilen Trainingsbereich satt, war der Produktentwicklung, dem Unterhaltungssektor und der Forschung mit hohen Anforderungen für Visualisierung vorbehalten. VR-Lösungen galten als komplexe, stationäre und häufig für konkrete Szenarien gedachte Installationen – und waren teuer. Mittlerweile werden Software- und Hardware-Komponenten für VR- aber auch AR-Anwendungen immer preisgünstiger und damit vermehrt nutzbar.[43] Die Mensch-Maschine-Interaktion verliert ihren Schrecken und entwickelt ihren Charme, öffnet sich mehr und mehr für die technikgestützte Aus- und Weiterbildung. Lernerlebnisse in einer Kombination aus Übung, Selbstversuch, immersiven Erfahrungen und mit dem Einbinden der menschlichen Sinne sind der Weg in die Zukunft des Lernens. Lernen wird zunehmend authentisch. Neue Werkzeuge, Geräte und Technik an sich erweitern den Handlungsspielraum, den man bisher vielleicht höchstens aus dem Flugsimulator kannte. Ein Lernender ist mittendrin und hautnah dran. So viel Authentisches tut auch und vor allem der Pflege gut. Ein simples Lernvideo erscheint um Längen in seiner Lehrleistung übertroffen, wirkt im Vergleich schon wie die Schiefertafel des Lernbetriebes.

Getüftelt wird bereits mit Hochdruck in vielen Forschungsstätten. Das CITEC der Universität Bielefeld entwickelt mit einem Team aus Studierenden und Mitarbeitern um Prof. Thies Pfeiffer eine virtuelle Lernumgebung, ein virtuelles SkillsLab, das zur Schulung in der Krankenpflege zum Einsatz kommen soll. Was dort schon mithilfe von VR und AR klappt: Hände und Arbeitsfläche desinfizieren, Haltbarkeitsdatum der Infusion überprüfen und Infusionsbesteck zurechtlegen – im Virtual SkillsLab können alle Schritte bis zur Infusionslegung virtuell ausgeführt werden. Ziel ist, die Ausbildung in der Pflege praxisbezogen in virtuellen Praxisszenarien zu gestalten. Jeder Handgriff seziert in einzelne lernbare Schritte. Längst ist ein Reifegrad erreicht, der die Anwendung aus dem Reich der Spielerei herauslöst. Der Einsatz in den Ausbildungsstätten dürfte folgen. Geplant ist, dass auch pflegende Angehörige in Laboren dieser Art geschult und trainiert werden – angesichts einer steigenden Anzahl von pflegebedürftigen Älteren ein sinnvolles Vorhaben. Im Umgang mit saugstarken XXL-Windeln am lebenden Körper eines pflegebedürftigen Menschen wird virtuelles Lernen ein Gewinn sein. Kombiniert mit olfaktorischen Komponenten wäre der Praxisbezug unübertroffen. Wer den virtuellen Test besteht, wird sich durch Plastik-XXL in der Praxis dann nicht mehr in die Flucht schlagen lassen und trägt ein realistisches Bild von Pflege im Herzen.

Die Clownin kommt

Ein guter Vogel wählt den Baum aus, auf dem er rastet.

Freitags war Zeit für Quatsch und Komik. Die Clowns kamen. Bei uns im Heim war es eine Clownin der Stiftung „Humor hilft heilen" – es ging um Hoffnung und Lebensmut für demenzerkrankte Menschen in Heimen. Der Name war Programm. Eines Freitags stand die zierliche Frau um die vierzig im Flur. Popilla nannte sie sich. Sie kam allein mit ihrer Gitarre unter dem Arm. Popilla verwandelte sich erst auf dem Flur zu dem, was sie gleich im großen Küchenraum sein würde: Eine Clownin mit roter Filznase im Gesicht, ihre Haare ragten in Zöpfen geflochten unter einer Häkelmütze aus buntem Garn hervor. Eine abgeschnittene gelbe Latzhose war ihr Kleid, die langen Beine steckten in gestreiften Strumpfhosen, ein Schuh grün, der andere rot. Sie spielte abwechselnd Gitarre und Schifferklavier. Die Quetschkommode sorgte bei den Heimbewohnern für gute Laune. Die meisten Alten kennen und lieben das Instrument. Erste Töne gehen direkt ins Herz, lassen die Lippen lächeln, es ist wie ein Impuls, der das Hirn und löchriges Denken umgeht.

Popilla machte Späße über die Wolken am Himmel: „Die bösen Wolken sollen sich verziehen! Kommt, wir singen vom Tanzen im Mai." Letzte Woche hatte sie auf dem Tisch getanzt, was einen Tumult unter den Bewohnern ausgelöst und diese noch bis zum Abendessen aufgewühlt zurückgelassen hatte – selten kam es vor, dass Vorkommnisse länger als ein paar Minuten im Arbeitsspeicher verblieben. Die Clownin ging ins Herz und blieb im Verstand.

Heute brachte sie Schlager mit. Alle sangen mit. Auch die Pflegerinnen und ich. Wie immer thronte ich auf dem Rollator neben meiner lieben Sangesfreundin, die schon in die Hände klatschte. Melodien wurden aus dem Vergessen freigespült. Die Stimmung war heiter. Bis Herr Sporen aus seiner grotesken Körperhaltung unvermittelt nach hinten umkippte, die Beine hingen seltsam in der Luft. Herr Sporen war weit über neunzig und saß im Rollstuhl. Er zitterte. Das alles spielte sich hinter der Clownin ab, die das Geschehen hinter ihrem Rücken nicht sehen konnte – unbeirrt spielte sie weiter. Alle Bewohner schauten sie an – und dem menschlichen Schwächeanfall hinter ihr zu. Die Demenzschar und ich nahmen sprachlos teil an einem entsetzlichen Spektakel. Herr Sporen wurde von seiner Frau, die gerade noch neben ihm gesessen hatte, auf den Boden gewuchtet, zwei Pflegerinnen halfen, ihn aus dem Raum zu ziehen. Er lag jetzt hinter der Glastür auf dem Flur, ausgestreckt mit dem Rücken auf dem Boden. Ein lautloses Spektakel, wie ein Stummfilm. Die ältere der beiden Pflegerinnen begann mit der Herzmassage. Wir sahen zu, als fände all das auf einer Bühne statt, während die Clownin den nächsten Song anstimmte. Das Publikum saß vor einer doppelten Bühne, auf der einen eine Komödie, auf der dahinter ein Drama.

Die Ersthelferin beugte sich über den Brustkorb von Herrn Sporen, pumpte mit aller Kraft. Ich zählte die Bewegungen. Es war wie beim Erste-Hilfe-Kurs: „Hand-aufs-Herz" zur Reanimation bei Herzstillstand. Achtundzwanzig, neunundzwanzig, dreißig. Jetzt beatmete sie ihn von Mund zu Mund, zweimal. Wir hörten weiter Popillas Quetschkommode, dahinter die Sirene des Notarztwagens. Zwei Sanitäter in Orange eilten herbei. Frau Sporen faltete betend die Hände. Die Sanitäter lösten die Pflegekraft ab, die sich erschöpft in die Hocke setzte. Das Entsetzen stand ihr ins Gesicht geschrieben. Herr Sporen atmete wieder. Ein Notarzt traf ein. Der Wiederbelebte mit seinen spindeldürren Beinen und Armen wurde auf eine Trage verlegt. Eins, zwei, drei. Dann rollte das Ding mit Herrn Sporen samt Helferstab gen Ausgang. Seit zehn Jahren lebte er im Heim, die letzten zwei Jahre in einem Rollstuhl, nur selten nahm er noch an Veranstaltungen wie der mit der Clownin teil. Er konnte dem Geschehen nicht mehr folgen, starrte nur ausdruckslos an die Decke.

Wir anderen im Saal lauschten den letzten Gitarrenklängen der Clownin. „Was war das für ein Theaterstück?", fragte mich Lilo und schaute mich fragend an. Einer Antwort war ich unfähig, der Schock saß mir in den Knochen. Es war ein skurriler Albtraum am helllichten Tage. Die Clownin beendete ihre Vorstellung: „Ist das Leben nicht wunderbar?", rief sie aus und hob die Hände zur Decke. Hinter ihr war der Flur leer, nichts hatte sie mitbekommen. Für Popilla war die Welt, so wie sie war, schön.

„Ich musste ihn reanimieren", sagte die Pflegerin später. „Das war meine Pflicht!" Eine Woche später wurde Herr Sporen ihm Palliativnetzwerk angemeldet. Irgendwann muss man sterben dürfen. Sterben ist nach wie vor ein Tabuthema, das die Gemüter erhitzt. Auch im Heim ist sterben nichts Natürliches mehr. Die Clownin packte ihre Sachen. Auf dem Flur fand sie neben ihrer Zivilbekleidung die liegengebliebenen Pflaster für die Braunülen im Arm von einem, der nicht sterben konnte.

Keramikabteilung der Zukunft

Über Vergangenes mache dir keine Sorgen,
dem Kommenden wende dich zu.

Satt und sauber. Basaler lassen sich die Grund-Pflegeerfordernisse nicht beschreiben. Abgebildet ist damit das, was oben rein kommt und unten wieder raus. Die Grundfesten der Lebenserhaltung wären damit umrissen.

Jede Pflegekraft ist damit betraut. Rund 61 Prozent der Kräfte in vollstationären Heimen geben ihren Arbeitsschwerpunkt mit dem Einsatz in der körperbezogenen Pflege an, im ambulanten Pflegedienst sind es sogar 69 Prozent.[44]

Bezogen auf das neue Begutachtungsverfahren (NBA) zur Einteilung in Pflegegrade berührt „Satt und sauber" Modul vier. Das Thema „Ausscheiden" fächert sich in Toilette oder Toilettenstuhl benutzen, Folgen einer Harninkontinenz bewältigen, Umgang mit Dauerkatheder und Urostoma, Folgen einer Stuhlinkontinenz bewältigen sowie Umgang mit Stoma, Bestehen gravierender Problemen bei der Nahrungsaufnahme, die einen außergewöhnlichen pflegerischen Hilfebedarf im Bereich der Ernährung auslösen. Allen Aufgaben liegen grundsätzliche Arbeitsschritte für das Pflegepersonal zugrunde. Ihnen sind Bezahlmuster hinterlegt.

Für das „Sauber" male ich mir ein „Waschkabinett der Zukunft" aus, welches dem Anspruch gerecht wird, Kosten zu sparen, etwa dadurch, dass es keine einzelnen Bäder mehr in den Heimen gibt, sondern Gemeinschaftswaschräume. Durch die Innovationen der Digitalisierung mithilfe künstlicher Intelligenz könnte das so aussehen: Alle Bewohner werden morgens auf einer Art Kabinenroller platziert, der sie direkt am Bett abholt oder sie aus dem Bett hebt. Die Pflegekraft sorgt dafür, dass Nachthemd, Schlafanzug und Inkontinenzmaterial entfernt sind, die Bewohner sitzen am Ende nackt im Roller. Die beheizbare Kabine aus Edelstahl fährt auf den Flur, vereint sich mit den Kabinen der anderen Bewohner, reihen sich hintereinander ein. Vielleicht noch getrennt nach Geschlechtern, gesetzlich vorgeschrieben, fahren sie einer künstlichen Induktionsschleife folgend in den Waschraum und bilden hier eine Art Kreis, wie ein Karussell. Dort befindet sich eine rotierende Waschanlage gesteuert durch Roboter und individuelle, smarte Waschprogramme, jeder Waschbedürftige wird an die richtige Stelle justiert, die Kabine kennt den

Code. Der schlaue Algorithmus erkennt jeden Hintern, jeden Körper im Detail. Jetzt setzt sich die Rotation in Bewegung, die Damen und Herren werden entsprechend ihrer Anatomie und Bedarfe grundgewaschen mit eigenem Hautwaschmittel, von trocken bis fettend. Anschließend springen die Trockner an, die Menschen werden automatisch trockengeföhnt und auch die Prothesen, also Gebisse oder Arm- und Beinersatz, erhalten ihre Grundreinigung. Nach dem Herausnehmen oder Abnehmen erfolgt das Wiederanlegen oder Einsetzen ganz individuell: Frau Müller erhält ihre Vollprothese, Herr Meier seine Unterschenkelprothese. Kämmen und Frisuren-schön-Machen rundet den morgendlichen Waschgang ab. Runderneuert steuern die einzelnen Kabinen zurück in die Zimmer, wo sich die Pflegekräfte mit sauberen Patienten ums Anziehen kümmern. Zwar soll ein Roboter später auch diese Aufgabe erledigen, doch sein Programm ist noch in der Testphase, weil die Handgriffe noch nicht sitzen. Die Feinmotorik der menschlichen Hand ist schwer nachbaubar, aber man ist guter Dinge. Effizient und optimiert jedoch ist das Abfertigen der menschlichen Waschgänge en gros, menschliche Zeit und Kraft sind gespart in einem Pflegesegment, welches den Großteil der Arbeitskraft beansprucht.

Ähnliches wäre auch für die Toilettengänge nach dem Mittagessen und vor dem Schlafengehen erwägenswert: Diesmal könnte es eine Schiene sein, auf der mehrere Sitzplätze angebracht sind, die je nach individueller Anatomie und Programmierung ihren Dienst tun: Auf den Sitzplätzen haben die Bewohner bereits Platz genommen, die Hose ist schon unten, der Rock oben. Nun fährt die Schiene in ein eigens dafür errichtetes Toilettenhaus, die Plätze arretieren über den jeweiligen Reinigungsutensilien. Nach der Verrichtung von Stuhlgang oder Wasserlassen erfolgt eine Grundreinigung durch einen KI-gesteuerten Automaten sowie das individuelle Anlegen von Vorlagen oder Windeln. Nach einer gewissen Verrichtungszeit wird die Sitzschiene mit allen Patienten aus dem Örtchen wieder heraus gefahren und die Erkrankten können wieder individuell in der Einrichtung platziert werden. Ein Toilettengang im menschlichen Kollektiv spart Zeit und Kraft der Beschäftigten, das Schamgefühl der Bewohner ist bis dahin nicht mehr ausreichend ausgebildet und bildet kein Hemmnis. Niemand beschwert sich, dass er oder sie neben einem Nachbarn sitzt, der sich gerade erleichtert. Denn derzeit ist es auch kein Problem, bei offener Toilettentür im Heim zu thronen, während das Pflegepersonal davor steht, andere Mitbewohner mal eben reinschauen oder Angehörige vorbeigehend zusehen und einen schamvollen Blick auf ein Menschlein werfen, welches sein Urbedürfnis verrichtet. Wahlweise könnten die Kabinen auch individuelle Wasch- und Toilettengänge ermöglichen. Wirtschaftlicher aber ist die Kollektivierung der Vorgänge, weil sie im Heim oder in Wohngemeinschaften bereits zu gleicher Zeit stattfinden – nur hintereinander.

So oder ähnlich sind künftige Automatisierungshilfen vorstellbar. Privatheit und Öffentlichkeit, der stille Ort „Klo" als Ort des Individuellen und vielleicht auch als Rückzugsort ist aufgehoben, schon lange bevor ein Heimaufenthalt notwendig ist. Solche Visionen lösen Empörung aus. Empörend aber ist es auch, Menschen in ihren Betten oder auf Stühlen warten zu lassen, bis jemand Zeit hat, sie zur Toilette zu begleiten. Und unwürdiges Unsichtbarmachen in Kauf zu nehmen. Automatisierungshilfen sind gedanklich anschlussfähig an die Kategorisierung gemäß des neuen Berechnungsassessment und ihrer Bezahlleistung der Pflegegrade. Passend dazu eilt die Sprache bereits voraus: Menschen gelten bereits als „Wetware", also als „Nassware", weil unsere Körper aus Wasser bestehen, im Gegensatz zur „Software" der Computer.[45]

Bunte Smarties – Tabletten wider Willen

Am Fuße des Leuchtturms ist es dunkel.

Zu jeder Mahlzeit tauchten die kleinen Tabletten auf: rote längliche für die Blutverdünnung, weiße für Schmerzen im Knie, kleine blaue als Entwässerungshilfen. Morgens, mittags, abends, nachts. Fein portioniert wurde der Medikamentencocktail schon von der Apotheke geblistert geliefert. Ein Luftpölsterchen voll Pharmazeutika, individuell verpackt. Gedacht ist es für die Gesunderhaltung oder Wiederherstellung von Gesundheit. Tatsächlich verlängert es den Zustand von ungesund bis zum Tod. Die Liste der verschreibungspflichtigen Medikamente für Lilo war in all den Jahren des Alterns irgendwie stetig angestiegen. Immer neue Pillen kamen hinzu – praktisch nie wurde eine gestrichen. Beim Essen winkte Lilo stets ab, wenn die Pillendöschen in Sichtweite kamen: „Das Zeug alles – will ich nicht." Sie gelangte bis zur kompletten Verweigerung, die Tabletten einzunehmen. Sie nahm sie zwar in den Mund, spuckte aber alles wieder aus. Nach erneutem Anlauf nahm sie sie dann. Um dieses Drama zu umschiffen, gab es die bunten Smarties mit toxischer Wirkung gemörsert, also klein gestampft. Versteckt im Pudding oder auch mal in einem Löffel voller Marmelade. Mit Süßem konnte man Lilo einfangen. Das war auch der Grund, warum man als Besucher im Heim niemals einfach mal eben einen übrig gebliebenen Pudding aufessen sollte. Man wusste nie, was da drin war.

Zur Nacht dann die Mittel, die unter das Betäubungsmittelgesetz fielen und besonders unter Beobachtung standen. Ihre Rezepte durften vom Arzt auch nur per Bote an die Apotheke gereicht werden, die dann das Heim direkt belieferte. Sie dienten zur Ruhigstellung, um die Nacht schadenfrei für sie und auch für das Heim und die einzige Nachtschwester zu überwinden. Irgendwann explodierte auch die Zuzahlung zu den Medikamenten. Ich studierte die Beipackzettel, fand den Passus, dass Diuretika zur Entwässerung nicht mit Schlaftabletten zu verabreichen wären. Ich wagte nach eingehender Lektüre aller Beipackzettel und zunehmender Alarmiertheit die Frage zu stellen, ob Lilo das wirklich alles gleichzeitig schlucken müsste. Was war mit den Wechselwirkungen? Was mit den Nebenwirkungen, die teilweise stark an ihrem Gemütszustand oder auch ihrer körperlichen Verfassung ablesbar waren. Schwindel, Unwohlsein, Appetitlosigkeit, Bauchschmerzen, Kopfweh und Schwäche. Mit der Frage stach ich ins Wespennest. „Ihre Tante braucht die Tabletten, um gesund zu bleiben." Und: „Wollen Sie sagen, dass Ihre Tante die notwendige medizinische Versorgung nicht bekommen sollte, weil Ihnen das zu teuer ist?" Diesen Kampf konnte ich nicht gewinnen. Die Pflegerinnen beharrten darauf, dass die Einnahme aller Medikamente notwendig war. Die Pharmalobby hatte den Kampf um ein moralisch hoch vermintes Gelände längst gewonnen. Darf man als Laie am Fachwissen anderer rütteln? Hier war man als Angehöriger eher Störenfried als Hilfe. Ich stand mit meiner Kritik im Abseits. So nahm mein Schützling weiter ihre gut getarnten Tabletten – die bunten Smarties mit Wirkung wurden ihr weiter untergeschoben und ich duckte mich weg, obwohl dieses Vorgehen gegen meine Gewissen ging.

Ein schlauer Algorithmus könnte nach moralischen Grundsätzen dieser schleichenden Vergiftung und der ungebremsten Geldmacherei der Industrie Einhalt gebieten: Er kann die Beipackzettel lesen, die Interdependenzen der Medikamente erkennen, vergleichen und auswerten. Warnen, wenn das eine mit dem anderen nicht vereinbar ist und heftige Nebenwirkungen oder Wechselwirkungen zu befürchten sind. KI setzt Daten, Entscheidung und Handeln in Bezug zueinander, übernimmt Verantwortung. Noch ist KI weder böse noch gut, sie hat bisher kein eigenes Bewusstsein, ist programmiert nach Grundsätzen, die wir oft nicht kennen, aber wohl auf unserem bisherigen gemeinsamen Wertekanon basieren. Eine Medikamenten-KI für Angehörige, die in der Verantwortung stehen, einer ärztlichen Medikamenten-Gabe zuzustimmen oder fundiert Protest einzulegen, wäre segensreich. Aber was ist, wenn Maschinen meinen, das Leben, das es hier medikamentös zu unterstützen gilt, sei nicht mehr lebenswert, weil in Windeseile zu errechnen ist: Zu kostenintensiv oder pflegeaufwändig und damit eine zu große Belastung für eine Volkswirtschaft, die sich Gewinnmaximierung auf die Fahnen schreibt? Stehen sich dann der Luzifer-Effekt und Göttliches gegenüber?

Mehr Zeit fürs Händchenhalten

Wenn du es eilig hast, mach einen Umweg.

Im Demenzwohnheim war von Pflege 4.0 keine Rede. Hier lief alles analog, von der Dokumentation über die notwendigen Botengänge für Rezepte und Verordnungen bis zur Pflege selbst. Null und Eins waren nirgends in Sicht – und das bei einem der größten Anbieter in Deutschland. Kein Einzelfall.

Alltag und bittere Realität war dagegen: Ein verpasster Anruf auf dem Smartphone. Das Heim. Was würde mich erwarten? Ein Telefonat aus dem Warteraum zum Tod war immer ein Blutdruckerhöher. Alles war jederzeit möglich.

Nora, die freundliche Examinierte vom Dienst, war dran: „Wir haben hier den Notstand ausgerufen", erklärte sie, „fast alle sind erkrankt, Magen-Darm. Auch Ihre Tante. Sie liegt im Bett, hat mit dem Spucken beim Frühstück angefangen. Personal fehlt an allen Ecken." Mein erster Auftrag lautete: „Wir benötigen eine Verordnung und ein Rezept für Kochsalzlösung, damit sie uns nicht austrocknet." Als ich auflegte, war mir klar, was für ein Marathon folgen würde. Es war Sommer, Urlaubszeit, und damit nur ein Vertretungsarzt im Dienst. Außerdem war heute Freitag. Die Einlieferung in ein Krankenhaus galt es unbedingt zu verhindern: Wer aus dem Hospital wieder ins Heim zurück kam, war schlechter dran als zuvor.

Ab sofort war ich Laufbursche. Das hieß: Ins Heim fahren, die Versichertenkarte abholen, möglichst ohne beim Erstkontakt selbst kontaminiert zu werden, und zum Arzt fahren, den ich vorab anrief. Die erste Schlacht fand schon am Telefon mit einer missgelaunten Sprechstundenhilfe statt: „Wir können das nicht ausstellen. Der Doktor kennt Ihre Angehörige nicht. Da müssen Sie hierher kommen und mit ihm sprechen – oder Ihre Tante muss zu uns kommen.“

„Ja, klar, ich bringe sie gerne vorbei. Machen Sie sich auf eine kotzende Patientin gefasst, volle Windeln inbegriffen. Wie lange sind Sie heute da?“ Stille in der Leitung. Ungerührt fuhr ich fort: „Ich muss sie nur ins Auto setzen. Das dauert aber. Sie kennen ja die Diagnose: Volldemenz.“ Keine Antwort. Vorsichtshalber schob ich hinterher: „Wir hatten diesen Fall schon einmal. Das letzte Mal, als ich ihre Urlaubsvertretung in Anspruch nehmen musste, kannte ihr Doktor sie auch nicht. Er hat mir die Verordnung trotzdem geschrieben. Was ist dieses Mal anders?“ Schweres Atmen am anderen Ende der Leitung. Dann wiederholte sie: „Sie müssen vorbei kommen – bringen Sie auf jeden Fall die Versichertenkarte mit.“

In der Demenzwohngruppe war nur die Hälfte der Bewohner zu finden. Der Rest lag unsichtbar im Bett. Das Pflegepersonal lief mit Mundschutz durch die Gegend. Wortlos reichte mir Angelika auch einen: Ich sollte mich vermummen. Meine eigene Kranke lag im Bett. Sie hatte ihre Zähne nicht im Mund, die schwammen im Badezimmer in einem lila Zahnputzbecher. Sie trug keine Brille, sah der Zivilisation entschwunden aus, wie ein Köpfchen aus Ton in einer Ausstellung. Lilo glühte vor Fieber, die pergamentdünne Haut glasig. Tee aus der Schnabeltasse wehrte sie ab, sie wollte nichts. „Ich muss aufs Klo“, hörte ich aus den Kissen. Ich half ihr, aufzustehen, aber merkte schnell, dass das ein Fehler war. Sie schwankte, ihre spindeldürren Beine konnten ihren rundlichen Körper nicht halten. Ich konnte sie kaum stützen. Steif und strauchelnd erreichten wir den Klohocker. Es war Schwerstarbeit, die riesige Windel mit den Flügelklebern abzubekommen und die Unfeste gleichzeitig zu stabilisieren. Durchfall rann ihr an den Beinen entlang und tropfte auf ihre nackten Füße. Das Saubermachen dauerte länger als gedacht: Duschen, trocknen, anziehen.

Wir schafften den Weg zum Bett zurück, dreizehn Schritte. Lilo fiel ins Bett, vor Schwäche und Fieber frierend. Ich war schweiß gebadet und heilfroh, dass sie mir nicht umgekippt war. Wir unterhielten uns auf Plattdeutsch, ein Idiom, in das sie in den letzten Monaten häufiger verfiel.

Meine Vermummung landete im sterilen Mülleimer, meine Odyssee zu Arzt und Apotheke nahm ihren Lauf. Die nächsten Stunden würde ich mich über die unnötige Rennerei, die Jagd nach Rezepten und Verordnungen auf Papier sehr ärgern. Die fehlende digitale Grundausstattung des deutschen Gesundheitssystems zeigte sich in fiesester Art. Solche Unterlagen ließen sich doch längst durch das Kabel schieben. Die analoge deutsche Gesundheitsbürokratie stahl mir Zeit für unersetzbar Menschliches an Lilos Krankenbett. Die leeren Versprechungen auf baldige digitale Ausstattung raubten mir den letzten Nerv.

Der Medizinmann in Vertretung betrieb seine Praxis an einem verkehrstechnisch unglücklichen Ort. Es gab nur einen Parkplatz. So kurvte ich zweimal vergeblich daran vorbei, verheddderte mich in einer Sackgasse, blieb an einer Baustellenampel eine halbe Ewigkeit hängen. „Bitte berechnen Sie die Route neu", wiederholt das Navi standhaft. Wir fuhren durch eine Straße nur für Anlieger. „Scheiß drauf!", sagte ich mir. Es wurde Zeit, dass ich das Rezept bekam, die Uhr lief und Lilo brauchte meine Hilfe. Zone 30, mein Tacho zeigte genau 30 – das war auch gut so, denn vor mir winkte ein Mann mit rotweißer Kelle. Die Polizeistreife hielt mich an: „Allgemeine Verkehrskontrolle." Ich hielt, ein Beamter kam an mein Fenster: „Den Führerschein, bitte! Sind Sie Anliegerin?" Sofort wusste ich, worauf es hinauslaufen würde: „Nein, ich bin keine Anliegerin. Ich bin eine genervte pflegende Angehörige, die eigentlich nur einen Parkplatz für das Abholen eines Rezeptes braucht, aber das ist hier am Nachmittag um sechzehn Uhr schlicht unmöglich." Atemlos erzählte ich der Staatsgewalt alles auf einmal, berichtete auch über den Verdacht auf Norovirus im Heim. Der Beamte rückte ein paar Zentimeter vom Fenster weg. Trocken bemerkte er: „Ja, das mit Demenz kenne ich. Das macht aber trotzdem 20 Euro Bußgeld. Sind Sie damit einverstanden?" Ich nickte. Er kassierte den Wegzoll, ohne die Miene zu verziehen, dann durfte ich weiterfahren. Im Radio wurde ein Hit aus den 80ern gespielt. Ich dachte an diese Zeit zurück, was ich damals wohl gemacht hatte, und wünschte mir, man hätte mich beiseite genommen, um mir zu sagen, was auf mich zukommen würde, mit der Pflege, dass mir jemand die Rolle der Frau in Deutschland ehrlich und schonungslos erklärt hätte. Aber niemand hatte das je getan. Ich hole das heute nach, in dem ich allen jungen Frauen, ob sie es hören wollen oder nicht, mit auf den Weg gebe: Denkt daran, die Pflege werdet ihr schultern müssen!

Endlich fand ich einen Parkplatz und überquerte eine vielbefahrene Straße. Ich ließ mich anhupen und verlangsamte meine Schritte. Eigentlich wollte ich nur am Bett meiner Tante sitzen und ihr Tee reichen. Stattdessen wurde ich nun als billiger Laufbursche durch die analoge Infrastruktur eines maroden Gesundheitssystems gehetzt.

In der Praxis angekommen, wurde mir schnell klar: Es würde nicht einfach werden. Die Sprechstundenhilfe verlor ihr Lächeln, als sie realisierte, dass ich diejenige war, mit der sie bereits telefoniert hatte. „Guten Tag, ich bin dann doch alleine gekommen, meine Tante hatte die Windeln voll. Sie konnte sich nicht so schnell für einen Arztbesuch umziehen. Und übrigens – im Heim besteht Verdacht auf Norovirus. Vielleicht sollte ich nicht im Wartezimmer sitzen." Das tat seine Wirkung. Sie wich zurück. Lilos Versichertenkarte lag auf dem Tresen, ein Foto sollte die Karte individualisieren. Auf dem Bild sah sie aus wie eine Mischung aus Atze Schröder und Karl Lagerfeld. Als die Karte ausgestellt werden musste, hatte ich auf die Schnelle nur diesen Schnappschuss in ihrer Fotoschublade gefunden und der Krankenkasse für ihre elektronischen Verwendung gesendet. Mehr als ihre Anschrift speicherte die Versichertenkarte allerdings immer noch nicht, obwohl schon damals als der letzte digitale Schrei beworben.

Ich wurde in ein kleines Zimmerchen verfrachtet, aus dem heraus ich die Sprechstundenhilfe im Blick hatte. Die Raumdecke mündete in einer Dachluke, von der ich mir wünschte, sie würde sich öffnen und ich könnte in den Himmel hinaus schweben. Das passierte aber nicht. So saß ich vor einem Regal mit Butterflies und anderem Utensil für eine Hausarztpraxis. Sinnigerweise hing direkt vor meiner Nase eine Desinfektionsstation für die Hände. Die Herrscherin über die Patientenreihenfolge ließ mich schmoren. Ich hörte Musik über Kopfhörer. So flog ich aus der Welt, auch ohne geöffnete Dachluke. Unendlich viel später raunte von weit weg ein „Hallo!". Ein Papierschlag auf meinem Bein riss mich aus meiner Trance. Die Sprechstundenhilfe hatte mir doch tatsächlich auf die Knie gehauen, natürlich mit gebührendem Abstand, damit ich sie nicht infizieren konnte. „Kommen Sie mit", fauchte die Schlagkräftige. In einem kargen Behandlungszimmer traf ich auf den Doktor. „Was kann ich für sie tun, Frau ... ähm?", er stockte und nannte den Namen meiner Tante. „Nee", sagte ich, „das bin ich nicht, denn wenn ich das wäre, wäre ich 85." Ich klärte ihn auf. Er weigerte sich, ein Rezept auszustellen. „Ich kenne die Patientin nicht." Ich fragte: „Warum können Sie sie nicht digital kennen lernen? Sie könnten meine Tante via Display anschauen und wir bräuchten dieses Theater hier nicht." Bei meinen Worten fuhr er schier aus den Stiefeln. „Was bilden Sie sich ein? Digital hilft gar nichts! Die Technik, die wir hier haben, stürzt ständig ab. Geben Sie mir Ihre Telefonnummer. Ich rufe Sie gerne jedes Mal an, wenn wieder was nicht klappt!" Augenscheinlich hatte ich auf eine Tellermine getreten und war Opfer seines analogen Zorns.

Mutig insistierte ich, er solle einfach meinem Wunsch entsprechen und schon wäre ich wieder weg. Das brachte ihn noch weiter in Wallung. Als Antwort zückte ich wortlos mein Smartphone, rief das Heim an, reichte die Heimleitung weiter an den Arzt und lehnte mich zurück. Sollte doch sie ihm die Notsituation erklären, mich ließ er am langen Arm verhungern. Es folgten mehrere Minuten Streit, seine Adern am Hals pulsierten ungesund, er war schon ganz rot im Gesicht. Dann schmiss er mir mein Telefon auf den Schoß, drehte sich zum PC und hämmerte auf die Tastatur ein. „Sie bekommen das Rezept und die Verordnung draußen." Ich konnte es nicht lassen: „Wir können uns gerne nochmal über Digitales unterhalten, wenn Sie bei besserer Laune sind." Er schnaufte, setzte an: „Ich bin gerne bereit, den digitalen Wandel im Gesundheitssystem mitzumachen, aber dann muss der ganze Firlefanz auch funktionieren. Was glauben Sie denn, die Leute schicken mir schon jetzt ihre fotografierten Wunden und Verletzungen, wir haben längst eine Bypass-Medizin, eine analog, eine digital. Aber eben in einer rechtlichen Grauzone. Ich stehe täglich mit einem Bein im Knast." Ich ging.

Am Auto wehte ein Knöllchen für falsches Parken. Der Weg im Dienst der Nächstenliebe war ein teures Vergnügen. Dreißig Euro in gut zwei Stunden. Für nichts, für einen Fetzen Papier. Gleiches Spiel an der Apotheke, kein Parkplatz. Egal, jetzt parkte ich auf dem Bürgersteig. In der Apotheke fand ich mich ganz hinten in der Reihe. Vor mir standen Husten, Erbrechen, Ohrenschmerzen und ein Leidensgenosse, der

Flüssigkeitszufuhr für seine an Durchfall leidende alte Mutter abholte. Endlich war ich dran und kam mit einer riesigen Kiste an Kochsalzlösung und ausreichend sterilem Infusionsbesteck auf dem Arm zurück.

Im Heim setzte ich mich an Lilos Bett. Mundschutz und Kleiderschutz verwandelten mich in eine lebende Plastiktüte und machten mich für Lilo unerkennbar. Just in dem Moment begannen die Glocken der nahen Kirche zu läuten. Es war kein freudiger Klang, jeder Ton vermittelte den Eindruck, die Glocken würden gleich aus dem Gehäuse fallen. Zu meinem großen Erstaunen vernahm ich meine würgende Kranke aus ihrem riesigen Federoberbett: „Können die nicht mehr als so eine jämmerliche Vorstellung abgeben? Da muss sich der Herrgott ja schämen, wenn der das hört." Ihre Demenz hatte den Filter für Freundlichkeit beiseite geschoben. „Dein Magen und Darm rumoren ganz schön laut", bemerkte ich. „Das ist nicht mein Bauch. Da muss noch ein anderer Bauch unter der Decke stecken." Von Lachen keine Spur. Es war ernst. Ihre knorrigen Hände lagen auf der Bettdecke, der Tremor hatte sich ihrer heftig bemächtigt. Ich reichte ihr die Schnabeltasse mit dem Tee. Sie trank. „Das tut gut", war ihre erste Reaktion. Und dann: „Das schmeckt schlecht, wie Pferdepisse." Ich lachte hinter meinem Mundschutz und machte mir ein klein wenig weniger Sorgen. „Wie viele Schlucke hast du jetzt schon getrunken?", fragte ich. „Zwei." Ich setzte nach: „Wenn du jetzt noch einen trinken würdest, wie viele wären es dann?" Sie drehte mir ihr glühendes Gesicht zu und schaute mich mit ihren blauen Augen eindringlich an. Dann antwortete sie auf Platt: „Drei. So blöd ist mein Hirn dann aber doch wieder nicht." Ich sah ihren letzten goldenen Zahn im Mund aufblitzen, während sie mir einen Vogel zeigte und mich fragte: „Was für blöde Sachen willst du mich noch fragen?" Einen Atemzug später fragte sie mich wieder auf Plattdeutsch: „Ist Mutter schon nach Hause gekommen? Die müsste doch mal fragen, was denn hier los ist." Und ob es denn nicht Zeit wäre, zur Schule zu gehen. „Der Tag beginnt doch und ich liege noch im Bett." Draußen dunkelte es.

Ich hatte Stunden in ihrer kleinen Bettzelle verbracht, im Gemeinschaftswohnzimmer umgeben von einer Schar Menschen mit einer Unzahl wachsender Lücken im Hirn. Wer gab mir diese Lebenszeit zurück? Würde das eine Investition in die Zukunft sein? Eine Art Zeitkonto der Barmherzigkeit. Wer würde irgendwann einmal mir diese Zeit schenken? Und war das nicht auch ein Verlust an Unschuld und Naivität, hier zu sitzen und das Heimleben so mitzuerleben? Wenn ich das hier so sah, nun in die Geheimnisse des Altwerdens eingeweiht, hatte ich große Befürchtungen für mein eigenes Lebensende. Meine Visionen für später waren nicht mehr ganz so rosig, wie sie das einmal gewesen waren. Was kommt da auf einen zu? Wie werde ich selbst alt und wer pflegt mich dann? Ein personalisierter Roboter, hoffte ich.

Ich will Demenz-Pflege, die klug ist. Demenz ist von Natur aus schräg, nicht kalkulierbar. Das Gesundheitssystem aber verlangt genau das: Verhalten nach Norm. Das passt nicht zueinander. Es braucht Reformen. Ich will keine Odyssee und irrsinnige Navigation im Labyrinth des Gesundheitssystems. Ich will auch kein billiger Lückenbüßer sein zwischen den jeweiligen unvernetzten Versorgungsknotenpunkten, Patient, Kasse, Arzt, Apotheke, Krankenhaus und Reha. Auch jede Form von Dokumentation sollte digital sein, kein handschriftlicher Malzettel für Mandalakringel der Pflegekräfte, die niemand entziffern kann. Ich will vernetzte, smarte Abläufe und Prozesse von Pflege 4.0, die mir die Pflege erleichtern, keine Medizin auf laufenden Frauenbeinen und kein Formalkram, der nicht flexibel auf Demenz-Bedarfe reagieren kann.

Schwachstellen noch nicht kuriert

Sie werden alle Probleme lösen.

Auf Bundesebene wird weiter an der digitalen Gesundheitsinfrastruktur gebastelt. Besonderes Augenmerk liegt seit langem auf dem Teilbereich der „elektronischen Patientenakte", die nun folgen soll. Die gesetzlichen Krankenkassen müssen diese ePA, wie sie in Kurzform heißt, ab 2021 anbieten.

Die dazu notwendige Telematikinfrastruktur (TI) ist auf den Weg gebracht. Telematik ist zusammengesetzt aus den Begriffen „Telekommunikation" und „Information", sie steht für die Vernetzung von IT-Systemen im Gesundheitsbereich. Diese Infrastruktur bietet Ärzten, Zahnärzten, Krankenhäusern, Apotheken und Krankenkassen eine sichere Möglichkeit zur Vernetzung. In diesem digitalen Gesundheitsnetz sind über 115.000 Praxen zusammengeschlossen. Die Idee: Medizinische Informationen mit einer großen Bandbreite von Diagnosen und Befunden zur Behandlung eines Patienten sollen so schneller und einfacher verfügbar sein. So die Theorie.

Daten von Patienten fließen aus unterschiedlichen Quellen in die Infrastruktur ein. Verantwortlich für den Aufbau, Betrieb und die Weiterentwicklung der Telematikinfrastruktur ist die gematik, also die Gesellschaft für Telematikanwendungen der Gesundheitskarte. Sie zertifiziert die Geräte, die später von den Ärzten genutzt werden, wie beispielsweise ein Praxisausweis zur Registrierung der medizinischen Einrichtung, das eHealth-Kartenterminal, mobile Kartenterminals zum Einlesen außerhalb der Praxen und einen Zugangsdienst.

Die ePA unterliegt sehr hohen Anforderungen an den Datenschutz, weil sie sensibelste Daten bereitstellen und gleichzeitig wird hüten müssen. Neben Stammdaten wie Name, Anschrift und Versicherungsstatus hält sie auch Diagnosen, Befunde und Behandlungen fest. Ein Entwurf für ein Patientendaten-Schutzgesetz liegt bereits vor, es ist eine Mischung aus Bewerbung für die Nutzung des digitalen Tools als auch die Versicherung, wie hoch und heilig der Datenschutz bleiben wird. Patienten sollen selbst bestimmen, wer Zugriff auf ihre Daten hat. Bisher ist die Teilnahme für Versicherte freiwillig. Man darf davon ausgehen, dass das so nicht bleibt, zu verlockend ist die Verlagerung ins Digitale.

Gerade ist es Hackern des Chaos Computer Club gelungen, sich Zugangsberechtigungen für das Telematik-Netzwerk zu verschaffen. Die Hacker testeten den aktuellen Stand der Telematik-Infrastruktur und verschafften sich die dazu notwendigen Heilberufsausweise und Praxisausweise. Auch auf die Gesundheitskarten Dritter griffen sie zu: Der Zugriff auf die Anwendungen der Infrastruktur gelang und damit der Zugriff auf die somit ungeschützten Gesundheitsdaten der Versicherten. Befunde und Diagnosen, vollständige Inhalte der Patientenakten waren ungeschützt. Und nicht nur das, Unbefugte oder auch Kriminelle könnten auf diese Weise eigene Inhalte in Umlauf bringen und im System einstellen.

Ein herber Schlag für das System, es wurde als unsicher enttarnt. Der CCC kritisiert, dass relevante Prozessschritte nicht durch den Betreiber gematik geprüft wurden. Empfohlen wird, dass die Beantragung, Identifikation und Ausgaben der Karten dem Schutzbedarf an Gesundheits- und Sozialdaten unterliegen, eine unabhängige Stelle solle für die Informationssicherheit der Telematikinfrastruktur verantwortlich sein. Auch die Umsetzung müsse geprüft werden, nicht nur die Vorgaben, schlagen die Hacker vor.[46]

Ab dem 01. Januar 2021 soll die elektronische Patientenakte und damit der Einstieg in die vollständige Digitalisierung unserer Gesundheitsdaten greifen. Angesichts dieser Datenpannen kann das zwar technisch gelingen – das Vertrauen der Nutzer aber scheint schon vor Beginn auf lange Zeit verloren. Es fehlt der Beweis für den Durchbruch – und die Überzeugung, dass Digitales wertvolle Lebenszeit erhält anstatt Angehörige etwa von Pflegebedürftigen durch die Ortschaften zu jagen.

Preiserhöhung um 50 Prozent

Ein Geschäft eröffnen ist leicht; schwer ist es, es geöffnet zu halten.

Vier Tage vor Weihnachten trudelte die Post ins Haus. Beim ersten Blick dachte ich: „Wie nett, der Träger unserer Demenz-Wohngemeinschaft schickt uns einen Weihnachtsgruß." Mich erwartete aber keine nette Geste eines Geschäftspartners, sondern eine fiskale Bombe.

Unter dem schillernden Logo des Trägers waren die Worte „Tariferhöhung" und „Maßnahmenpauschale" fett gedruckt, eine erste Tabelle mit Zahlenreihen schloss sich an. „Für Sie erhöht sich die Maßnahmenpauschale um Mehrkosten in Höhe von 11,17 Euro der Eigenleistungen." Ganz klein, kaum lesbar, fand sich darunter der Passus „pro Tag". Ausrechnen musste ich den Betrag selbst, eine Summe hatte man nicht gebildet. Elf Euro sieht harmloser aus als 335 Euro – alle dreißig Tage, zusätzlich zu einem Eigenanteil für die Pflege, der bereits über tausend Euro lag, ohne die Wohnkosten versteht sich. Die Summe, die von der Pflegekasse abgedeckt wurde, blieb unverändert. Ich sank auf den Hocker im Flur. Vor zwei Jahren, Anfang 2017, hatte die Pflegereform gegriffen: Pflegestufen wurden in Pflegegrade umgewandelt. Das hatte kurz vor der damaligen Bundestagswahl für viele Angehörige eine enorme finanzielle Erleichterung mit sich gebracht – ein Wahlgeschenk, das sich nun in Luft auflöste. War es ein Zufall, dass die Kostensteigerung nun in etwa dem entsprach, was wir in den letzten Jahren eingespart hatten? Die monatlichen Zuzahlungen bedeuteten übersetzt in Luxusartikel, dass meine Tante sich jedes Jahr einen Mittelklassewagen leistete – zum Neupreis. Natürlich war ich nicht die einzige, die diese satte Preissteigerung zu tragen hatte. Im Heim lebten sechzehn Bewohner. Die Anzahl der kirchlichen Demenzwohngruppen war in den letzten beiden Jahren rapide angestiegen, das Geschäft mit der Demenz war einfach zu verlockend. Vor meinem inneren Auge sah ich die anderen Angehörigen, die die gleiche Information in den Händen hielten. Ich hörte ihren Aufschrei. Nur waren wir alle vereinzelt.

Einige Wochen später hatte sich unser Angehörigenprotest formiert und wir hatten uns vernetzt. Nach langer Korrespondenz mit der Geschäftsleitung sitzen wir endlich mit dem „Chef" an einem Tisch. Wir sind munitioniert mit Argumenten, mit Informationshintergründen, mit Wissen über Pflege und Sozialleistungen und darüber, was ein Sozialpartner ist, der von staatlicher Seite diese Verträge absegnet. In unserem Fall war das die Kreisverwaltung, Abteilung Soziales. Den Protest stemmten wir nun auch noch, alles neben den weiterhin bestehenden Aufgaben des täglichen Lebens.

Wir waren zu viert, die Angehörigenvertretung, die Einspruch erhob. Schon beim ersten Händedruck wurde mir klar: Wir würden hier nicht mit einem Sieg rausgehen, jedenfalls nicht mit der Rücknahme der Kostenerhöhung. Das war eine Illusion. Aber immerhin hatte die wahnwitzige Idee, dass wir gemeinsam etwas erreichen könnten, für einige Tage Hoffnung in unsere Herzen gepflanzt. Die zerplatzte gerade. Auch die Kirche war zu einer Firma geworden, die ein unternehmerisches Geschäftsmodell verfolgte. Drei Prozent Rendite sind bei null Prozent Zinsen ein schöner Gewinn. Aus christlich ist unternehmerisch geworden. Pflege mit dem Label „christlich" verkauft sich gut.

Zugleich erschreckte es mich auch zu dieser Gelegenheit, dass Pflege durch und durch ein Frauenthema ist. An der „Werkbank" sitzen Frauen – auf dem Chefsessel der Anbieter sitzt ein Mann. Was läuft schief in Deutschland? Ja, es war auch uns ein Anliegen, dass die Pflegekräfte mehr Gehalt bekämen. Sie machten einen anstrengenden und verantwortungsvollen Job. Niemand im Raum bezweifelte das. Aber wir machten diese Arbeit auch, ehrenamtlich und unbezahlt. Und nun sollten wir neben der emotionalen Belastung, die eine Betreuung abverlangte, auch noch für die Mehrkosten aufkommen. Wir bluteten finanziell aus. Die Preisspirale war nach oben hin offen, das hatte der Gesetzgeber bisher nicht gedeckelt.

Wir liefen an gegen eine Wand aus Watte. Nichts bewegte sich. Jedes Argument wurde sanft zurückgewiesen. „Uns sind die Hände gebunden. Wir möchten faire Löhne zahlen und die Tarife sind dieses Jahr sehr deutlich gestiegen. Der Markt an Pflegefachkräften ist leergefegt. Da kostet heute jede Kraft", beteuerte der Geschäftsführer und legte süffisant seine Fingerspitzen aneinander. Der Träger wollte uns als eine Meute entfesselter Hunde gewinnen: „Erheben Sie Protest. Wenden Sie sich an die politischen Entscheider in Bund und Land. Setzen Sie das Thema auf die politische Agenda, fordern Sie, dass die Pflegesätze steigen." Er wusste, er würde gewinnen, und unser Protest scherte ihn nicht.

Die folgenden Gespräche mit „der Politik" waren gleichermaßen frustrierend: „Wir können vor Ort nichts dagegen ausrichten, das ist die Berliner Politik." Der Landrat hob achselzuckend die Schultern: „Beschweren Sie sich bitte bei den Bundestagsabgeordneten Ihres Wahlkreises." Wir ernteten Schulterzucken und organisierte Verantwortungslosigkeit. An anderer Stelle finden theoretische Konferenzen zu „Pflege 4.0" statt – wie weit entfernt können Realität und Zukunft voneinander sein? Wie sollen diese Veränderungen finanziert werden?

Uns blieb keine Wahl. Wir konnten protestieren und auf die unzumutbare Erhöhung aufmerksam machen, darauf, dass Pflege in den finanziellen Ruin treibt, dass sich das kaum mehr jemand wird leisten können. Und doch würden wir zahlen. Weil wir mit dem Rücken zur Wand standen. Denn wir konnten unsere Angehörigen nicht wieder unter den Arm klemmen und sie mit uns nach Hause nehmen. Denn meistens gab es gar kein Zuhause mehr. Nur noch auf Polaroid.

Omi vor Waldlichtung in Grün und Gelb

Erwarte das Glück schlafend.

Unsere methusalemische Ur-Omi war sehr still geworden. Sie lebte im Heim nur noch in sich. Wo, in welcher Zeit sie sich aufhielt, war schwer auszumachen. Ihre Welt zwischen ihrem Pflegebett, dem beigen

Heimflur, einem mit Alten ihresgleichen gefüllten Essraum und ab und zu ein paar Ausflüge nach draußen blieb stumm, ihre Augen wurden immer leerer. Sie erschien durchsichtig, als würde Butterbrotpapier ihren Körper umfassen. Der metrische Fluss in ihrem Hirn war versickert, das Meer an Reim und Rhythmus im Körper versiegt. Seit ein paar Wochen schon saß sie am Dreiertisch der gleichfalls Schweigsamen, an dem nicht einmal mehr eine wortlose Kommunikation stattfand, weder mit den Augen noch mit Gesten. Hier war Niemandsland. Ihr körperlicher Verfall führte schnell weg vom Heimgemeinschaftstisch und der eigenen Gabel. Keiner der Dreifaltigen in ihrer Nachbarschaft aß mehr selbst.

Über dem Tisch dieser vermeintlich letzten Station hing ein Gemälde mit einer Waldlichtung, in Grün, gelber Sand in der Mitte, verhangener Himmel, düstere Stimmung. Beim Anblick projizierte ich die drei vom Tisch hier hinein, die sich in dieser Landschaft verlaufen hatten. Ihre Hoffnung, jemals wieder in die Zivilisation zurück zu gelangen, war erloschen. Rechts neben dem Tisch, an dem diese drei desillusionierten, dem Gemälde entsprungenen alten Wanderinnen saßen, stand der Fressnapf für die Katze, die als tierische Therapeutin im Heim lebte. Eine fette, weiß-rot Gestreifte. Sie miaute ab und zu, wenn sie dort ihr Futter nahm, und hätte mit ihrer Struppigkeit gleichfalls ins Ölgemälde gepasst. Ab und zu gab man Omi eine Zeitung in die Hand, setzte ihr die Lesebrille auf und ermunterte sie, das Geschehen in ihrer Heimatstadt zu erlesen. Niemand bemerkte, dass die Zeitung auf dem Kopf stand und die fast Blinde Zeilen zu studieren schien, ohne einen Sinn zu erfassen. Dieses Stillleben in der Heimatmosphäre erinnerte mich an eine Armutsküche in den Hochzeiten des Manchesterkapitalismus.

Beim letzten Besuch fütterte ich Ur-Omi. Auf dem Teller gab es drei Sorten breiiger Konsistenz: grün, gelblich und plastikbeige. Die Pfleger nannten es „Essen nach Farben". Ich versuchte, die drei Dinge exakt auseinander zu halten. Nach ein paar Löffeln war das unmöglich. Alles rutschte ineinander und vermischte sich zu einem Einheitsfarblos. Jeder Kindermalkasten sah appetitlicher aus. Ton in Ton verschwamm jede kulinarische Idee. Nicht, dass es Omi noch interessieren würde. Aber mir war es ein Bedürfnis, ihr bei jedem Happen zu erklären, was sie da gerade verspeiste. Der nächste Löffel war vornehmlich grünlich und ich dichtete: „Es könnte Spinat sein." Sie schluckte und leckte sich die Lippen: „Kann sein", kam überraschend als Antwort. Ein nächster Löffel war gefüllt. „Omi, das ist jetzt Gehacktes püriert." Sie schwieg, aß konzentriert und hatte Mühe, sich nicht zu verschlucken. Noch viermal wiederholte ich die Gabe des angeblichen Hacks. Dann näherte sich eine Pflegerin und flüsterte mir ins Ohr: „Das ist kein Hackfleisch, das ist Tofu püriert!"

„Omi, ich korrigiere mich, das hier ist Hähnchenfleisch", erklärte ich. Omi reagierte nicht auf meine Lüge. Es machte für sie keinen Unterschied mehr, was sie aß. Vielleicht war nur entscheidend, dass der Brei auch ihr Beruhigungsmittel für die Nacht gemörsert und verrührt enthielt. Ich war traurig und zutiefst berührt. Sie aber würde die Nacht beruhigt schlafen, Tag und Nacht gestalteten sich ähnlich monoton wie das Essen. Die Anzahl der Heime ist überschaubar im ländlichen Raum. Die Frage, ob sich etwas Besseres fand, stellte sich nicht.

Der Tod hat viele Gesichter

Auch eine lange Reise beginnt mit dem ersten Schritt.

Der Tod lebt überall in Deutschland. Die Republik altert, es sterben mehr Menschen als geboren werden. Dabei geht es nicht der Reihe nach, die Ältesten kommen nicht immer zuerst, und nicht jeder stirbt friedlich zuhause im Bett. Der Algorithmus des Todes ist unbekannt.

Natürlich war das Sterben auch im Demenzwohnheim zuhause. Immer mehr Pflegegrade vier und fünf wohnten hier. Der Tod schlug zu, wann es ihm passte. Er drohte nicht nur dem eigenen Angehörigen. Bis man selbst an der Reihe war, nahm man an allen vorausgehenden Toden teil. Meine Auswendigsängerin und ich erlebten das Wegsterben um uns herum ungeschützt. Sie blieb davon stoisch unberührt, weil sie alles vergaß, ich aber wurde seelischer Kollateralschaden des traurigen Lebensendes einzelner Fremder.

In manchen Monaten war der Sensenmann ziemlich aktiv und nahm seine Scherflein gnadenlos mit ins Nirgendwo. Manchmal gleich zwei in einem Monat. Manchmal hatte ich gerade noch neben einem der jetzt Verstorbenen am Tisch gesessen, hatte ihm oder ihr vielleicht eine Gabel beim Abendessen gereicht oder beim Kaffee geschmunzelt, weil jemand fünf Stückchen Zucker in den Kaffee warf. In einer Wohngruppe von sechzehn Menschen sind die Sozialkontakte eng. Nicht selten hatte ich einen von ihnen schon einmal die Hand gehalten, begleitete ihn oder sie im Haus von A nach B. Oder ich hatte geholfen, weil jemand fragte: „Kannst du mir mal die Hose hochziehen, die rutscht immer runter." Solche Bitten gab es häufig. Alltag waren ebenso die ganz schlimmen Fälle, in denen das Siechtum erbärmlich grausam war, perfide seine Arbeit verrichtete, ein Sterben in Würde unmöglich machte und die Angehörigen mit dem Himmel ringen ließen, dieser möge dem grausamen Dasein ein Ende bereiten. Auch das Sterben im Bett kann unbarmherzig sein.

Lilo zählte nicht mehr, wer da war und wer nicht. Schon im Leben nahmen viele der Heimbewohner sich gar nicht mehr wahr, teilten stumm die Luft. Waren nur noch äußerlich Zeitgenossen der gleichen Epoche. Umso herzergreifender waren Augenblicke der Selbstwahrnehmung einzelner Bewohner, an denen alle teilnahmen, weil Privatsphäre im Heim ein Fremdwort ist. „Ich wünsche mir den Tod", schluchzte eine tränenüberströmte Bewohnern. Oder: „Warum schlachtet ihr mich nicht!" „Was ist das noch für ein Leben, so abgeschoben! Ich wäre lieber tot", wünschten sich andere.

Für Lilo war der Tod kein Thema. „Ich lebe gern", sagte sie eines Tages. Unerschütterlich schien dieses Gefühl, saß sie doch gerade auf dem Besucherklo im Erdgeschoss – die Windel auf die Schuhe gezogen, die Hände an den Griffen rechts und links wie ein Engel gespreizt, adjustiert von zwei Pflegerinnen, die darauf warteten, dass sie mit dem Wasserlassen fertig wurde, und ich vor der offenen Tür, mit einer Mischung aus Begeisterung über so viel Lebendigkeit und Fassungslosigkeit, dass ihr Schamgefühl so endgültig verloren schien.

Längst kannte jeder Angehörige das unübersehbare Zeichen, dass wieder jemand von uns gegangen war. Dann nämlich stand ein kleines Holztischchen im Eingang des Heims, so ein verschnörkeltes, geschwungen im Stil des alten Empire. Das Möbelstück passte in Alter und Struktur gar nicht zur modernen und funktionalen Architektur des Hauses, wirkte seltsam vergessen und stehen gelassen und wie ein Sinnbild für etwas Kostbares, das aus der Zeit gefallen schien.

Ein Bild des Verstorbenen oder der Verstorbenen stand darauf, eine flackernde Kerze als ewiges Licht daneben. Das war fast wörtlich zu nehmen, denn der erleuchtete Docht wurde durch eine Batterie simuliert, es konnte dauern, bis die leer war. Ein Holzkreuz zierte die Mitte, meistens zusätzlich eine Engelsbüste, dazu eine kleine Vase mit Blumen, die die Angehörigen mitbrachten. Später dann lag der Trauerbrief zum Lesen bereit, sodass jeder, der ein und aus ging, über die Beisetzung informiert wurde, um entscheiden zu können, ob er teilnehmen wollte. Die Bilder der Verblichenen waren manchmal schwer zuzuordnen, sie entstammten oft einer lange zurückliegenden Zeit, lange bevor die Abgelichteten ins Heim eingezogen waren. Hier sahen sie noch jünger und vitaler aus. So stand ich immer mal wieder vor einem Bild und überlegte, wer denn nun gestorben war, bis ich Foto und Person zueinander bringen konnte.

Dies waren auch immer Augenblicke der Stille. Ich faltete aus alter Gewohnheit die Hände und versuchte mich an etwas zu erinnern, das mich mit dem Verblichenen verband. Dann verneigte ich mich kurz, um meinen Respekt zu zollen für die Lebensleistung, die ich ja gar nicht ermessen konnte. Aber am Leiden und Warten auf den Tod in den letzten Monaten, manchmal Jahren hatte ich teilgenommen. Manchmal war ich erleichtert, weil der Tod Erlösung bedeutete. Manchmal aber auch schockiert, wenn es sehr schnell gegangen war. Manchmal ließ mich der Tod aber auch ratlos zurück, weil ich nicht wusste, was ich fühlen sollte, nichts fühlen konnte. Es ist eine große Herausforderung, stets Mitgefühl aufzubringen und Anteil zu nehmen am Schicksal so vieler anderer. Passenderweise stand das Sterbetischchen vor einem in wohl unzähligen Heimen aufgemalten Wandgemälde im Flur: Eine Bushaltestelle unter grünen Bäumen. Aber hier fuhr der Tod und der Leichenwagen vor, kein Linienbus ins Leben.

Mit den traurigen Gefühlen waren die ständigen Besucher im Heim meistens allein. Niemand fing einen auf, es gab keine Supervision, eine Anleitung, wie man den Heimtod annehmen und wegstecken sollte. Hatten die Verstorbenen am Ende ihres Demenzdaseins nur noch gute Erinnerungen? Oder setzten ihnen die negativen Erfahrungen zu, sodass ein würdevolles Sterben unmöglich war? So beschloss ich, zu fragen, wie andere damit umgingen. Ich war froh, als ich herausfand, dass in meiner Stadt ein Death Café angeboten wurde.

Death Cafés schließen eine Lücke. Der Bedarf, über den Tod zu reden, ist groß, aber ausreichend Raum gibt es dazu nicht. Deutschland schweigt. Wörter wie „Sarg" oder „Feuerbestattung" oder „Friedhof" sind nicht so häufig im Munde geführte Begriffe der Nation. Das ändert sich gerade. Zahlreiche Städte und Gemeinden richten Death

Cafés oder ein Café Tod ein. Die Namen variieren, die Inhalte bleiben gleich: Bei Kaffee und Kuchen kommen sich Menschen im Gespräch über den Tod und die eigene Sterblichkeit näher. Die Idee hat ihren Ursprung in der Schweiz. Eine Bewegung entstand, als der Brite Jon Underwood davon erfuhr und ein soziales Franchise-Unternehmen ins Leben rief: das Death Café. Im Zentrum steht das Reden über den Tod – in Gesellschaft bei Kaffee und Kuchen. Der Eintritt ist frei, es wird nichts verkauft.

Viele Hospizvereine richten derartige morbide Kaffeekränzchen aus. Die Zielgruppe ist jedermann. Eingeladen sind grundsätzlich alle, Trauerbewältigung oder -begleitung aber findet hier nicht statt. Für solche Anliegen stehen andere Formate bereit.

Ich besuchte eines davon. Es war eigentlich kein Tag, an dem man an den Tod denkt, es war Sommer. Und doch strömten viele Neugierige ins Altenheim, in dem das Death Café stattfand. Das Ausmaß sprengte schon jetzt, eine halbe Stunde vor Beginn, den Raum. Die vier Organi-satorinnen standen sprachlos vor Erstaunen über so viel Resonanz im Eingang. Alles rückte zusammen, ob der Kuchen reichen würde, stand zur Debatte: „Dann schneiden wir die Stücke eben etwas kleiner", wurde beschlossen.

Es kamen nicht nur ältere Menschen. Die Schar war bunt gemischt. Sie alle wollten über den Tod sprechen. Im Kaffeeklatsch mit dem Tod als Gast ging es um ihn als einen natürlichen Begleiter, der auf jeden von uns wartete, aber über den sich unsere Gesellschaft ausschweigt. Die meisten der Besucher kannten sich nicht, und doch sprachen wir ei-nige Minuten später über so etwas Intimes wie das Sterben, Wünsche zum Lebensende oder unsere Erfahrungen im Umgang mit Tod und Trauer. Angst vor dem Tode verbindet ebenso wie der geschützte Raum, in dem über die Sterblichkeit des Lebens geredet werden kann. Bei einem Thema, bei dem die meisten sonst abwinken und mit dem sie lieber nichts zu tun haben möchten, war das eigene Lebensende sogar der Antrieb für das Dabeisein hier.

Die Moderation übernahm eine schmale Dame aus der Hospizbewe-gung, mit lustigem Kraushaar. Zu Beginn fragte sie in die Runde: „Wa-rum seid ihr hier?"

Jeder trug eine eigene Geschichte mit dem Sensenmann im Herzen. Mancher berichtete von leidvollen Erfahrungen mit dem schmerzli-chen Verlust eines geliebten Menschen, andere sprachen von ihren

Wünschen für das Sterben, die sie aber niemandem mitteilen könnten: „Ich möchte so gerne mit meinen Kindern über meinen Tod sprechen. Aber die winken ab und wollen davon nichts wissen", erklärte ein älterer Herr in gelbem Pullover und mit Fliege zur eleganten Glatze traurig. Es wurde aber auch philosophisch: „Gibt es eigentlich eine Seele, und wo bleibt die, wenn man stirbt?" Diskutiert wurde über Himmel und Hölle, ohne dass jeder religiös sein musste.

Jeder stirbt auf seine Art, doch verbindend sind die Gedanken über das, was danach kommt. An Digitales dachte im Death Café niemand. Der getunte Mensch war kein Thema. Sterben war hier normal und menschlich. Und jeder hofft auf ein friedliches Ende. Wie etwa ein Cyborg mit allerlei technischem Gerät in sich beerdigt werden würde, das lag hier außerhalb der Vorstellung.

Es wurde über das Erbe gesprochen. Solle man alles frühzeitig regeln? Wenn ja, wie? Andere wiederum machten sich Gedanken darüber, was sie ihren Lieben als Weisheit mit auf den Weg geben wollten, um im Fall der Fälle bei der Trauerarbeit zu helfen. „Ich hatte ein schönes Leben, das möchte ich meiner Familie einmal sagen, und dass ich nicht traurig bin, wenn ich gehen muss. Nur will das keiner hören", erzählte eine zierliche, rosagrauhaarige Dame und lächelte. Am nächsten Tisch war die veränderte Bestattungskultur Thema: Friedwälder sind in. „Sie sind freier und erlauben einen individuelleren Umgang mit dem Tod", meinte jemand. „Die Friedhöfe der religiösen Gemeinden sind heute reglementiert wie eine Reihenhaussiedlung", monierte ein Herr um die fünfzig. „Ich will eine Nachthimmelbestattung!" Dieser Wunsch erregte Aufsehen, denn niemand kannte die Bestattung per Rakete. „Die Asche wird in eine Raketenkapsel geschüttet, dann in den Nachthimmel geschossen. Auf einer gewissen Höhe öffnet sich die Hülse und die Asche verteilt sich in der Luft. Dazu leuchtet ein Feuerwerkskörper und illuminiert für Augenblicke den nächtlichen Himmel", erklärte der Wünscher. Ein Kopfschütteln ging durch die Reihen. Umweltverträglich war das nicht. Die Idee aber rang allen ein Schmunzeln ab.

Es wurde einen Moment lang regelrecht heiter. Einige sponnen kreative Gedanken weiter und malten sich ihrerseits unkonventionelle Beerdigungsmöbel aus: Selbst bemalte Särge, Grabsteine mit QR-Codes und noch viel mehr. Der Phantasie sind keine Grenzen gesetzt, geerdet wird sie jedoch rüde von so mancher Friedhofssatzung. Niemand sprach über ein digitales Erbe und den Nachlass von Passwörtern und

Websites. Wie sieht es aus mit dem Recht auf ein Vergessen nach dem Tod?

Eine zierliche Dame mit passender Brillenfarbe zum roten Outfit erzählte von ihren Alpträumen: „Ich habe meinen sehr pingeligen Mann jahrelang gepflegt. Er ist vor drei Jahren verstorben", setzte sie an. „Erst jetzt habe ich mir neue Möbel gekauft – das wollte ich schon lange, aber er nicht." Trotz seiner Demenz habe er immer dagegen gewettert, wollte die alten Schränke nicht hergeben. „Jetzt habe ich sie einfach in den Sperrmüll geschmissen", flüsterte sie schuldbewusst. „Die Quittung bekomme ich nun jede Nacht. Er erscheint mir im Traum und droht mir mit erhobener Faust, ich solle seine Möbel wieder herholen!" Alle am Tisch schwiegen.

Eine Gesellschaft, die sich dem Jugendlichen, dem Fortschritt und dem Ziel verschrieben hat, Menschen über hundert Jahre alt werden zu lassen, sich bis zur Perfektion als Mensch 2.0 selbst zu optimieren, spricht nicht gern über den Tod. Nicht selten wird der Eindruck erweckt, am Ende aller Tage könnte man ihn sogar besiegen. Die Diskussion über die Verkörperung in Avataren, das Retten der Hirnleistung in anderen Datenträgern als in sterblicher Masse, das Streben nach Singularität – all diese Entwicklungen stellen in Frage, ob es den Tod wirklich gibt, ob der Mensch eine Seele hat, die gehen muss. Oder gibt es ein Leben danach? Einen Himmel gar? Vielleicht ist das Internet näher am Leben, weil es uns nicht vergisst. Und trotzdem möchten sich immer mehr darüber austauschen: Das Sterben ist öffentlich. Die Bekanntgabe eines Sterbefalls und das Ausleben von Trauer – alles ist öffentlich, weil ein Mensch plötzlich fehlt, der gerade noch da war. Aber eine öffentliche Debatte, die wird verdrängt. Der Wunsch nach einem offenen Gespräch über den Tod und das Sterben findet in den Death Cafés sein Echo. Hier wird der Tod wieder zurückgeholt, wo er hingehört, mitten unter die Menschen. Bei Kaffee und Kuchen. Der Tod ist bittersüß. Ich fühlte mich getragen von den Gesprächen und konnte meine Aufgabe im Demenzheim erfrischter weiterführen. Aber eine Gesellschaft, die sich aufmacht, mit KI Dinge zum Leben zu erwecken, die eigentlich tot sind, muss sich (wiederholt) mit dem befassen, was Menschsein ausmacht. Der Tod als signifikante Präsenz der Abwesenheit von Leben gehört dazu und stellt die Frage nach dem Sinn des Daseins neu.

Selbstoptimierung versus Tod

Sie sind so gut, wie Sie sich einschätzen.

In einer Welt, die sich stetig schneller dreht, fällt das Sterben schwer. Es dürfte noch um einiges schwerer werden, wenn die neuen Cyborgs oder Avatare der Sterblichkeit ein Schnippchen schlagen. Oder ein anderes Trägermedium eines menschlichen Zwillings.

Heute sitzen viele der Dementen im Heim mit ausgewechselten Hüftgelenken, Knieprothesen, Gebissen, Implantaten, auch Herzschrittmachern. Wenn das für diese Generation normal ist – wie geht die nächste mit der Nutzung des biotechnologischen Fortschritts um, mit den Verheißungen der Neurowissenschaft? Wirkt eine neue Genesis? Am Anfang steht die fleischliche Geburt. Im ersten Jahrzehnt schuf ein Zahnarzt plombierte Zähne mit Glasionomerzement. Im zweiten Jahrzehnt formte der Augenarzt eine Netzhautprothese im linken Auge durch eingepflanzte Elektroden. Das rechte Auge wurde ersetzt durch ein Implantat aus porösem Silikon-Kautschuk und hat nun Röntgenblick. Im dritten Jahrzehnt erneuerte ein Hals-Nasen-Ohrenarzt die Stimmbänder durch Ventil-Shunts. Die Nasenscheidewand wich Keramik. Im vierten Jahrzehnt wurden Zähne vollständig durch Zahnimplantate aus gewebeverträglichem Titan ausgewechselt. Es folgte der Ersatz des rechten Knies durch eine bikondyläre Primärprothese und schließlich eine Hüftendoprothese rechts. Die Niere war fortan ein Bioprintingprodukt aus dem 3D-Drucker. Im fünften Jahrzehnt schloss sich die Hüftendoprothese links an, wie auch eine bikondyläre Primärprothese im linken Knie. Es folgte eine Endoprothese der Schultergelenke links, wenig später der Einsatz einer Endoprothese der Schultergelenke rechts. Die Bandscheibe wurde aus Metall nachgeformt und ausgetauscht. Im sechsten Jahrzehnt renovierte man die Herzklappe, später folgte ein Herzschrittmacher mit Lithium-Ionen-Batterien. Die Gelenke der rechten Hand, Grundgelenke, Mittelgelenk und Endgelenk, wurden ersetzt durch smarte Prothesen. Im siebten Jahrzehnt hielten Röhrenknochen aus dem 3D-Drucker Einzug in Beinen und Armen. Ein Kunstherz folgte. Design von einem 3D-Drucker aus körpereigenen Stammzellen, entnommen aus einem verbliebenen humanen Beckenknochen im Bioprintingverfahren. Im achten Jahrzehnt übernahm ein Avatar das Sein. Seine Körperfunktion und Vitalwerte gleichen den menschlichen, sind aber digital regelbar. Als Hologramm dreht sich das neue Ich im virtuellen Raum. Der Körper mit biologischen Defekten als mangelhafte Betaversion geschaffen, ist nun deaktiviert. Der Avatar ist unsterblich. Ein Backup liegt vor. Das Werk ist vollbracht, man sah, dass es gut war. Der Schöpfer segnete das Werk und erklärte das achte Jahrzehnt als heilig. An diesem Tag ruhten die Techniker und 3D-Drucker.

So oder ähnlich könnte der Tuningmarathon des Menschen 2.0 beschrieben werden, und doch bliebe die Beschreibung rudimentär.

Der biologische Verschleiß wäre unter Kontrolle. Träfe das auch auf den mentalen Verschleiß, die Demenz, zu? Schon heute streben einige Menschen ihre Kryokonservierung an, in der Hoffnung, aufgetaut zu werden, wenn die Biotechnologie die Prozesse, die heute noch für unsere Alterung und das Sterben verantwortlich sind, beheben kann. Der physische Tod scheint damit überwunden.

„Der Mensch will nicht sein, wie er ist."

Urteile nicht darüber, ob etwas gut oder schlecht ist,
ohne dein Herz befragt zu haben.

Es schlagen zwei Herzen in meiner Brust. Als Digitalenthusiastin sitze ich auf heißen Kohlen. Ich bin gespannt wie ein Flitzebogen, welche Quantensprünge Roboter und Künstliche Intelligenz künftig aus den Laboren und Werkstätten vollbringen werden. Wie sie einziehen werden in die Seniorenwohnungen, in die Heime, wie sie das Altern kapern, wie sich die Interaktion zwischen Mensch und Maschine bewähren wird. Rasant ist das Tempo im Denken und Handeln, Mensch und Maschine zu verbinden.

Gleichermaßen pocht aber das Herz einer Skeptikerin in mir. Es flüstert, dass wir mit dem rasanten Tempo der Erfindungen nicht mithalten können. Wir können sie nicht verstehen, nicht in ihren grundlegenden Auswirkungen durchdringen, wir schaffen es nicht schnell genug, die Menschen mit diesen Entwicklungen vertraut zu machen, geschweige denn, die Kompetenz zu entwickeln, um abschätzen zu können, was mit dem Einsatz von KI auf uns zukommen wird. Die Lücke zwischen den Wissenden und Nichtwissenden wird größer.

Die meisten KI-Neuschöpfungen werden nicht aus Deutschland kommen. Deutschland ist im Bereich der Digitalisierung nur Hinterbänkler. Es fehlt eine tragfähige Netzinfrastruktur, es fehlt an Know-how und Kompetenz in den Entscheiderstellen, es fehlt an Aufbruchgeist und vor allem an Investitionen und Kapital, das in Forschung und Start-ups fließen könnte. Private Technikgiganten aus den USA und China werden ihren Vorsprung ausbauen, sie bleiben Monopole und Marktführer. Uns bleibt die Rolle des Konsumenten dieser technischen Entwicklungen. Bestenfalls mündet der Digitalisierungsprozess des Alterns und der Demenzhandhabung der Zukunft in einem demokratischen Prozess des Aushandelns darüber, was wir als Gesellschaft wollen und was nicht. Allerdings bezweifle ich, dass wir dazu die notwendige Macht, das Wissen und die Handlungshoheit haben. Handelnde sind bisher wenige, die kaum kontrolliert werden. Wird es eine globale Ethik für den Einsatz von KI geben?

Der Einsatz der smarten Technik in der Demenzbegleitung bleibt bislang weit unter den Möglichkeiten. Bisher reduziert sich der Blick auf Pflege 4.0 als Service und Dienstleistung. Pflege ist bisher abgängig von Personal. An Personal herrscht tausendfach Mangel. So also kann das System nicht funktionieren. Auch nicht allein durch die Bemessung des Personalschlüssels von Pflegefachkräften oder Pflegehilfskräften. Kompetenzorientierte Pflege wird sich nicht allein auf den Menschen beziehen können, sondern auch auf Algorithmen, die sich in ihrer Fähigkeit anpassen, analog der Pflegegrade der Menschen, die sie umsorgen sollen.

Pflege aber ist nur ein Teileinsatzbereich einer sich rasend schnell entwickelnden Technologie, wenn auch ein entscheidendes Puzzleteilchen, das mit anderen Entwicklungen zusammen ein entsetzliches Gesamtbild entwerfen könnte: Der Mensch ordnet sich schlauen Algorithmen unter. Er hat immer weniger zu sagen.

Ob wir es wollen oder nicht – mehr und mehr Technik und Künstliche Intelligenz wird in die Pflege einziehen (müssen). Alles wird Markt. Nicht nur in die Heime und Pflegestrukturen, sondern direkt in die Körper der Menschen. Bis hinein ins Hirn. Prozesse wie diese gelingen am ehesten mit Menschen, die ein Handicap ertragen und dieses selbstwirksam überwinden wollen. Bei ihnen ist die Hoffnung größer als die Angst. Hoffnung auf Verbesserung und die Notwendigkeit der Optimierung liegen auf der Hand. Wir alle glauben daran, dass wir uns

„verbessern", um Gutes zu tun. Wo heute noch Menschen mit simplen Prothesen im betreuten Wohnen oder im Heim sitzen, sind es dann morgen Human Enhancements oder Wesen durch Künstliche Intelligenz aufgepimpt? Der verbesserte Mensch durch technologische Eingriffe in den Körper? Und alles nur, weil niemand an Demenz erkranken möchte.

Vielleicht wird Demenz auf diese Art heilbar oder zumindest smart ausgebremst. Das Internet der Dinge, das Internet of Us, die riesigen Datenmengen als Big Data, vernetzt und interaktiv machen es möglich. Nicht mehr der Mensch denkt und lenkt, sondern Algorithmen übernehmen, werten aus und entscheiden. Verantwortlichkeiten verschieben sich vom Menschen auf Dinge und Prozesse. Unbelebtes lebt und erhebt sich und klettert im Rang der Relevanz und Entscheidung. In Bezug auf die Demenz bedeutet das: Wo bisher tote Materie war, entsteht Leben, das Leben beleben soll, welches im Wegdämmern und Absterben begriffen ist. Wir überwinden damit eine Geißel und erhalten das Leben im Alter lebenswert – so denken wir. Werden die Grenzen der Würde damit verschoben?

Es geht dabei längst nicht mehr um die Wiederherstellung von verlorenen Fähigkeiten und menschlichen Funktionen. Es beginnt immer früher. Verbesserungen können auch dann vorgenommen werden, wenn noch keine Erkrankung vorliegt. Dazu gehören längst Pharmaka, die die Merkfähigkeit und das Erinnerungsvermögen steigern, aber auch Implantate wie Sensoren und Magneten, die kleine Roboter im Körper navigieren lassen.

In kaum einem anderen Bereich kommen uns Roboter und Künstliche Intelligenz so nahe wie im Gesundheitssektor. Das gilt vor allem in der Pflege und in der künftigen Demenzbetreuung. Menschliches ist fehlerhaft. Die DNA von Demenz ist das Leben im Ungewissen, das Unplanbare. Die KI dürfte hier am schnellsten lernen, weil die „Fehlerquelle" Mensch so zahlreich vorhanden ist. Eine Testfläche wie geschaffen für das Training einer nächsten überlegenen Intelligenz. Das Hirn als Automat, der auf jeder Werkbank reparierbar ist, frisiert werden kann. Schneller, höher, weiter. Technische Hilfsmittel im Hirn stopfen die vermeintlichen Defizite, verdonnern die Nervenzellen dazu, zu ihrer Leistung zurückzukehren. Denken geht ab jetzt schneller, fehlerfreier, präziser und ohne Pause. Mensch und Maschine, diese Beziehung bewegt sich auf ein neues Level zu.

Alles, was heute digital marktfähig gemacht wird, erhebt den Anspruch, sicher zu sein. Datensicher. Unknackbar. Nicht zu hacken. Von niemandem. Aber wir wissen bereits heute: Nichts ist sicher. Und dennoch geben wir Daten freigiebig weiter. Auf Künstliche Intelligenz trifft diese Unsicherheit ganz besonders zu, denn sie ist selbstlernend. Und damit besteht stets die Möglichkeit, dass sie sich in der Zukunft selbst ermächtigen und die Spezies Mensch übertrumpfen – oder überflüssig machen – kann. Wir Menschen sind „Nachherbeurteiler", kommen ins Grübeln, wenn die Dystopie vor unser Nase real wird.

Menschen optimieren Maschinen. Und irgendwann optimieren Maschinen Menschen. Spätestens dann stehen wir selbst zur Disposition. Bisher wird Technik in der Demenzbegleitung eingesetzt, um Menschen zu ersetzen, die fehlen, also Pflegekräfte oder auch Angehörige. Die nächste Generation, die von Pflege betroffen sein wird, also meine, wird andere Ansprüche an Künstliche Intelligenz haben als nur hilfreiche Anweisungen und Hilfestellung. Wir werden humanoide KI und umfassende Leistungsfähigkeit in allen Lebensbereichen erwarten. Deshalb wird KI optimiert, Technik vermenschlicht. Gleichzeitig werden Menschen optimiert, zu Menschen 2.0 ausgebaut, sodass Pflege und Demenz vermieden werden. Die Werkzeuge dazu geraten stetig ausgefeilter. Wir ordnen uns der Denkweise von Künstlicher Intelligenz unter und irgendwann wird sie allumfassend sein.[47]

Künstliche Intelligenz hilft, Fehler im System zu suchen. Und sie wird feststellen, dass der Mensch mindestens ein Fehler ist. Der Mensch, der sich selbst nicht genug ist, davon träumt, etwas Besseres zu sein, es aber nicht sein kann, ist bemüht, sich selbst zu diesem Besseren zu erheben. Der Mensch, der die Erde ausbeutet und in den Klimanotstand katapultiert, der nicht nur das Überleben seiner selbst in Gefahr bringt, sondern auch den Fortbestand seines Planeten an sich – dieser Mensch ist doch eine bestandsgefährdende Fehlerquelle, die es zu beseitigen gilt? Vielleicht entscheidet KI zukünftig, dass demente Menschen, solche „ohne Geist", besser sind als Menschen „mit Geist", weil demente Menschen in der Regel keinen Schaden mehr anrichten können. Sind Menschen „ohne Geist" also die bessere Variante des Seins?

Kürzlich schaute ich zum wiederholten Mal den Science-Fiction-Film „Matrix". In diesem Universum sind die Menschen lediglich eine Energiequelle für KI, ein Rohstoff, nicht mehr. In einer Szene reckt einer der Helden eine Batteriezelle in die Luft: „Für die schlauen Maschinen sind wir nichts weiter als das hier", bringt er es auf den Punkt. Die Kamera zoomt auf die Batterie.

Vielleicht ist meine Odyssee der Demenzbegleitung eine der letzten Beschreibungen über das Alt-Werden und das Leben im Heim, so wie wir es kennen. Schon morgen könnte sich diese Realität radikal ändern. Es hat sich bereits erstes geändert, weil erste digital gesteuerte Wesen Einzug halten in innovationsoffene Heime und Wohngruppen. Roboter und singende Heimbewohner sind schon keine Schlagzeile mehr wert. Und auch über das Altwerden und das Vergessen wird heute bereits anders gedacht. Die Optionen zur Verbesserung, Heilung oder Linderung werden sich Bahn brechen, insbesondere in die Bereiche, die es mit schnellen Gewinnen zu optimieren gilt. Und was wäre Demenz, wenn es nicht gerade in diesem Bereich des Vergessens und Verschwindens von Selbstbestimmung und Persönlichkeit Optimierungsbedarf geben würde?

Dann ist es keine Frage mehr, ob wir vielleicht unser Rest-Ich vorzeitig auf einen intakten Datenträger wie einen Avatar übertragen wollen. Wir werden es einfach müssen. Vielleicht gibt es bald keine Hilfeleistungen mehr von den wenigen Stellen, die das Altsein finanzieren. Ein Avatar mit dem Kerndatensatz und konservierter Deutungshoheit des damaligen Ich ist dann Normalität mit rechtlichem Status. Auf der Strecke bleiben Liebe, Empathie, Werte, Gefühl. Menschliches und vor allem Zwischenmenschliches. Es sind unbezahlbare Werte, die nicht handelsüblich zu haben sind.

Vielleicht ist das Erleben von und das Leben mit Demenz aber auch die letzte Expedition für uns Menschen, ein Rückzugsraum. In einer Welt, in der alles exakt vermessen ist, ist das Leben im Demenzalltag ein ständiger Aufbruch ins Ungewisse. Angehörige könnten sich als Entdecker fühlen, sich selbst Sinn geben, denn dieses Leben ist aufregend, nicht linear, ereignisreich, zermürbend und gleichzeitig Sinn stiftend. Glanz und Glamour können unerträglich langweilig und sinnlos sein.

Ich sehe „unserer" Demenz mittlerweile ganz gelassen entgegen. Ich lebe immer noch mein Miniaturdasein als sorgende Angehörige im Demenzland. Lilo erfreut sich mit ihren jetzt 86 Jahren bester Zufriedenheit. Sie ist multimorbid erkrankt, schlägt sich aber wacker. Sie freut sich, wenn ich sie im Heim besuche, benötigt einen Moment, bis sie mich erkannt hat. Manchmal nennt sie mich dann „Anna". Manchmal aber auch „Mutter". Bei schlechter Laune kriege ich „Du bist ein Arschloch" zu hören. Und wenn ihr das Herz übergeht, ruft sie: „Dich schickt der Himmel!" Ihr Herzchen pocht vor Glück, wenn ich sie umarme, der umspannende Fluss der Liebe pulsiert: „Wie hast du mich hier gefunden?", ist eine der häufigsten Fragen, die sie mir stellt, wenn sie ganz beieinander ist. „Ich weiß immer, wo du bist", antworte ich jedes Mal gleich. „Ich folge einfach meinem Herzen, dann finde ich dich", erwidere ich aufrichtig – und denke, dass es einfacher wäre, wenn ich sie mit einem Sensor tracken würde. Sie quittiert meine Antwort mit einem breiten und zufriedenen Lächeln. Und mich erfüllt ein warmes Gefühl der Liebe und Sinnhaftigkeit, die meine Müdigkeit um Längen schlägt, weil es Sinn macht, was ich hier tue. Wir verbringen eine gemeinsame Zeit an ihrer Tafelrunde inmitten der vielen anderen Pflegegrade von drei bis fünf. Wir plaudern oder reichen das Essen an. Immer dabei sind Berührungen von Mensch zu Mensch. Manchmal begleite ich sie aufs Klo, wir zählen die Schritte bis dahin, damit der Weg nicht so weit ist. Manchmal erzählen wir uns etwas von „früher". Es ist ein tägliches Gleich. Es ist ein menschliches Altwerden. In Liebe und Geborgenheit.

In den vergangenen acht Jahren haben wir beide zwar unsere Identität verloren. Unsere alten Leben sind abgestreift, wir haben uns gehäutet, neu definiert, uns jeweils gänzlich in einem anderen Sein aus der Taufe gehoben. Lilo mit ihren dementiellen vielen Ichs, mal relativ nahe an ihrem realen Dasein, manchmal auch als junger Backfisch mit Zöpfen, der gerade aus der Schule geeilt ist. Ich als eine Gescheiterte, die ihre beruflichen Lebensziele verpasst hat und nie erreichen konnte. Die jetzt in unbezahlter Care-Arbeit gestrandet ist und trotz allem ein Gefühl des doch authentischen Lebens hat aufbauen können. Dieses Aufstehen und Weitermachen, das Gefühl, am richtigen Ort zur richtigen Zeit zu sein, dass alles seinen Sinn hat, ist zutiefst menschlich und ein Ausdruck tiefer Liebe zum Leben an sich.

Unsere Ur-Omi trotzt mit ihren nun 97 Jahren dem Sterben weiterhin. Still sinnierend sitzt sie fast durchsichtig und fragil wie ein Pergament in ihrem Rollstuhl vor der Waldlichtung in Gelb und Grün, ihre Hände nesteln an ihrer Bluse, immer wieder die gleiche Bewegung, die zeigt, dass da noch etwas in ihr war. Die Hauskatze schleicht ihr um die

Beine. Schon zweimal nahm der Tod ihre weitaus jüngeren Zimmergenossinnen mit und machte einen großen Bogen um unsere zierliche Methusalem. Der Sensenmann wollte Ur-Omi noch nicht mitnehmen.

Zusammen bringen wir drei es auf zweihundertsechsunddreißig Jahre Frauendasein in Deutschland. Die beiden dementen Damen könnten mich noch weit überleben. Wie würde die nächste Generation alt werden?

Eines Tages sah mich Lilo an: „Das Denken der Gedanken ist gedankenloses Denken. Denn wenn das Denken der Gedanken nicht wäre, wäre das Denken ohne Gedanken ein denkenloses Leer." Es traf mich wie ein Blitz, ihre Geistesgegenwart und geistige Erleuchtung, die ansonsten strenge Ruhezeit hielt. Ich bat sie, das noch einmal zu wiederholen, was ihr fast gelang. Eine Minute später rissen die senilen Plaques und die Horde der Tau-Proteine sie wieder mit sich in ein tiefes Loch. Mich aber ließen sie staunend zurück. Demenz überraschte auch nach Jahren der Pflege immer noch. Sie bleibt ein Geheimnis.

Nun steht meine Mutter als nächste Hochbetagte vor der Tür. Sie ist mit 82 Jahren noch ausgesprochen rüstig. Wenn die nächste Alterswelle mit ihr anrollt, bin ich gewappnet, mit allem digitalen Hilfswerkzeug, das nun bald marktreif werden könnte. Meine Mutter wird ein Testlabor all dieser Anwendungen werden – sie weiß es nur noch nicht. Technik, Roboter und KI – sie sind bei mir herzlichst willkommen. Genauso wie die Würde, das Leben und die Liebe. Denn am Ende zählt nur die Liebe.

Literaturverzeichnis

Publikationen

Anderson, Susan Leigh; Anderson, Michael (2018): „Ethische Roboter für die Altenpflege". In: Otto, Philipp; Gräf, Eike (Hrsg.): *3TH1CS. Die Ethik der digitalen Zeit.* Bundeszentrale für politische Bildung. Schriftenreihe. Band 10181, S. 90–102.

Bendel, Oliver (2018): *Pflegeroboter.* Springer Gabler.

Berufsgenossenschaft für Gesundheitsdienst und Wohlfahrtspflege (2017): *Pflege 4.0 – Einsatz moderner Technologien aus der Sicht professionell Pflegender. Forschungsbericht.*

Bostrom, Nick (2014): *Superintelligenz. Szenarien einer kommenden Revolution.* Suhrkamp.

Datenethikkommission (2018): *Empfehlungen der Datenethikkommission für die Strategie Künstliche Intelligenz der Bundesregierung.*

Datenethikkommission (Hrsg.) (2019): *Gutachten der Datenethikkommission der Bundesregierung. Kurzfassung.*

Deutscher Ethikrat (2019): *Jahrestagung. Pflege – Roboter – Ethik. Ethische Herausforderungen der Technisierung der Pflege.*

Dickel, Sascha (2018): „Der Neue Mensch – ein (technik)utopisches Upgrade. Der Traum vom Human Enhancement". In: Seibring, Anne; Shabafrouz, Miriam; Weiß, Benjamin (Hrsg.): *Aus Politik und Zeitgeschichte: Edition „Der neue Mensch".* APuZ-Heft 37–39. Bundeszentrale für politische Bildung. Schriftenreihe 10247, S. 85–97.

Eberl, Ulrich (2017): *Smarte Maschinen. Wie Künstliche Intelligenz unser Leben verändert.* Bundeszentrale für politische Bildung. Schriftenreihe. Band 10025.

Hametner, Ingrid (2014): *100 Fragen zum Umgang mit Menschen mit Demenz. Diagnostik und Symptome – Kommunikation und Hilfe – Krisen und Interventionen.* Schluetersche Verlagsgesellschaft.

Harari, Yuval Noah (2017): *Homo Deus. Eine Geschichte von Morgen.* Bundeszentrale für politische Bildung. Schriftenreihe. Band 10080.

Harari, Yuval Noah (2019): *21 Lektionen für das 21. Jahrhundert.* C.H. Beck.

Jonas, Hans (2003): *Das Prinzip Verantwortung. Versuch einer Ethik für die technologische Zivilisation.* Suhrkamp.

Könneker, Carsten (Hrsg.) (2017): *Unsere digitale Demokratie. In welcher Welt wollen wir leben?* Springer Verlag Deutschland.

Mau, Steffen (2018): *Das metrische Wir. Über die Quantifizierung des Sozialen.* Bundeszentrale für politische Bildung. Schriftenreihe. Band 10273.

Meckel, Miriam (2018): *Mein Kopf gehört mir. Eine Reise durch die schöne neue Welt des Brainhacking.* Bundeszentrale für politische Bildung. Schriftenreihe. Band 10313.

Metzinger, Thomas (2017): „Verkörperung in Avataren und Robotern." In: Könneker, Carsten (Hrsg.): *Unsere digitale Demokratie. In welcher Welt wollen wir leben?* Springer Verlag Deutschland, S. 261–279.

Nuland, Sherwin B. (1994): *Wie wir sterben. Ein Ende in Würde?* Droemer Knaur.

Schirrmacher, Frank (2004): *Das Methusalem-Komplott. Die Menschheit altert in unvorstellbarem Ausmaß. Wir müssen das Problem unseres eigenen Alterns lösen, um das Problem der Welt zu lösen.* Karl Blessing Verlag.

Schulz, Nils B.: „Digitale Bewertungsraster als Form der Entmündigung. Gedanken zur Disqualifizierung des Lehrers." In: *Scheidewege Jahresschrift für skeptisches Denken.* Jahrgang 2017/2018, Heft 47, S. 288–306.

Stampfl, Nora S.: „Maschinenmenschen. Die Kybernetisierung der Arbeitswelt." In: *Scheidewege. Jahresschrift für skeptisches Denken.* Jahrgang 2019/2020, Heft 49, S. 171–186

Volland, Holger (2018): *Die kreative Macht der Maschinen. Warum Künstliche Intelligenzen bestimmen, was wir morgen fühlen und denken.* Beltz Verlag.

Internetquellen

aerzteblatt.de (2017): *Japan plant Datenzentrum zur Analyse von Demenz-Genomen.* https://www.aerzteblatt.de/nachrichten/77783/Japan-plant-Datenzentrum-zur-Analyse-von-%20Demenz-Genomen (Stand 10.1.2020)

BBC News (2016): *Japan tracks dementia patients with QR codes attached to fingernails.* https://www.bbc.com/news/world-asia-38247437 (Stand 0.1.2020)

Böhler, Dietrich (2009): *Einführung in die Praktische Philosophie/Ethik: „Wo bist du? Was sollen wir uns? Was heißt Zukunftsverantwortung".* Vorlesung WS 2009/2010. Institut für Philosophie der Freien Universität Berlin. https://studylibde.com/doc/19451418/einf%C3%BChrung-in-die-praktische-philosophie-ethik (Stand 10.1.2020)

Briana Brownell (2019): "Yuval Noah Harari and Fei-Fei Li on Artificial Intelligence: Four Questions that Impact All of Us." In: *Towards Data Science,* 29. Mai 2019. https://towardsdatascience.com/yuval-noah-harari-and-fei-fei-li-on-ai-90d9a8686cc5 (Stand 10.1.2020)

Bundesministerium für Arbeit und Soziales (2019): *Von Robotern und Nomaden der Neuzeit.* https://www.bmas.de/DE/Themen/Arbeitsmarkt/Arbeiten-vier-null/filmfestival-futurale.html (Stand 10.1.2020)

CORDIS (2016): *Real life meets sci-fi: the embodiment station.* https://cordis.europa.eu/article/id/182982-real-life-meets-scifi-the-embodiment-station (Stand 04.03.2020)

Deelen, Joris; Kettunen, Johannes (2019): "A metabolic profile of all-cause mortality risk identified in an observational study of 44,168 individuals." In: *nature communications.* https://www.nature.com/articles/s41467-019-11311-9 (Stand 10.1.2020)

Deutsche Alzheimer Gesellschaft e.V. (2018): *Die Häufigkeit von Demenzerkrankungen.* https://www.deutsche-alzheimer.de/fileadmin/alz/pdf/factsheets/infoblatt1_haeufigkeit_demenzerkrankungen_dalzg.pdf (Stand 10.01.2020)

Deutsche Alzheimer Gesellschaft (o.J.): *Was ist Demenz.* https://www.deutsche-alzheimer.de/ (Stand 10.1.2020)

Die Bundesregierung (2018): *Strategie Künstliche Intelligenz der Bundesregierung.* https://www.bmbf.de/files/Nationale_KI-Strategie.pdf

Doyle, Claudia (2019): *Künstliche Haut für Roboter. Sensorchip verleihen Tastsinn.* https://www.deutschlandfunk.de/kuenstliche-haut-fuer-roboter-sensorchips-verleihen-tastsinn.676.de.html?dram:article_id=463196 (Stand 10.1.2020)

Fachhochschule Kiel, Campus TV (2018): *Emma – ein humanoider Serviceroboter.* https://www.youtube.com/watch?v=STZR3GTuMiA (Stand 10.1.2020)

Fraunhofer-Allianz Ambient Assisted Living AAL (o.J.): *Projekte.* https://www.aal.fraunhofer.de/ (Stand 10.1.2020)

Fraunhofer IPA (o.J.): Biointelligente Wertschöpfung. https://www.ipa.fraunhofer.de/de/ueber_uns/Leitthemen/biointelligente-Wertschoepfung.html (Stand 10.1.2020)

Fraunhofer-Gesellschaft (2016): *Trends für die digitale Zukunft.* https://www.fraunhofer.de/content/dam/zv/de/Forschungsfelder/Kommunikation-Wissen/trends-fuer-die-digitale-zukunft.pdf (Stand 10.1.2020)

Frey, Carina; Kurlemann, Rainer; Mäder, Alexander: Künstliche Gefährten – Wenn Pflegeroboter alte Menschen umsorgen. Roboter sind stark, werden nie müde oder ungeduldig. Macht sie das zu guten Pflegern? Ein Zukunftsszenario. https://www.riffreporter.de/zukunftsreporter/roboter_haeusliche_pflege/ (Stand 10.01.2020)

Japan Health Policy Now (2019): *Dementia Policy in Japan.* http://japanhpn.org/en/dementia/ (Stand 10.1.2020)

Moneycab (2017): *Künstliche Intelligenz hat oft eine weibliche Stimme.* moneycab.com/dossiers/kuenstliche-intelligenz-hat-oft-eine-weibliche-stimme/ (Stand 04.03.2020)

OECD (2019): *Renten auf einen Blick 2019: Alterssicherung für Selbstständige in Deutschland lückenhaft.* https://www.oecd.org/berlin/presse/alterssicherung-fuer-selbststaendige-in-deutschland-lueckenhaft-27112019.htm (Stand 10.1.2020)

Richter, Marcus (2019): *Cory Doctorow: „Wie man einen Toaster überlistet." Küchengeräte außer Kontrolle.* https://www.deutschlandfunkkultur.de/cory-doctorow-wie-man-einen-toaster-ueberlistet. 950.de.html?dram:article_id=448631 (Stand 10.1.2020)

RiffReporter (2019): *Manifest für einen Journalismus der Dinge.* https://www.riffreporter.de/journalismus-der-dinge/manifest-v1 (Stand 10.1.2020)

Robert-Koch-Institut (2015): Gesundheitsberichterstattung des Bundes. Zahlen und Trends aus der Gesundheitsberichterstattung des Bundes. Pflegende Angehörige – Deutschlands größter Pflegedienst. http://www.gbe-bund.de/gbe10/abrechnung.prc_abr_test_logon?p_uid=gast&p_aid=0&p_knoten=FID&p_sprache=D&p_suchstring=21301 (Stand 13.1.2020)

Rothgang, Heinz; Müller, Rolf (2019): *Pflegereport der Barmer 2019. Ambulantisierung der Pflege.* Schriftenreihe zur Gesundheitsanalyse. Band 20. https://www.barmer.de/blob/215396/a68d16384f26a09f598f05c9be4ca76a/data/dl-barmer-pflegereport-2019.pdf

Spiekermann, Sarah (2019): „Der Mensch als Fehler. Serie zur künstlichen Intelligenz." In: *Süddeutsche Zeitung.* 24. März 2019. https://www.sueddeutsche.de/kultur/kuenstliche-intelligenz-ethik-menschenbild-philosophie-1.4378898 (Stand 10.1.2020)

Statistisches Bundesamt (2018): *Pflegestatistik 2017. Deutschlandergebnisse.* https://www.destatis.de/DE/Themen/Gesellschaft-Umwelt/Gesundheit/Pflege/Publikationen/Downloads-Pflege/pflege-deutschlandergebnisse-5224001179004.pdf?_blob=publicationFile (Stand 02.12.2019)

FHS St. Gallen (2015): *St. Galler Demenz-Kongress 2015. Das Vergessen gehört zur Gesellschaft.* https://www.demenzkongress.ch/wp-content/uploads/2014/09/ FHS_Demenz-Kongress_2015_Bericht.pdf (Stand 10.1.2020)

Kissinger, Henry A.; Schmidt, Eric; Huttenlocher, Daniel (2019): „The Metamorphosis." In: *The Atlantic.* https://www.theatlantic.com/magazine/archive/2019/08/henry-kissinger-the-metamorphosis-ai/592771/ (Stand 10.1.2020)

Universität Potsdam, Institut für Informatik und Computational Science (2019): *Aktuelle Entwicklungen, Herausforderungen und Trends zu Lehr- und Lernszenarien mit VR & AR.* https://www.cs.uni-potsdam.de/vrarl/ (Stand 10.1.2020)

Endnoten

[1] Wikipedia: Demenz.

[2] Nuland, Sherwin B. (1994): *Wie wir sterben. Ein Ende in Würde?*

[3] Deutsche Alzheimer Gesellschaft e.V. (2018): *Die Häufigkeit von Demenzerkrankungen.*

[4] OECD (2019): *Renten auf einen Blick 2019: Alterssicherung für Selbstständige in Deutschland lückenhaft.*

[5] Hametner, Ingrid (2018): *100 Fragen zum Umgang mit Menschen mit Demenz. Diagnostik und Symptome – Kommunikation und Hilfe – Krisen und Interventionen*, S. 16.

[6] FHS St. Gallen (2015): *St. Galler Demenz-Kongress 2015. Das Vergessen gehört zur Gesellschaft.*

[7] Datenethikkommission (2018): *Empfehlungen der Datenethikkommission für die Strategie Künstliche Intelligenz der Bundesregierung*, S. 1.

[8] Die Bundesregierung (2018): *Strategie Künstliche Intelligenz der Bundesregierung*, S. 4f.

[9] Die Bundesregierung (2018): *Strategie Künstliche Intelligenz der Bundesregierung.*

[10] Deutsche Alzheimer Gesellschaft e.V. (2018): *Die Häufigkeit von Demenzerkrankungen.*

[11] Statistisches Bundesamt (2018): *Pflegestatistik 2017. Deutschlandergebnisse*, S. 8.

[12] Statistisches Bundesamt (2018): *Pflegestatistik 2017. Deutschlandergebnisse*, S. 8.

[13] Deutsche Alzheimer Gesellschaft e.V. (2018): *Die Häufigkeit von Demenzerkrankungen.*

[14] Deelen, Joris; Kettunen, Johannes (2019): *A metabolic profile of all-cause mortality risk identified in an observational study of 44,168 individuals.*

[15] Wikipedia: Robotergesetze.

[16] Wikipedia: Robotergesetze.

[17] Doyle, Claudia (2019): *Künstliche Haut für Roboter. Sensorchip verleihen Tastsinn.*

[18] Fraunhofer IPA (o.J.): *Biointelligente Wertschöpfung.*

[19] Harari, Yuval Noah (2018): *21. Lektionen für das 21. Jahrhundert*, S. 46.

[20] Eberl, Ulrich (2017): *Smarte Maschinen. Wie Künstliche Intelligenz unser Leben verändert.*

[21] Wikipedia: Aina Wifalk.

[22] Bundesministerium für Arbeit und Soziales (2019): *Von Robotern und Nomaden der Neuzeit.*

[23] Japan Health Policy Now (2019): *Dementia Policy in Japan.*

24 aerzteblatt.de (2017): *Japan plant Datenzentrum zur Analyse von Demenz-Genomen.*

25 BBC News (2016): *Japan tracks dementia patients with QR codes attached to fingernails.*

26 Harari, Yuval Noah (2018): *21. Lektionen für das 21. Jahrhundert,* S. 51.

27 Harari, Yuval Noah (2018): *21. Lektionen für das 21. Jahrhundert,* S. 52/53.

28 Moneycab (2017): *Künstliche Intelligenz hat oft eine weibliche Stimme.*

29 Volland, Holger (2018): *Die kreative Macht der Maschinen.*

30 Fraunhofer-Gesellschaft (2016): *Trends für die digitale Zukunft.*

31 Richter, Marcus (2019): *Cory Doctorow: „Wie man einen Toaster überlistet." Küchengeräte außer Kontrolle.*

32 RiffReporter (2019): *Manifest für einen Journalismus der Dinge.*

33 Jonas, Hans (2003): *Das Prinzip Verantwortung. Versuch einer Ethik für die technologische Zivilisation.*

34 100 Fragen zum Umgang mit Menschen mit Demenz: Diagnostik & Symptome, S. 20

35 Bostrom, Nick (2014): *Superintelligenz. Szenarien einer kommenden Revolution,* S. 365.

36 Bostrom, Nick (2014): *Superintelligenz. Szenarien einer kommenden Revolution,* S. 322.

37 Bostrom, Nick (2014): *Superintelligenz. Szenarien einer kommenden Revolution,* S. 340.

38 Bostrom, Nick (2014): *Superintelligenz. Szenarien einer kommenden Revolution.*

39 Meckel, Miriam (2018): *Mein Kopf gehört mir. Eine Reise durch die schöne neue Welt des Brainhacking.*

40 Meckel, Miriam (2018): *Mein Kopf gehört mir. Eine Reise durch die schöne neue Welt des Brainhacking,* S. 168.

41 CORDIS (2016): *Real life meets sci-fi: the embodiment station.*

42 Fachhochschule Kiel, Campus TV (2018): *Emma – ein humanoider Serviceroboter. YouTube.*

43 Universität Potsdam, Institut für Informatik und Computational Science (2019): *Aktuelle Entwicklungen, Herausforderungen und Trends zu Lehr- und Lernszenarien mit VR & AR.*

44 Rothgang, Heinz; Müller, Rolf (2019): *Pflegereport der Barmer 2019. Ambulantisierung der Pflege,* S. 10 und 14.

45 Spiekermann, Sarah (2019): *Der Mensch als Fehler.*

46 Chaos Computer Club (2019): *CCC diagnostiziert Schwachstellen im deutschen Gesundheitsnetzwerk.*

47 Kissinger, Henry A.; Schmidt, Eric; Huttenlocher, Daniel (2019): *The Metamorphosis.*